齐心鲁力——山东战『疫』全景录

群星闪耀

——山东战『疫』群英谱

《齐心鲁力》编委会 编

山东文艺出版社

U0333199

图书在版编目（CIP）数据

群星闪耀：山东战"疫"群英谱/《齐心鲁力》编
委会编 . —— 济南：山东文艺出版社，2020.9
ISBN 978-7-5329-6111-5

Ⅰ.①群… Ⅱ.①齐… Ⅲ.①疫情管理—概况—山东—
2020 ②人物—先进事迹—山东—2020 Ⅳ.① R181.8
② K820.852

中国版本图书馆 CIP 数据核字（2020）第 061261 号

群星闪耀

——山东战"疫"群英谱

《齐心鲁力》编委会　编

主管单位	山东出版传媒股份有限公司
出版发行	山东文艺出版社
社　　址	山东省济南市英雄山路 189 号
邮　　编	250002
网　　址	www.sdwypress.com

读者服务	0531-82098776（总编室）
	0531-82098775（市场营销部）
电子邮箱	sdwy@sdpress.com.cn

印　　刷	山东临沂新华印刷物流集团有限责任公司
开　　本	787 毫米 × 1092 毫米　1/16
印　　张	20.5
字　　数	428 千
版　　次	2020 年 9 月第 1 版
印　　次	2020 年 9 月第 1 次印刷
书　　号	ISBN 978-7-5329-6111-5
定　　价	68.00 元

《齐心鲁力——山东战"疫"全景录》编委会

编 委 会 主 任：王红勇

编委会副主任：余孝忠 赵念民 王世农 吕 芃 张志华

编 委 会 成 员：孙文利 朱德全 李海燕 张桂林 盛 利
王之明 范 波 李运才 杨大卫 冯 晖

本 册 主 编：王红勇

本 册 副 主 编：魏长民 孙文利

本 册 编 委：王龙飞 卞文强 闫 军 王桂亮 宫中亮
杨庆华 杜玉松 曹 磊 施晓辉 高庆军
田秀妍 王爱芳 王琳琳 李新宇 刘冠伟
赵文波 张 蕾 吴黎明 刘 蕾 薛文海
王江涛 赵 琳 张 倩 谢海燕

CONTENTS 目录

齐鲁时代楷模

中共山东省委宣传部关于授予
山东省援助湖北医疗队英雄群体
"齐鲁时代楷模"称号的决定

  疫情就是命令。在抗击疫情的紧要关头，山东援助湖北一批批医疗队员，积极响应习近平总书记和党中央号召，带着全省人民的重托和对湖北人民的深情厚谊，奋勇"逆行"，千里驰援，义无反顾投身湖北抗击疫情最前线。他们昼夜奋战，忘我工作，同时间赛跑、与病魔较量，用生命护佑生命，以高尚无私的医德医风和精湛高超的专业医术，充分展现了敬佑生命、救死扶伤、甘于奉献、大爱无疆的医者仁心，让党旗在疫情防控斗争第一线高高飘扬，为打好武汉保卫战、湖北保卫战贡献了山东力量，不仅赢得了当地干部群众的赞誉和信任，也为山东争得了光彩和荣耀，无愧为崇高的白衣战士、新时代的"最美逆行者"、全省干部群众学习的楷模。

  为大力弘扬救死扶伤、医者仁心的崇高精神，营造尊医重卫的良好社会环境，进一步振奋精神、鼓舞斗志，凝聚防疫抗"疫"强大力量，中共山东省委宣传部决定，授予山东省援助湖北医疗队英雄群体"齐鲁时代楷模"称号。

  全省广大干部群众要更加紧密地团结在以习近平同志为核心的党中央周围，增强"四个意识"、坚定"四个自信"、做到"两个维护"，在省委省政府的坚强领导下，以山东省援助湖北医疗队英雄群体为榜样，坚定信心、主动作为，勇做新时代泰山"挑山工"，奋力夺取疫情防控和经济社会发展"双胜利"。

山东援助湖北医务人员全名单

第一批

张　韬 亓　玢 颜　军 任宏生 丁　敏 冀　赛 林　辉 刘伟明 李　昊 张静静 郭丙秀 马　茜 李颖霞 陈方方
查子慧 赵新月 黄海燕 李其元 孙金林 陈金玲 刘安萍 邵姗姗 王永彬 张　鲁 许　丽 李玉珍 贾新华 郝　浩
车宪科 王世浩 李士涛 李秀明 孙宪洁 刘春利 杨汝燕 刘兆奇 沈晓晓 张　华 门雪琳 廉　蕾 刘明君 杨　雪
王继绪 王明娜 张　欣 李　娜 秦　文 潘胜奇 李　猛 孙文欣 秦　贤 徐勤勇 张　月 王　虹 朱　瑞 宋玮玮
房晓杰 刘雪凌 吕纪玲 张玉荣 姬生伟 罗　旋 李晓雪 郭　杰 万国峰 吴林林 陈　茹 杨容容 于　波 耿志英
张玉红 王　丽 张　伟 胡国鑫 苟田田 王海生 赵　萍 姜廷枢 任福磊 张学刚 刁丽娜 张　惠 宋兴浩 李赞武
王云云 魏　震 贾建军 赵　振 郭兆霞 陈　嫣 杨　晨 王祝国 高善红 张　波 程　慧 苏晓燕 岳茂奎 宋争昌
刘春蕾 尚　振 李成龙 曲　涛 李金玲 全　璟 卫方方 宋文玉 许伟伟 郑祥锋 万修花 吴　鹏 庄步辉 董艳艳
李善超 傅启凯 薛香香 王志勇 张莹欣 王　丽 李洪波 王炎义 张家栋 曲文杰 李　燕 左　凯 张盼盼 梁晓林
田龙营 郝泽蕊 刘清岳 吕桂荣 禹莉苹 崔云畑 李丹丹 崔　铭 潘秋玉 仝　雯 孟　贞 刘巧英 郝敬林 王　凯
贺　辉 刘　洋 孔冠军 孙希磊

第二批

董树山 秦安清 刘焕磊 李丕宝 武　晓 王　英 王澄强 付胜端 杨克让 李　岷 张　俏 王　萍 孙萍萍 贾克林
牛晓鹏 李鲁教 曲梦媛 王　璐 蒋胜华 田思强 陈德峰 肖　婷 王星光 杨晓丽 王雅莉 唐　坤 栾　甜 岳晓萱
周　静 甄　潇 刘莹莹 王佳欣 张冰洁 张一卓 孔　立 吕　慧 葛继文 李新鹏 许振伟 杨　光 王淑娴 辛兆红
任国琰 黄　婷 汤　鹰 陈　莉 董香君 张　岭 于振刚 时海洋 李鹏燕 宋艳萍 池瑞芬 张文利 陈贞敏 梁超超
任云霞 徐建秀 王　晶 盛东芹 张　建 王　婷 武双双 潘　磊 董加秀 陈姿宇 颜利珍 林静军 钟安桥 孙　晓
赵　蕾 张　星 王东海 邱晓庆 王少琳 孙长远 戴　静 胡　萌 庄育田 周　蕾 李　锋 徐德祥 张宗玉 林　生
刘晓伟 刘相蛟 王相海 岳天霞 谢春杰 郝学喜 韩严寒 孙晓娜 韩卫华 邢乃姣 张学鹏 樊　雷 李　军 王洪远
刘海燕 徐淑娴 曲少琴 田仁军 王海庆 丁良成 宋光超 姜曙光 乔聪聪 孔得珍 张瑞升 陈　霞 李莎莎 周　鹏
于星海 侯永良 解孝欣 张晓迪 赵　明 战　枫 刘言振 肖　静 陈　凯 吴　伟 徐文鹃 战传智 张如梅 王　静
郑　杨 邓　蓉 李太东 曹　恒 王　冰 贾文君 李冬梅 宋　淳 徐龙猛 高振清 于亚群 韩盈盈 孙晓光 林　彬
吴巨龙 李　岩 翁平亚 吴金成

第三批

左　毅 郑建新 肖　宁 曲仪庆 纪洪生 许　霞 李道卫 温　坤 于杰滨 陈红星 曹雯雯 赵京明 周维桂 王光海
陈海荣 侯云峰 马　坤 邱占军 张飞虎 王连忠 闫瑢约 李敏敏 阴其玲 林　辉 邱　岩 高鸿翼 张业慧 李　健
李洪振 段　飞 张　霞 李长安 王艳艳 刘　莉 陈长静 郑　磊 刘　艳 王　鹏 王晓静 侯文凯 徐玉镇 侯亚文
张　勇 马士亚 李　喆 梁锶锶 邵传亮 朱司令 路子辉 单宝磊 石　光 郭向林 徐月斐 孙文超 宋光富 孙长安

蔡洪伟　杨越美　张　盼　董　琳　侯　君　刘　莎　亢晓玲　夏娟娟　魏肖星　常文胜　苑东欣　段前涛　唐信强　张明程
宋明浩　肖梦敏　杜忠军　张丙良　尚全伟　董海成　郑红建　李　宁　秦晓平　艾丙超　李孟倩　程怡铭　焦琳琳　李　越
苑双双　鲁　杨　张　康　邓传耀　夏鹏举　赵明东　张一奇　陈金凤　于美晶　李　民　姜洪彪　亓立超　高久肖　张宪琦
艾　聪　张　倩　钟咪雪　李春莲　范春华　秦宁宁　吴凯凯　姜　君　高　凤　李雪萍　薛友儒　贾荣斌　刘　洁　张　娜
徐　琪　于书卷　刘　峰　王小青　荣淑华　崔立梅　周　娜　李相云　冯　冰　李　钢　刘　凯

第四批

郭　芳　李林峻　李　娜　胡振珊　赵东文　李　晓　成述鹏　王春霞　杨中霞　王　松　马　腾　乔　敏　张家清　赵秀丽
滕海霞　许　军　唐晓培　郭新芳　姜　童　吕　蕊　吴海燕　孙　娜　王丽萍　苗馨友　高　雯　孟力维　宫燕玲　桑　园
王　丽　庄英慧　王　睿　王泗元　陈琳琳　王　芳　李建菊

第五批

费剑春　李　玉　菅向东　侯新国　胡　昭　钟　宁　崔先泉　孙怀斌　姜园园　张　一　韩利岩　孟繁立　孟　晓　吴剑波
乔　云　王　昊　边　圆　周　海　季　翔　李　陶　余雪源　高　帅　申玉文　郭海鹏　李　远　杨绍忠　张　凯　燕芳芳
白文武　韩康康　于鹏鹏　曹英娟　周　敏　赵　燕　秦凤萍　郑会珍　张艳艳　王　静　战玉芳　张秋洁　张长敏　孔　娟
蒲林哲　郭宏丽　王　媛　宋秀秀　战祥巧　王伟丽　郭玉莲　张蓓蓓　杨凤蕊　王　云　李雅琼　郑　婷　刘　琳　苏　梅
张雯倩　牛艳华　胡运红　张婷婷　孙雪霞　王　洋　白华羽　段元秀　徐　莉　徐亚楠　王成涛　张　翔　安　冲　胡诗诗
时晓慧　刘　佳　田　慧　路　倩　武荧荧　李　莉　张菲菲　刘　姗　宋文萍　张　璇　孙　萌　戴彦君　王香入　王天奇
刘肖雅　麻　亮　王　宁　王娅琳　李珊珊　韩倩倩　宋　健　甄玉朋　邵　晗　孙静静　岳宗甲　房　馨　崔明峰　边　阳
陈　默　李　伟　段广娟　高　静　刘俊英　胡云皓　蔡可杰　房雅婷　刘　淼　赵博文　宋　飞　李晓宁　毕荣梅　王　龙
贺　鸣　汤永阳　周晓宇　张　波　刘　字　王　猛　刘善旭　孙富龙　刘国振　张春莉　孙　勇　张　睿　王守玉　李　燕
王明堂　汪振军　米　硕　张迎迎　刘一鸣

第六批

魏峰涛　马承恩　许伟华　庄向华　来　超　王　欣　巩会平　于晓明　冯　昌　谢　坤　刘海英　赵宏兵　王　晖　孔德晓
李　爱　薛　艳　李　涛　张志强　王季华　郭家健　程　鹏　张　振　马汉宸　孙晓谛　黄来刚　危立飞　张行谦　毕志超
张亚萍　郑凤杰　李　建　董　红　曹德燕　宋才举　赵丽娟　尤慧芳　王贤华　徐照梅　程　燕　侯兴芹　刘晓卉　姚　旺
丁淑红　高　妍　马正岚　孙元婧　房金凤　吴　慧　李兴国　张　敏　闫怀蕊　李常霞　卢禹溧　翟宗华　刘　艳　仲　琪
殷树梅　曲培培　孙玲慧　范双双　张衍燕　刘振上　王　娟　范婷婷　宋玉玲　卢欣欣　王　莉　王姗姗　张　倩　高宗芳
杨梦茹　王长燕　杨淑朦　李　欣　时洪伟　安桂元　王攀攀　袁新杰　王翠粉　王玉灵　周小利　马思娟　陈珊珊　魏金娟
赵　俊　侯衍华　赵庆民　王　淼　马清华　张文文　刘爱玲　张　灿　苏晓晓　于　杰　吕光媛　王　剑　孙秀敏　闫雨晨
董素娜　张忠喜　陈晓琳　孙　悦　李　露　王　琰　穴莹莹　郭蕊蕊　潘利新　朱娉婷　马文玉　常　超　郭凤莉　刘琳琳
徐广薇　刘　双　吴同芳　杨新娜　王　丹　王　昕　王雯雯　吴梦梦　张　慧　邢艳蒙　刘　肖　毕舒宁　张珂馨　李恋恋

张明艺 陈晨晨 王肖宁 吴付运 辛文莹 赵　丰 吴军林 宋京伟 张　鑫 吴汉阳

第七批

牛海涛 孔心涓 于文成 徐　涛 王　强 李　国 曹艺巍 方　巍 李　堃 王诗博 王洪萍 陈　光 王志强 梁　坤
杨玉玲 郭俊杰 翁韵琦 刘明阳 崔昌星 于　涛 荆丽宏 罗从娟 李春梅 周海燕 冯　伟 柳国强 张孝田 衣选龙
唐润栋 郭永芳 张继东 张勇涛 魏丽丽 脱　淼 高祀龙 吴　倩 程　艳 许福春 任蕾娜 姚松楠 潘世香 吕宝娇
王立艳 徐彦娜 庞伟苹 张春华 孙文娟 李安娜 郭　菁 卢　亮 朱瑞刚 范学宾 张丽云 国红玉 董永珍 胡欣杰
孙姗姗 程艳勤 刘海霞 王　芳 崔伟宁 纪晓明 史　霞 王会会 吕成秀 史汶玲 王秀娟 张　倩 唐玲玉 于晓云
张　野 高　肖 吴　琼 王贝贝 牟红宇 潘　岩 娄连玉 张彬彬 孙阳阳 林　炎 王　超 李亚娜 徐　凯 王　倩
江　茜 王文荣 徐晓芳 胡晓森 刘　芳 杜晓妍 朱珊珊 张泽炎 牛　梦 苏秀芹 王庆梅 李　云 张　建 王　娜
张静静 邵传锋 崔振泉 钟　政 孙瑞月 于　洋 杜延艳 付璐璐 郭明月 渠佳宁 王　上 董　燕 王金萍 曹　茜
刘　娜 王　丹 韩钰倩 张文翠 肖　佩 赵松丽 赵　晶 周小凤 宋洪艳 朱意超 赵绪彤 胡瑾阳 路怡颖 王丽娜
周苗苗 杨晗誉 张梦坤 张志航 展云涵 李铭锋 李永春 杨　杰 辛永宁 郝月琴 张明泳 咸会波 徐瑞金 王　毅
王　宁 张长禄 贾　超 吴建涛 陈立震 陆学超 胡　勇 胡海波 冷传礼 张正寿 李芳芳 孙国林 滕　翔 杜正驰
丁兆勇 张　群 刘艳丽 王庆华 高现同 马明超 李德霆 陈征远 段建平 郭　磊 位兰玲 刘翠云 孙志萍 张慧辉
朱婷婷 高坤范 姜　萍 盖玉娟 孙明华 刘沙沙 王方圆 姜　莉 鞠　瑶 宗　屹 姜　俊 赵会丽 刘怡蓝 王顺英
孟莎莎 魏　佳 林青青 许　娇 宋少武 段立美 朱倩倩 刘晓鹏 赵　蕊 朱　磊 周　雪 陈付娟 赵文超 符　丽
薛鑫鑫 方　政 祁朝辉 朱　雪 石惠姗 高　茜 李永征 王　博 陈东旭 谭雅文 陈　璇 范　蕾 徐　慧 李　昊
牛美微 常晓艳 姜朋朋 刘丽娜 肖诗慧 张　弘 左秋琳 王圣洁 耿的玉 陈琦明 于　蕾 秦　蔓 李贵兴 张　梅
韩　娟 于　晴 王雪峰 刘　超 刘冬雪 胡文婧 程秀燕 崔雅鑫 张婷婷 马　莹 蒋　敏 衣晓琳 尹艺睿 李翠艳
张　瑜 柳　杨 许　靖 兰创夏 王　赞 张元青 迟培芳 王淑贞 石　瑜 肖　干 贾文晶 王彦孜 郑彤彤 周　新
杨婷婷 赵　琦 张文佩 李霁杭 曹　瑜 臧佳佳 法晓坤 姜　晨 迟　玲 陈　菲 陈笑言 张　宇

第八批

吕涌涛 王言森 宋　超 张堃慧 张明明 吕红霞 陈富军 张红停 冯玉钰 杨子岳 孙　光 宿献周 刘　军 徐书涛
马　雪 刘　勇 孙　超 单德伟 马启然 钱玉军 许　彪 薛志刚 孙　旭 杨亚东 聂　金 胡　峰 许正义 王晓宁
贾福军 翟声平 李浩劼 周广福 于孟泉 赵　磊 王喜刚 李　静 王耀辉 王桂臣 王新玲 王从农 郭红霞 王　辉
刘彦良 邱晓明 范立雨 李凡旺 王洪图 谢　雯 李会勇 张　桂 王　陆 常振远 孙善雷 薛建峰 张　利 姜诗谦
孙　胜 孟　波 张永强 王春燕 仪庆春 吕院华 徐　超 陈　兵 张继超 曹　伟 王裕虎 张雪岷 赵晓利 刘贤宝
薛方喜 王鹏程 刘洪彬 袁铭磊 任华琳 张鲁蒙 郭华锐 尹元刚 韩　丽 郑　焱 李　强 李　博 崔宴医 许建鲁
秦学亮 闫　冉 张丕芝 张道英 李凯述 舒孟良 范　磊 闫尚和 王艳贞 张洪宾 柳华伟 李国强 孔祥训 田明广
刘鹏程 刘力新 李爱娜 史留聚 丁忠敏 肖　涛 韩海荣 周庆峰 毛瑞镜 马秀红 房广凤 王　凯 李风云 孙立群
孙茂飞 尚　剑 崔正斌 董　波 韩　磊 李延芝 赵珊珊 张明宇 刘尚静 孙英豪 张　晶 耿艳菲 刘　俊 牛　鹏

孙中芹　梁维维　朱广福　刘　秀　侯　妍　鲍传敏　乔广华　孙　权　万燕铃　许本东　李玲玲　陈　霖　张丽丽　王晓洁
李振坤　陈凯英　王小帅　史　瑶　房慧义　孙园园　张领玲　王利娜　张　彦　吕金鹏　童晓辉　李　贝　李明涛　于江波
姜　红　李知洪　刘馨霞　姜宁宁　王艳艳　魏婷婷　赵　雪　单正坤　王　娜　鞠晓霞　程军伟　赵振芹　房宪勇　焦　倩
张祚芳　臧　萍　鞠承芳　王莉娜　孙光辉　侯宛妤　王文凤　杨玫瑰　丁雪梅　赵　倩　张红梅　孙海鸥　赵　青　刘丰华
高桂花　袁　孟　王晓莹　张　锋　姚　艳　郭淑梅　骆　奇　孟庆权　寻庆美　颜丽娜　李　娜　王富森　尹　君　王本轩
尹　凤　王艳芬　吴天坤　郭燕芬　王苗苗　房恒青　李素玲　刘　霞　谢　聪　孙小娟　谢　添　田　静　雷小娟　孙玲玲
田翠翠　邹　军　丁　聪　秦晓辉　尹　霞　马珊珊　何在梅　吴明艳　王晓燕　郑秀萍　付晓玲　井　芳　李　宁　徐德晓
见申强　张　宁　邱凤蕊　高　健　黄媛媛　尹倩倩　刘艳英　王晓玉　刘玉荣　厉　静　陆道远　刘　颖　冯珊珊　刘　杰
李文博　任亚芸　侯瑞雪　陈兴胜　程　莹　高　翔　许芳芳　袁丽伟　孙晓宁　蒙端端　安　伟　王　婷　赵　婷　王　青
胡雪倩　杜新华　蒋明辉　刘立晨　张睦友　高　志　姚　飞　杜光耀　颜广芹　王汝浩　张云亚　满　艺　刘云霞　付茂亮
王　静　杨艳丽　姚　伟　范桂珍　赵　馨　吴萌萌　范雅晴　王菊香　李荣鹏　赵俊美　田荣丽　牛晓莉　宋　洁　王海霞
王　佳　杨玲玲　黄　燕　王丹丹　刘振兰　程晓冉　盛亚琪　夏　清　裴艳芬　刘佩佩　兰素萍　徐　珊　王爱平　彭诚前
王圣乾　邹崇喜　谢　清　李宏伟　杨凤雷　曹　丽　李文君　吴翠银　贾翠英

第九批

韩其政　姜相森　陈　冉　李志刚　武伟华　郝跃伟　冯建利　孟宪卿　李　慧　张金霞　郭广冉　王　川　贾洪刚　魏　斌
王利朋　韦福利　李钦浩　薛递明　王国平　王　战　陈　安　赵建厂　梅　专　侯清天　李钦栋　田永光　李志远　刘统青
范永瑞　谭镇岳　秦　英　于晓东　王洪军　李凤玲　姚　婕　苏　飞　颜　峰　杨　晓　李珊珊　鹿文文　张　会　魏丛丛
刘潇宇　李欣莹　孟龙腾　王　伟　杜　倩　薛苹苹　宋艳华　高　瞻　刘胜华　郝文珠　李　杨　苗玉苏　武　静　马慧琳
王伟伟　吕　玲　王广梅　王　君　张菁华　刘　超　李　华　房柏瑜　穆君蕊　曹俊英　赵小翠　冉骐荧　蒋雅玮　郑同莉
王建军　贾长青　刘奎芳　车明月　秦保春　孙翠红　刘丽丽　呼海燕　孙小燕　李景媛　崔乐乐　左蜀丽　齐亚男　解金枝
刘　丽　白立华　齐月坤　聂全国　谢太普　张慧芳　文姗姗　张　恒　许　檬　王金金　李淑君　李　娜　徐继瑞　杨冬霞
肖　伟　李秀会　王连森　吴光健　杨兴光　刘　雷　李仁波　苏生利　李心朋　张　鹏　王　擂　田　翠　张军利　连新宝
姬　峰　宋　军　刘山山　李　燕　王文涛　李红建　张　珂

第十批

梁　军　王　涛　翟乃亮　逯　峰　张立国　郭志军　孙殿珉　马　震　张　勇　朱启鹏　张军桥　高增艳　季宏志　杜军伟
李　博　李　影　王作飞　张长春　颜　慧　邵明晓　黄琳琳　彭广会　高　磊　庞怀刚　安德庆　谭植华　张　波　杨玉华
王福良　马会杰　王利花　张　雷　许明良　张正良　孙振棣　李尊昌　邵珠福　马　南　李燕燕　刘　磊　董　浩　孙连美
宋家英　谭　莹　曹国娜　孙　珂　刘艳超　胡超超　杨尚武　王云文　曹海燕　单　勇　赵乐伟　景国强　刘文玉　郭　硕
韩乘权　王　倩　王微丽　张　玉　谢京晶　高胜燕　孔荣华　苏飞雁　张　丽　刘玉芝　张美丽　李正发　吴兆婷　金雪梅
刘春艳　冯永利　王　雨　陈　振　孟　敏　褚利民　王　凤　张　蕾　于为晶　粟先芝　张　强　张莹莹　商玲燕　孟晓华
尹宏伟　赵　娜　栾义彬　董　玲　王婷婷　崔莹莹　李加伦　赵　玲　李　玲　程同贤　陈　辉　李凤玲　郑江燕　祖婷婷

王　朔　刘彭彭　崔忠会　孟凤英　张宝娟　王丽莹　李　超　王艳妮　宋晓霞　付秀华　刘洪东　王亚静　陈　珊　李学勤
李春晓　蒋荣俊　崔红红　黄晓君　李　娜　齐美丽　仝姗姗　刘冰洁　赵洪婷　李　松　杜卫娟　孙艳青　岳增勇

第十一批

彭　建　司　敏　朱美蓉　杜　庆　路　平　王学亮　姚建明　曾冬生　张　凡　陈　晨　郑德玉　颜廷爽　郑中斌　李凤林
李　伟　王了一　王文绪　毛玉丽　马　燕　段单单　冯晓彤　杨晓涵　李　丽　刘名赫　薛　静　费婵婵　季汉超　窦宝志
张　爽　李　艳　吴　磊　杨雪丽　薛　莹　刘海霞　范建平　林　娟　陈子国　黄晨曦　马文浩　孙晓磊　王　芳　张珊珊
张晓旭　刘春玉　于晓燕　耿金华　李俊成　王　鑫　王　凯　邢宪华　于　莉　高　迎　张　玥　王　衡　陈仁友　吴书志
肖作奎　刘晓冬　于连龙　刘文杰　苏冠民　段　曦　王　东　宋富成　王延东　孔凡明　韩　超　李　忠　张荣强　杨国梁
董月晗　董婷婷　王　娟　刘维超　宋吉男

第十二批

贾青顺　盛颖敏　马颖霞　朱运锋　徐向明　杜嘉慧　张守文　李雅慧　王军强　田建华　张道福　刘　锋　杨　华　白亚虎
刘　芳　马　磊　张　凯　燕　涛　王　良　姚文明　孟凡刚　王俊凯　许海港　刘同滨　钟晓栋　田路军　张应刚　杜　鹃
姚　霈　徐　钊　葛　静　宋　静　张　光　高金霞　王立恒　高西旺　高晓磊　谢淑慧　狄珊珊　路泽东　黄艳敏　王　彤
马苓云　李春江　齐有功　洪　鑫　田虹平　张　坤　刘　慧　贾晓明　李鲁欣　赵冲同　孙　超　闫海燕　王艳丽　赵　昕
李欣茹　张梅梅　彭亚兰　宋　玲　陈　斌　张明生　王　洁　朱骞骞　吉宝健　王慧玲　郑　鹏　王　欣　吕　连
夏侯艳红　赵　莹　徐文丽　赵衍宝　王　楠　黄树旺　唐婷婷　孙　倩　周灵芝　高　静　吴学敏　常英霞　翟秀娟
杨成杰　孙建萍　李向向　宋佳隽　宋建伟　张凤伟　郭美祥　端木鲁健　李明慧　王　芬　杨宝琦　吴卫志　索小英
钱均凤　王怀帅　卢静海　王国星　周仪竟　张治凯　许小军　魏康平　韩　彬　陈　博　陶昌明　刘宪军　李　妍　王立坤
邱国正　徐　成　闫　丽　王　芹　李爱丽　李　霞　韩慧慧　张　静　房　英　朱敬凤　王伟伟　张雪青　赵青青　李　彬
刘媛媛　吴涛涛　王　建　李文智　史小平　杨晓宇　钟婷婷　王顺静　侯雪飞　陈海强　鞠雪梅　范露梅　李海玲　刘东芳
徐焕焕　张宗芳　刘丛蕾　林小燕　宋玉芳　张燕霞　张永敬　许文文　盖殿芳　刘淑云　马成燕　张　悦　高　莹　高增峰
文友建　杨晓梅　伊　鑫　刘　勰　柏庆宁　霍振云　段姗姗　褚文环　于友祥　王文静　王国钰　刘　岩　李秀萍　邹　丽
李升美　李　涵　王生灵　王　艳　刘敬玲　李升芹　刘　娟　侯一凡　黄　翔　刘冰冰　张铭伟

注：自2020年1月25日首批山东援助湖北医疗队出发，山东共派出12批医疗队驰援武汉、黄冈，此名单源自3月11日人民日报官方微信发布的《齐心"鲁"力！1775位山东援鄂医务人员全名单》。还有许许多多战斗在省内战"疫"一线的勇士们，一并向他们致敬！

山东战『疫』最美退役军人

战争年代，他们保家卫国

和平年代，他们守卫家园

若有战，召必回，战必胜

是他们的座右铭

战疫情、助群众、保安全

有他们在，群众安心

有他们在，战无不胜

山东战"疫"最美退役军人

个人(6人)

孟祥森　枣庄市台儿庄城西村党支部书记

赵秀梅　济南秀禾商贸有限公司董事长

卫 源　临沭县大兴镇中心卫生院医保办退役士兵专项公益性岗位工作人员

宋 伟　邹城市后八里沟村党支部书记

王兆才　山东申科汽车销售服务集团有限公司董事长

尹力军　荣成市引航爱心志愿者协会会长

集体(4个)

莒县洛河镇洛河崖村党支部"老兵方队"

济南市市中区退役军人事务局"志愿突击队"

聊城退役军人"特战救援队"

青岛直升机有限公司"疫情飞虎队"

孟祥森

枣庄市台儿庄区张山子镇城西村党支部书记

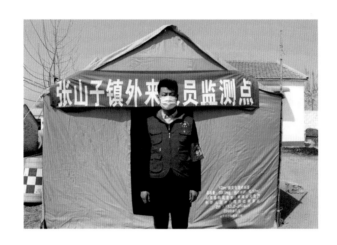

始终跟村民战斗在一起

新冠肺炎疫情发生以来，枣庄市台儿庄区张山子镇城西村没有誓师会、不需动员令，全村群众都能主动响应党和政府的号召，奔赴战"疫"一线，全因为书记孟祥森始终跟他们战斗在一起。

毫不迟疑，召开村干部集体会

正月初一晚上，正是一家团圆的时刻，孟祥森接到通知："明天立即组织新型冠状病毒肺炎防控工作！"疫情即是战情，容不得半点迟疑，作为一名退伍军人党员，孟祥森挺起胸膛冲锋在前，紧紧围绕"党支部＋党小组＋党员群众"的工作模式，靠前指挥，开启"两点一线"模式、执行"5＋2、白＋黑"制度，村干部24小时轮流值守，白天在村内巡逻、对环境进行消毒，晚上住在外来人员监测执勤点。作为党支部负责人，孟祥森率先垂范，身先士卒，24小时不停歇、不回家，带领村干部吃住在帐篷里，全身心地投入战"疫"工作中去，时刻守护着全村百姓。

严密布防，推动联防联控落实

在外来人员监测点，孟祥森主持开展"抗击疫情、我守一线"主题党日活动，组织党员现场重温入党誓词，激发使命担当。成立党员志愿者巡逻队，制定党员网格化疫情防控任务分工，实施联防联控。

带领村干部逐户排查外来务工返乡人员，逐一登记造册，宣讲防疫知识。为了引起广大村民重视，他带头发放宣传单800余份；大喇叭、小喇叭不间断循环播放疫情防控措施，时刻提醒广大村民牢记疫情防控注意事项。同时，通过村民微信群，公开社会各界的捐款捐物，积极宣传好人好事和正面典型，增强了村民战胜疫情的信心。

事事带头，赢得村民理解和支持

从军人到支书，虽然角色在变，但孟祥森用实际行动践行初心使命的决心从未变。在防疫工作开展之初，执勤点没有围挡，寒风刺骨，他自费购买了一顶帐篷住了进去，新春佳节之际，方便面和火腿肠成了主食。因饮食不规律、休息不及时，导致嘴唇开裂、嘴角上火，但他依然坚持耐心地劝返外来人员，说服村民居家隔离，有效做到了"外防输入，内防扩散"。在孟祥森的带领下，村干部始终坚守在一线，争当排头兵，村内的大路小路都留下了他们的身影、脚印。为充分调动全村群众参加疫情防控阻击战的积极性，他坚持干部先上、党员先上的原则，全体党员自觉做到"十个带头"，支部调度党小组、党小组监督党员、党员带动群众，全村群众主动参与宣传防疫知识、喷洒消毒液等工作，并积极捐款捐物，从人力、物力、财力上助力全村的疫情防控阻击战。村民看到了他和执勤人员的辛苦，主动送来炉子，朋友纷纷帮助联系防疫物资，有的开着私家车，驱车30多公里为村执勤人员送来酒精、消毒液和口罩，形成了全村防控工作合力。

赵秀梅

济南秀禾商贸有限公司董事长

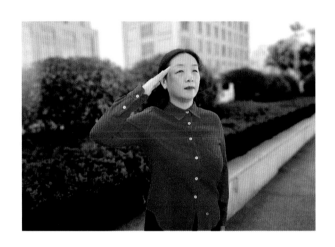

行走在防疫战线上的爱心女兵

平凡之处显伟大，危难时刻见真情。在济南抗击疫情战线上，人们总能看到一个忙碌的身影，她是党员、退役女兵，更是一名慈善企业家，她一人分饰多角，忙碌在各条战线上，她的名字叫赵秀梅。

1993年12月退伍后，本应由政府安置就业的赵秀梅选择了自主创业之路，这位"山东省最具爱心慈善企业家""山东省最具爱心个人""山东省优秀创新创业退役士兵"，多年来一直奔波在社会公益的路上，她先后向社会无私捐献1000多万元的财物。她扶持了260余名下岗职工、退伍士兵和大学生就业，受到了社会各界的赞扬。她时刻关注疫情动态，想方设法尽自己最大努力为疫情防控出力。

涓涓细流，汇聚同心抗"疫"的"温度"

随着疫情发展，赵秀梅从媒体上得知，许多退役军人坚守车站、高速路口等重要关卡，一天需值班十几小时，查验数百人，既吃不上可口饭菜，也喝不上放心饮料，她心中十分牵挂。她紧急联系有关商家，想为抗"疫"一线战士筹措生活物品，但因交通受限，许多物资根本进不来。情急之下，她想到了仓库里为学生开学准备的面包、泡面等物资。"既然学校一时开不了学，那就不如先解抗'疫'战士之急。"她及时了解奋战在一线的医护工作者、公安干警、隔离点值勤人员的数量，科学调度物资配比，为坚守车站、高速路口等重要关卡的值勤人员捐赠价值数万元的面包、牛奶。她向山东慈善总会捐款2万元，并向湖北抗"疫"一线捐赠了价值近万元的成人纸尿裤。

哪里有需要，哪里就有她的身影

2月5日上午，赵秀梅向堤口路街道办事处捐赠面包50箱，伊利牛奶50箱，价值8000元的生活物资，在奋战疫情的关键时刻，为防控疫情工作人员提供了一份安全保障。2月26日，她再次带着自己购买的面包、牛奶等一万多元的食品，特意从济南赶到平阴，向奋战在疫情防控一线的工作人员表达自己的敬意。她向山东省女子监狱捐献面包100箱、伊利牛奶100箱，向济南的菏泽返乡创业服务站捐献面包50箱。

她时常说：我是一名退伍军人，希望能为疫情防控工作贡献一分力量，这些物资是我和公司的一点心意。面对疫情，咱们退役军人志愿者舍小家为大家，毅然坚守在工作岗位，默默无闻，甘于奉献，以自己的实际行动构筑起了疫情防控的铜墙铁壁，在物资比较紧张的时候，为疫情防控工作出这么点绵薄之力太应该了！

卫 源

临沭县大兴镇中心卫生院医保办退役士兵
专项公益性岗位工作人员

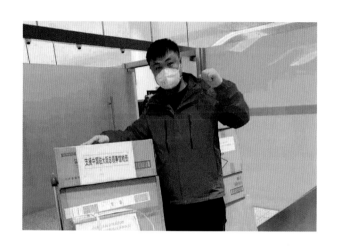

奋战武汉 志愿服务

疫情不退 誓言不归

　　1月29日，临沭县中心卫生院退役军人卫源，在征得院领导同意后，与战友宋明译自驾前往武汉开展志愿服务，在武汉协和医院连续奋战，每天奔波在各个医疗器材装卸点搬运物资，汗水湿透衣背、手上磨起血泡，口罩里面的汗水喘气都能吸到嘴里。面对严峻的考验，他们誓言：疫情不退，我们不回！

岗位平凡义举不凡，千里驰援奔赴武汉

　　临沭县退役军人卫源，是县中心卫生院的一名退役士兵公益岗人员，武汉疫情的进展牵动着卫源的心，他发了一条朋友圈："我想去做义工，就去疫情最严重的地方，活一辈子不能白活，总要做点什么……"朴实的语言、真挚的情感、军人的情怀深深戳中了战友宋明译的心。"不为别的，我当过兵，又是党员，关键时刻肯定要冲在第一线，为国家出一点微薄之力。"两个人一拍即合、说走就走，卫源征得了院领导的同意，当天和宋明译简单收拾了两套换洗衣物，买了一箱泡面和矿泉水，各自与家人道别之后，开上私家车就出发了。1000多公里的高速，两人开了十多个小时，中途仅在一个服务区短暂休息。

不怕苦累不惧危险，当装卸工进重症室

到达武汉后，已是第二天上午11点，他们从网上找到武汉市红十字会的电话，与对方取得了联系，当晚就当了一夜的义务接线员。第二天，他们在武汉市红十字会负责接纳各地捐赠的物资。由于情况紧急，缺乏工作人员，没有人有时间安排他俩的生活起居，他们就饿了吃点自带泡面，渴了喝点自带矿泉水，累了靠在车上歇会儿。几天后，他们被调去武汉协和医院，与其他志愿者一起负责装卸物资。一车又一车的口罩、防护服、消毒水、医疗器材从全国各地运到此处，几个志愿者接力，一箱一箱往医院搬，工作十二三个小时成为常态。既有体力活也有危险活，有时需要把物资送进重症监护室，穿上隔离衣后，因为是体力劳动，每次都是浑身湿透，戴上口罩都喘不过气来。两人进ICU电梯送冰箱的时候，穿着防护服，拍了一张珍贵的合影。为了穿防护服，两个人足足穿了十多分钟，穿完他们早已浑身湿透……卫源和宋明译说："这只是简单的体力活，自己能做一点是一点，比起一线的医务人员，这又算得了什么呢？"

疫情不退誓言不归，坚守岗位继续战斗

到武汉一个多月，他们亲眼见证了世界各地和全国人民对武汉的支持，深切感受到了什么是"一方有难，八方支援"。住在医院统一提供的酒店，辛苦劳作一天的他们，每天晚上跟家人打个电话，报声平安。"你们打算什么时候回家呢？""疫情不退，我们不回！"面对亲人的期盼，他们坚定地回复。他们的感人事迹先后被中央7套国防军事、新华网、今日头条、大众网、山东公共频道、《沂蒙晚报》等多家媒体报道。

宋 伟

邹城市钢山街道后八里沟村党支部书记

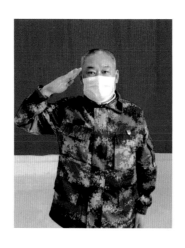

"班长"三带头 打好总体战

新冠肺炎疫情发生后，邹城市后八里沟村党委坚决贯彻落实习近平总书记"疫情就是命令，防控就是责任"的重要指示精神，支部书记宋伟全程当好班长带头人，推动后八里沟村筑起疫情防控坚强堡垒。

当好指挥员，带领全体村民集体请战

在接到市委市政府和上级党委指示后，年初一晚九点，宋伟紧急召集全村党员、退役军人、集团负责人和民兵召开疫情防控动员会，号召"疫情防控，人人有责"，当晚成立了由党员组成的"疫情防控服务队"和由民兵组成的"疫情防控突击队"，组织村全体党员和退役士兵进行"请战仪式"，带领全体民兵在党旗下郑重宣誓：时刻冲在疫情防控第一线！时刻听党指挥，无谓生死，全力以赴！后八里沟村辖区面积近3平方公里，现有工商业户5000多户，居民16000余人，又值新春返乡季，疫情防控工作成为一个难点。面对这种困境，宋伟坚持"宁可十防九空，不可失防万一"，在辖区内设九个卡点，严格24小时专人轮番值守，严防死守每一个卡口。从初一到现在，宋伟带领大家始终坚守在疫情防控第一线，九个卡点每隔两小时总能看到他一手拿着对讲机，一手拿着酒精壶的身影，他平均每天只休息四个小时。

当好勤务员，带领全体员工连夜行动

年初一夜里十一点多，街道党工委指示，连夜制作500条疫情宣传横幅。宋伟二话没说，安排集团广告公司及全体员工印制和安装横幅。早上六点多，城市主干道、辖区主要出入口都挂满了宣传条幅，让市民了解防疫知识，明白此次阻击战的重要性。在辖区内拉下人员流动"总开关"，筑起疫情防控"安全网"，确保"不让疫情输入、不让疫情蔓延、不让疫情扩散"，让百姓安心，让政府放心。为保障疫情封闭管理期间居民正常生活供应，在宋伟倡导下，鑫琦集团旗下鑫琦乐购超市主动向社会承诺"保安全、保服务、保供应，绝不涨价"，增加资金投入，积极开拓新鲜蔬菜、生活必需品进货渠道，联合鑫琦物业成立物资配送队，为居民提供网络预约生活用品上门派送服务，保障市民正常生活。

当好战斗员，带领全体民兵冲锋在前

从年三十下午开始，宋伟与民兵们一起白天巡防、夜晚执勤，把守辖区卡点，逐户核对信息并讲解疫情防控要点，连续300小时不回家，并组织鑫琦集团向市慈善总会捐款500万元，捐赠800多个医用口罩、10提84消毒液、雨伞、手套等防疫物资；积极走访湖北回乡隔离人员，给他们送去生活必需品，测量体温，主动沟通，使他们在家安心隔离。在宋伟感召下，村民代表、大学生志愿者也自发走到疫情防控点，他们穿上"红马甲"，主动为辖区居民"守好门、把好关"。72岁的宋长跃、62岁的宋长岁老书记也来到卡点，三任书记齐上阵，让年轻党员备受鼓舞，纷纷请缨加入一线防疫工作中。

王兆才

山东申科汽车销售服务集团有限公司董事长

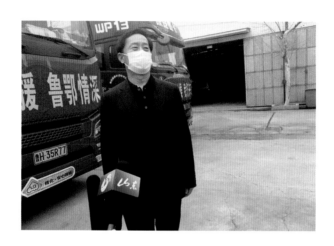

捐赠物资支援黄冈　响应号召复工复产

新冠肺炎疫情发生后，军创企业山东申科汽车销售服务集团有限公司董事长王兆才，铭记军魂践初心，组建退役军人支援突击队，捐赠物资千里驰援黄冈，积极响应政府号召，带头组织复工复产。

多方筹措物资，慷慨解囊支援

作为一名退伍三十余年的老退役军人，戎装虽早已卸下，初心却从未改变，军人的军魂始终在他的心里沉淀。王兆才，1977年参军入伍，10年后转业到济宁市一家国企工作，20世纪90年代，创办山东申科汽车销售服务集团有限公司。虽然连续两年中国车市负增长，企业效益下滑，但面对疫情，王兆才带领申科集团全体员工慷慨解囊，竭尽所能捐款捐物。在关注湖北疫情形势的同时，他多方联系货源，紧急采购了200吨优质大米、12000箱方便面、20000多个医用口罩、500箱医用纸尿裤等共计200余万元的爱心物资，对口捐赠给山东援助的湖北黄冈市，为抗"疫"一线提供物质保障，解除当地群众的燃眉之急。

十辆运货大卡，千里驰援黄冈

如何把捐赠物资送到黄冈，申科集团多方联系物流，协调运输公司，甚至决定包机送货。关键时刻，申科集团吹响了军营集合号令，集团的退役军人员工挺身而出，组成一支钢铁运输队，主动承担起运送物资前往一线的任务。"若有战，召必回！"是根植在每名退役军人心中的信念。因自己无法亲自前往，王兆才委派儿子王申平代为出征。2月26日下午，一列由10辆大货车组成的车队，满载着对黄冈人民的爱，从济宁出发前往湖北，历经17个小时长途跋涉，在8名退役军人的护送下，捐赠物资成功抵达湖北，把济宁人民的爱心和敬意带给一线医护人员和黄冈人民，黄冈市领导专程到场迎接，感谢济宁退役军人千里驰援。

积极响应号召，带头复工复产

作为当地汽车市场服务行业龙头企业，申科集团积极响应市委市政府号召，带头组织企业复工复产，并吸收大量退役军人就业，公司中33.3%的员工是退役军人。作为退役军人，王兆才把部队作风、军人品质引入企业，融入员工血液，形成独特的企业文化。作为军创企业，申科集团长期以来奉行自觉为政府分忧，为社会解难的理念，热心慈善事业。近年来，累计捐资助学达到700多万元，几百名贫困家庭的孩子在资助下完成学业。2019年，王兆才被评为"山东省优秀退役军人"。申科集团为黄冈捐赠并运送生活物资的事迹先后被新华社、人民日报、大众网、山东广播电视台等各级媒体广泛宣传，王兆才说："我是一名共产党员，我当过兵，有部队的优良传统，对于公益慈善事业，我还会坚持下去。"

尹力军

荣成市引航爱心志愿者协会会长

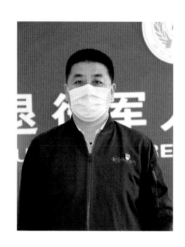

防疫战场续写最美荣誉

面对突如其来的新冠肺炎疫情，全国最美退役军人尹力军带领引航爱心志愿者协会2600多名志愿者奋战在疫情防控第一线，甘于奉献，敢于担当，用实际行动诠释了一名退役军人的初心和使命。

下了火车投入战斗

疫情发生时，尹力军刚从北京人民大会堂参加"最美退役军人"首场先进事迹报告会回来。亲人看到疫情严重不要他出去，但他决定"迎着疫情上"，并劝家人说："关键时刻，我们当兵的不上，谁上？我必须得上，也必须顶得上。"一刻也没犹豫，他进入战备状态，随时待命出征，第一时间在引航爱心志愿者协会内部进行倡议，带头组成了15人的"战'疫'应急分队"。扛责在肩事躬亲，应急分队投入战斗后，尹力军随即在志愿者协会内部讲解有关新冠肺炎防控知识，号召广大志愿者按照"内部防扩散、外部防输入"的原则，加大对身边人的教育引导，引导2600多名青年志愿者积极行动，主动到疫情防控第一线发放明白纸、讲解防疫知识、协助村居社区做好人员摸排、重要路口轮岗值班等工作，在他的鼓舞号召下，威海市2.3万多名志愿者踊跃投入到这场战争，为疫情防控贡献了自己的力量。

细致打造过硬队伍

尹力军充分发挥在部队工作的经验优势，人员迅速归位后，他带领志愿者协会，根据人员特长，划分"信息通报""一线快报""流动预备""后勤保障"等战斗小组，承担不同工作职责。疫情防控工作不能只"埋头苦干"，还要做到上通和下联，信息通报小组作为与官方沟通的桥梁，承担着上通的主要任务，随时保持与媒体同频共振，集中做好信息传播引导、辟谣等工作；下联就是要保持与各个志愿者小分队之间的沟通联系，将基层防疫现状、困难及时通报给协会，争取更多主动权。兵团作战，人员补给、后勤保障是重中之重，流动预备小分队主要做好市内各执勤点人员综合调配，能够随时拉得上、展得开。"兵马未动、粮草先行"，疫情发生在寒冬腊月，一线防控人员顶风冒雪坚守岗位，后勤保障就做好口罩、消毒液、姜汤等物资配送，同步做好捐助款物受理等工作。在周密细致的安排下，协会志愿者出色完成了疫情防控一线工作任务，锤炼出一支敢打硬仗、善打硬仗的志愿者队伍。

暖心提供保障服务

尹力军发动2600多名志愿者穿梭在农村、社区、商超执勤一线，服务居民6.2万人次，解决群众问题200余件，为100余位孤寡老人送去生活物资，筹集爱心商家1000杯奶茶分发到执勤点，每天定时到各工作站点送御寒姜汤，捐助4000多只口罩集中发放到基层一线，采购36套医用防护服送往防疫一线，一群人在寒冬中用行动温暖了一座城。大爱无疆，尹力军集中力量募集物资，1000个医用口罩、500箱方便面、5.6万元善款集中捐助湖北防疫一线，用实际行动践行了"传播文明、服务社会"的宗旨，用大爱弘扬了"奉献、友爱、互助、进步"的志愿者精神。

莒县洛河镇洛河崖村
党支部"老兵方队"

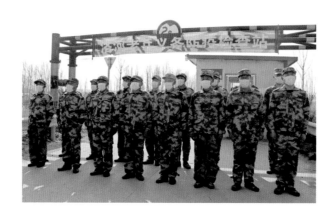

"老兵方队"彰显硬核力量

　　莒县洛河镇洛河崖村自古以来就是优秀的兵源之地，自抗日战争以来全村已有126名青年踊跃参军。在新冠肺炎疫情防控这场没有硝烟的战斗中，在有着40多年党龄的兵支书单宗玲带领下，全村43名老兵第一时间闻令而动，成立疫情防控"老兵方队"，以最朴实、最坚定和最无畏的实际行动，在大战中践行初心使命，在大考中交出老兵答卷，用忠诚担当诠释着"一日为军人，终身有军魂"。

　　拼抢速度：大年三十晚上第一个拉起防疫检查线，大年初一递交第一封"请战书"

　　大年三十晚上六点半，洛河崖村委会院内，单宗玲和老兵于学堂像每年的这天一样，聚在了一起。自从他们组成"老兵志愿巡逻队"、自愿承担起村里365天不间断的安全巡逻任务后，每年除夕夜在村里巡逻，成了老哥俩无须言说的默契。当他们听说疫情严峻的消息后，都一脸凝重，部队练就的高度警觉，促使他们当晚便安排七八位老兵，一队绕村巡逻，另一队到村西主路口站岗，一个不落地排查外来车辆和人员。当晚，在举家团圆的时候，这个检查站便像钉子一样，悄悄地、紧紧地钉在了村口，为全村老少爷们儿筑起了一道安全屏障。大年初一，参与的老兵越来越多，他们纷纷请战，单宗玲执笔，24个人签名按手印，一封饱含赤诚的"请战书"送进了镇党委办公室。这24个人中，年龄最大的于学堂已经69

岁，最小的单洪远年仅21岁，刚刚退役3个月。"我们虽然脱下了军装，但仍然牢记自己是一名军人，请求冲锋到防疫第一线！""召之即来，来之能战，战之必胜！"一句句铿锵有力的话语，一串串鲜红鲜红的手印，不仅是对"老兵不老，有战必回"的宣誓，更是对这场疫情的宣战。

展现力度：设置全市第一个防控检查站，俺们每个兵，都是一道防线

在洛河镇党委、政府的支援保障下，"洛河老兵义务检查站"第一时间设置，犹如鲜艳的红旗，醒目地伫立在村口。为了保持战斗力和持续性，43名老兵实行24小时两班倒，严格对过往车辆进行消毒，对司乘人员测量体温，认真登记外地车号、司机手机号、往来地区。每天经过洛河镇的七八十辆车，他们一一登记在册，无一遗漏；村里每家每户的情况，他们了如指掌，无一放过；将植保机改装成消毒车每天在村里消毒，他们尽心尽力；宣传防疫知识，检查防疫措施，他们事无巨细。老兵单朋云说："即便如此，还是有很多人不是自己值班也要来转转看看。我们都有心理准备，会一直坚持到防控结束。只要老少爷们儿都安全，值！"在这个朴实的、不爱说话的老兵眼里，此时此刻，他就是一名战士，身在战场，责任在肩，寸土必守。这种使命感在每一名老兵心里都根深蒂固，这是他们对家乡的眷恋，对军旅生涯的再现。

彰显温度：爱我人民爱我军，军民鱼水情谊深，紧张防疫下暖意涌动

为了让老兵们吃上热乎饭，宋为美带着三四名妇女给驻守的老兵送来了热腾腾的饭菜。既是儿子也是老兵的单洪远从母亲宋为美手中接过饭菜，大口吃着。大婶大娘们说："吃得饱了，身上暖了，更有干劲！"在老兵们的感染带动下，越来越多的群众自发、自愿、自觉投入战"疫"中，以自己身为一分子而骄傲。老兵林守文在执勤之余，从自家经营的杂货店搬来10箱方便面、600个口罩和一批矿泉水。村党支部委员孙长娟撇下骨折在家休养的儿子，带动妇女党员及群众安抚村民情绪，发放疫情宣传手册，普及防疫知识，累计发放宣传材料4000余份。就连十多岁的孩子，都没有做"局外人"，在"小兵联盟"的组织下，在家学唱歌谣、录制视频，在各个群里演示口罩科学戴法、洗手注意事项、疫情防护措施等，为一线"战士"鼓劲，为武汉人民加油。

济南市市中区退役军人事务局
"志愿突击队"

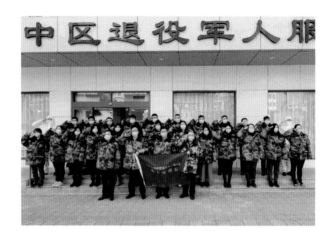

坚决守好省城"南大门"

新冠肺炎疫情发生后，济南市市中区退役军人服务中心第一时间组织专职联络员、自主择业军转干部、退役军人等140余人组成志愿者队伍，自大年初四开始，在济南南高速出口24小时值班值守、查验管控过往车辆，协助交警日夜坚守省城"南大门"。目前，累计协助检查车辆近6万辆，劝返湖北来济车辆近千辆，筑起一道密不可破的防护网。

迎疫而上，在危险关口集结

济南南收费站是守护济南安全的第一道防线，也是密切接触外来人员最危险的前沿阵地。疫情发生后，济南市市中区退役军人服务中心第一时间组建退役军人"志愿突击队"，让红旗飘扬在战"疫"最前沿。突击队每天分4批轮流前往济南南高速收费站执勤，严盯死守重要关口。这支听令而动、着装统一、作风优良、纪律严明的疫情防控队伍，成为打赢疫情防控阻击战的一支重要突击力量。

高度负责，严防死守每一环

队员们深知自己在这个岗位上责任重大，一个不经意间的遗漏可能就会给深爱的城市增加危险，让无数抗"疫"人的努力白费。他们以防控为己任，主动放弃休息，在高速路口进行24小时值勤值守，不分日夜，恪尽职守，用自己的实际行动做到了"防控不漏一车、服务不落一人"。在寒冷的天气里，他们严格查验来往车辆内人员身份证，询问始发地点、途经地点，检查车辆后备厢，对每一位要进城的人员详细询问："您是从哪里过来？""您要去市里哪里？""注意戴好口罩，做好防护。"……一遍又一遍询问核查，一次又一次叮嘱。全体队员高标准严要求，面对部分群众抵触等困难，他们没有退缩，不厌其烦地每天无数次重复这套查验程序，无丝毫怠慢。

不畏风险，战"疫"靠前勇担当

队员们每天要接触全国各地来往车辆，有时候还会碰到疫区车辆，随时面临被传染的危险。面对复杂人员，他们毫不畏惧，坚持对来往车辆严格检查，协助检查济南南高速出站口车辆6万余辆，劝返疫区车辆近千辆。他们中有2003年主动推迟婚期加入抗击"非典"突击队冲在消杀防疫的第一线，17年后再次请缨高速路口执勤的窦宁；有头痛贴着膏药默默坚守的张秉臣；有家人病重住院依然坚守岗位的何辉。他们都有一种共同的精神，那就是军人身上不畏艰险、迎难而上的精神。休息室中的一排长椅既是他们短暂的调整港湾，也是他们的餐桌，一天7小时值班下来，有的人被冻得四肢僵硬，有的人喉咙沙哑，但是没有一人退缩。这些守卫者，无畏、无私、无怨、无悔，用尽职坚守、担当付出为我们的平安健康保驾护航，成为疫情防控战场上一道靓丽的风景。

聊城退役军人
"特战救援队"

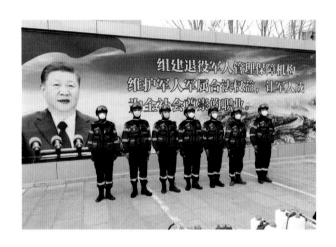

时刻冲锋一线的特战救援队

2月22日早晨6时，正在湖北荆州江陵县执行消杀任务的聊城特战救援队队员、退役军人于继斌，得知母亲突然病故的消息悲痛万分，他努力将失去母亲的痛苦化作战胜疫情的动力，擦干眼泪又投入消杀防疫一线。这是聊城特战救援队一线救援的一个缩影，充分体现了一名退役军人的信仰和坚持。

这是一支退役军人创办组成的队伍

成立于2012年的聊城特战救援队，目前正式队员6000余人，多数为退役军人，是一个纯公益社会救援组织。总队长秦一杰，曾服役于海军特种部队"蛟龙突击队"，目前救援队有9架通航直升机，多架空中动力三角翼及各种救援器材装备，水上、水下装备齐全。救援队先后参与2013年雅安地震救援、2014年鲁甸地震救援，2017年九寨沟地震救援、湖南岳阳抗洪，2018年青州塌方救援、寿光水灾救援，2019年广西广东江西水灾救援，2019年利奇马台风山东地区水灾救援、湖南水灾救援，数千次局域救援及人道主义救援，数百次敬老院、养老院、孤儿院、学校等爱心帮扶活动。

这是一支临危受命为国担当的队伍

"只要祖国一声召唤，我们随时奔赴前线！"这是特战救援队的口号。新冠肺炎疫情暴发后，他们积极响应聊城市退役军人事务局"对全市退役军人阻击新冠肺炎疫情的八项倡议",积极参加本地防疫消杀工作,并迅速成立"退役军人突击队",请战到祖国最需要的地方去。2月14日,按照国家红十字总会统一部署,抽调16名退役军人组成联合防疫消杀突击队,分两批次赴湖北省配合消杀防疫工作。聊城市政府和退役军人事务局领导为他们配备了卫生防护设备和生活用品,社会企业为他们捐赠了专业消杀设备,省退役军人事务厅专门拨付10万元专项资金扶持义举,并致电送行,希望他们不辱使命,在荆楚大地留下齐鲁人"情深似海、义重如山"的闪光足迹。

这是一支忘我奉献冲锋在前的队伍

顶风冒雪、连夜疾驰800公里抵达湖北后,队员们不顾劳累,立即分为两路投入一线工作。他们加班加点,连续3天对湖北省委党校方舱医院4万平方米720个房间进行无死角消杀,从未叫一声苦、喊一声累。他们连续作战,每天平均工作10小时以上,累了就席地而眠,饿了就吃泡面补充能量。目前,他们累计负重喷洒消杀剂20余吨,先后完成纪南镇卫生院集中隔离点、江陵县医疗后勤服务基地、普济镇隔离区、沙市美江山隔离点、武汉方舱医院、汉南通用机场、湖北省委省政府办公场所、260多家医护人员酒店和居民楼等近100万平方米的消杀任务。队员们用实际行动展现了退役军人迎难而上、勇挑重担的风采。

青岛直升机航空有限公司
"疫情飞虎队"

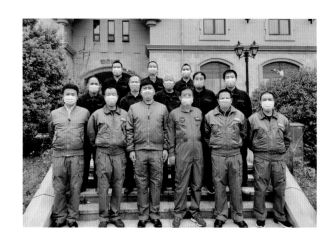

"疫情飞虎队"架起"空中走廊"

新冠肺炎疫情发生以来，根据应急管理部的统一部署，青岛直升机航空有限公司米－171直升机 B－7859、B－70EH、B－70ZP三个机组参加武汉疫情备勤任务，3名平均飞行时长5000小时以上的退役军人特级飞行员，主动承担起武汉执行备勤机长任务，带领3个退役军人航空机组、14名退役军人，组成"疫情飞虎队"。目前，共执行飞行任务49架次63.4小时，运送疫情防控物资32.8吨，为湖北与全国架起了一条永不停航的空中走廊。

B－7859机长张自成

陆航部队退役的特级飞行员，飞行时间5000多小时，曾执行过对越自卫反击战战地救护等重大任务。作为青直驻武汉机组的负责人，也是这次武汉备勤任务中第一个飞夜航的机长。1月28日，在他的提议下，青直驻武汉备勤机组向湖北省应急管理厅递交了请战书。他在请战书中写道，青直米－171机组积极请战并庄严承诺：坚决听从党中央、习总书记的决策指示，坚决服从湖北省应急管理厅的指挥，坚决完成党和人民交给的各项任务，困难面前不退缩，危险面前不迟疑，为保卫人民群众生命健康贡献力量！

B-70EH机长钟建文

陆航部队退役的特级飞行员，飞行时间7000多小时，曾执行过汶川大地震救援、神舟飞船发射和回收保障等重大任务，在部队就是个"飞行狂"，也是这次武汉备勤任务中飞行时间最长的机长。他是主动向公司提出要求到武汉执行任务的，在执行任务中，他抢着飞距离远、飞行时间长的航线，为了不耽误时间，他和机组的同事把盒饭拿到机舱里，利用装卸货物的间隙吃。作为一名武汉人，他身在武汉却不能和家人见面，只能通过电话和微信关心和鼓励家人。

B-70ZP机长田军

空军部队退役的特级飞行员，飞行时间5000多小时，在部队执行过首长专机保障等各种急难险重任务，也是新型冠状病毒肺炎疫情发生后，青直第一个在武汉执行备勤任务的机长。2月3日，从宜昌起飞前，宜昌机场情报室报告气象条件不是特别理想，为了保证后续医疗物资转运任务的正常进行，最大限度地为抗击疫情做出贡献，他凭着在部队有过500多小时的夜航经历和米－171直升机完备适航的夜航仪表设备，果断决定起飞。起飞后发现有轻到中度霾，他沉着冷静，依靠高超的飞行技术，与机组密切配合，稳稳地操纵直升机，安全顺利地降落在汉南机场。

青直驻武汉米－171机组圆满完成了多次医疗物资转运任务，展示了米－171直升机全面优秀的应急救援能力，展示了青直飞行员高超的驾驶技术，展示了共产党员的先锋模范和带头作用，也展示了退役军人永远忠于党、忠于祖国、忠于人民的本色！

山东战『疫』最美

城乡社区工作者

他们不是白衣天使

却同样奋战在最前线

不分白天黑夜

不惧风寒雨雪

他们守卫着千家万户的安康

他们是默默付出的英雄

是信仰坚定的战士

是迎难而上的最美逆行者

山东战"疫"最美城乡社区工作者（20人）

刘云香　济南市槐荫区中大槐树街道裕园社区党委书记、居委会主任

吕永芬　潍坊市奎文区东关街道苇湾社区党委书记、居委会主任

马化彬　菏泽市定陶区天中街道南城社区党支部书记

邵　涛　淄博市张店区马尚镇世纪花园社区党委书记、居委会主任

马　燕　德州市德城区新湖街道马庄社区居委会主任

于　玲　烟台市福山区清洋街道香逸中央社区党总支书记

张　凯　东营市东营经济技术开发区胜利街道锦华社区党支部书记

朱寒璐　聊城市东昌府区新区街道中巨社区党委书记、居委会主任

朱　雷　枣庄市高新区张范街道北于村党支部书记、村委会主任

朱　慧　济南市平阴县榆山街道会仙山社区党委书记、居委会主任

段友清　临沂市兰山区银雀山街道东苗庄社区党委书记、居委会主任

谷　志　泰安市泰山区财源街道后七里社区党委书记

霍文明　生前为滨州市高新区青田街道黄河社区党总支书记

刘文玲　临沂市沂水县沂城街道西朱家庄社区党支部书记

冷晓燕　烟台市芝罘区毓璜顶街道大海阳社区党委书记、居委会主任

宋汝银　淄博市张店区傅家镇宋家村党支部书记、村委会主任

苏大凯　济宁市任城区喻屯镇丁庄村党支部书记

孙铭徽　青岛市李沧区九水街道延川路社区党委书记

许传江　日照市莒县城阳街道岳家村党支部书记

王爱花　威海市环翠区鲸园街道古北社区党总支书记

刘云香

济南市槐荫区中大槐树街道裕园社区党委书记、居委会主任

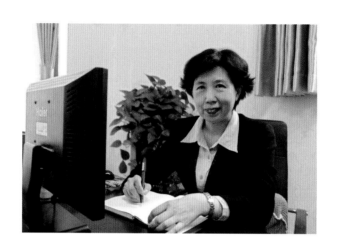

疫情前线上的社区书记

习近平总书记指出，抗击疫情有两个阵地，一个是医院救死扶伤阵地，一个是社区防控阵地。坚持不懈做好疫情防控工作关键靠社区。在刘云香看来，每名共产党员都是一面旗帜、一颗"定心丸"，关键时刻就是看党性、看担当、看作为。在疫情防控阻击战中，刘云香一直战斗在疫情防控的最前沿，既靠前指挥，又亲自参战，率先垂范不辱使命。刘云香从事社区工作21年，具有丰厚的社区管理经验，在这次没有硝烟的防疫战中，再次披挂上阵，紧紧依靠党员群众，建立了"543"工作机制，构筑起群防群控的人民防线，让社区成为疫情防控的坚强堡垒，让党旗在社区上空高高飘扬。

精心布局，科学决策

习总书记说，这次新冠肺炎疫情防控，是对治理体系和治理能力的一次大考。裕园社区有30栋楼房、19个居民院，近3000户。大年初三，刘云香就上了疫情防控的战场。经过统筹协调，裕园社区构建起543工作机制，即五支队伍，四层管控，三个保障，为疫情防控构筑坚强的堡垒。五队，包括疫情防控宣传队、入户排查突击队、门头业户督察队、防疫联合消杀队、居家隔离服务队；四层管控，包括路口管控、门岗管控、巡查管控、网格管控；三个保障就是孤寡老人和困难家庭生活保障、复工复产保障、

志愿者激励保障。刘云香社区设置"5+1"网格,"5"是社区支部网格,"1"是沿街门头业户网格,针对社区内的5个支部网格,组成"1+1"排查小组(1名年轻社区工作人员或社工+1名熟悉本楼道情况的单元长或楼长),由每个社区工作人员包挂一个网格,发动140名支部党员、楼长、单元长,配合社区工作人员及社工进行地毯式排查,确保不漏一户,不漏一人,织密疫情防控的安全网。

高举旗帜,率先垂范

在疫情面前不退缩、勇担当,用初心和使命守护着群众生命健康安全。"这是我的手机号,有什么困难或者需要,随时和我联系。"自疫情防控工作开展以来,这是刘云香对社区每一个居民做出的承诺。年初一在社区值班,年初二下午到街道参加紧急会议,年初三起就带领班子一起奋战在抗"疫"一线,没有休一天班,每天工作都在12个小时以上。每次例会,刘云香即使再累也要打起十二分精神,反复强调工作中容易疏漏的地方,提醒工作人员高度重视、不能马虎。疫情工作千变万化,随时有新任务。从入户排查到道口办理出入再到二维码实名登记,刘云香都是率先深入一线亲力亲为,找出问题的症结并落实经验,再将之统筹布局,快速推动工作落实,织就严密的疫情防控网。刘云香把疫情防控作为头等大事和最重要的工作,充分发挥基层党组织战斗堡垒作用和党员先锋模范作用,毫不放松抓紧抓实抓细各项防控工作。

关怀激励,凝聚合力

在裕园社区,印证了一句话:"信任比黄金更重要。"对社区党组织、居委会,特别是对刘云香这个领头人的"信任",是社区最大的"法宝"!刘云香广泛动员群众、组织群众、凝聚群众,形成战"疫"强大合力,为全市打赢疫情防控阻击战增添正能量。在此次疫情中,不仅有140余名志愿者参与防疫战斗,还有近300名党员群众自发向云香基金和党组织捐款8万余元,款项全部上缴党组织或捐给慈善组织。捐助者中,党员占到80%,其中有10余对是党员夫妇。很多人是夫妻俩一起上岗,共同捐款。有了信任,就有了凝聚力,不同类别的人员调动起来了,并且各得其所,在最合适的岗位上发挥作用;云香基金也运转起来了,社区有了自有资金,可以办更多好事了,这就良性循环起来,群众对社区的信任进一步增强。

疫情是困境,但在刘云香率领的社区,则是播下了一颗颗奉献、友善的种子,让裕园社区大家庭的文化得以传承与传递。

吕永芬

潍坊市奎文区东关街道苇湾社区党委书记、居委会主任

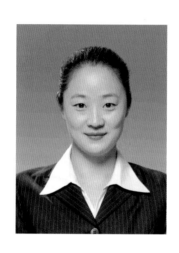

铿锵玫瑰防控一线绽放

巾帼女将不负使命担当

苇湾社区位于中心城区，疫情防控形势严峻复杂，面对老旧小区多、经营店铺多、外来租户多、工作任务重"三多一重"情况，社区书记吕永芬同志带领社区党员干部坚毅逆行、勇于担当，发挥基层党组织战斗堡垒作用，统筹组织各方力量资源，认真落实各项防控措施，坚定不移把区委、区政府和街道要求部署落到实处，探索建立"一核四心，多元参与"的"苇湾模式"，全面打响、坚决打赢疫情防控阻击战，让党员的初心和使命在战"疫"一线闪光。

坚定"核心"，管理严格到位

吕永芬虽然是一名女同志，但做起事来毫不含糊，讲政治、讲大局、思路清、干劲足，带队第一时间成立疫情防控工作小组，从大年三十起，放弃和家人团聚的幸福时光，下沉网格进行摸排。在她的带领下，社区干部对居家隔离人员每天2次收集体温信息，通过见面、视频和不定时电话方式询问情况，控制其活动范围。组织张贴疫情防控宣传单页1万余份，对辖区近900家商铺和苇湾市场等重点区域持续消毒消杀，确保了环境的清洁卫生。

践行"恒心"，落实小区封闭

吕永芬按照上级安排部署，第一时间对5个居民小区进行了封闭管理，责成物业公司对出入人员严格把关，测量体温、核实信息。"麻烦您配合我为您测量体温，请少出门，出门戴好口罩。"这个看似唠叨的"守门人"守住的正是辖区居民的健康、安危和共产党员的初心、使命。居民小区的门破损了，她及时协调设立围挡30余米；人流量多了不好管理，她就实施小区人车分流方案等等。别看她工作起来像个"女汉子"，细腻起来却是一个很好的"心理咨询师"，社区一个密切接触者接到通知后心里很害怕，她耐心细致地做工作，帮助他树立信心，到现在那个密切接触者都称她为心眼好的姐姐。

彰显"细心"，排查扎实深入

她把外防输入、内防扩散作为防控工作的重中之重，按照"五个凡是"要求，摸排核查，落实网格化管理、"零报告"制度，全面摸清潜在传染源底数。充分发挥网格员、楼长等人员作用，对流动人口、租户以及写字楼、商铺等加强地毯式核查，强化部门联动，确保不漏一户、不漏一人。吕永芬充分运用"社区吹哨、部门报到"机制，联合区人社局54名干部，在2天时间内通过电话、走访等方式对辖区4584户居民进行仔细排查，对于部分联系不到的住户，在门口醒目位置张贴了通知，督促其尽快与社区取得联系，最终掌握全部人员信息。

奉献"爱心"，服务细致周到

社区封闭管理，难免给居民生活造成不便。她积极联系3家外部超市，利用微信群等方式，探索"社区代买"服务，在减少人员接触的前提下最大限度满足居民日常生活需求。对接潍坊乐享天成义工队等组织开展志愿活动5次，满足老年人等特殊群体的需求。特别是看到物业工作人员和社区工作人员口罩紧张时，她想尽办法购买、筹集口罩5000余个，自己却不舍得用。她是一个"胆小鬼"，却又是一个"天不怕"，胆小是因为社区有两个密切接触者，要小心翼翼做好防护；胆大是因为既要像对待亲人一样为他们搞好服务，又要在集中隔离交接面临风险时，义无反顾地带头冲上去。

下定"狠心"，舍小家顾大家

吕永芬在家是个孝顺的孩子，往年都跟着丈夫回老家过年，家里忙年的大事小情都离不了她，可是今年为了疫情防控，她放弃了和家人的团聚，一直坚守在防控一线。婆婆初八中风住院，丈夫在昌乐防控一线抽不出身，公公照看两个孩子和年迈的奶奶，照顾婆婆的重任又落在了离家近的她身上。为了家人的健康，疫情防控期间她尽量不回家。晚上和孩子视频通话就成了她一天中最幸福的时光，视频里泛着泪光的"狠心"妈妈，却是守护千家万户的最美"逆行者"。

这就是吕永芬，防控工作中的"多面手""有心人"，舍己奉公的"逆行者"，一位平凡的基层社区书记。但正是她和其他"逆行者们"的艰辛付出，才换来了社区居民的安康幸福。

马化彬

菏泽市定陶区天中街道南城社区党支部书记

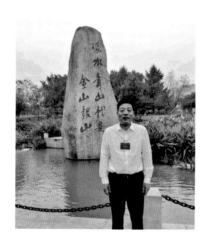

执行命令 扛起责任
坚决打赢疫情防控阻击战

"我是一名共产党员,是一名人大代表,更是南城社区的党委书记。在这关键时刻,我就该带头坚决执行上级命令,扛起疫情防控责任。"今年55岁的马化彬,至今担任全国人大代表、南城社区党委书记,曾被评为定陶区劳模。

"自从新型冠状病毒肺炎疫情防控阻击战打响以来,马书记始终冲在第一线,认真执行落实上级疫情防控命令,担当起疫情防控的责任,有效完成了本村疫情防控工作,更诠释了一名共产党员的初心和使命。"社区干部杨慎修主任介绍道。

南城社区是天中街道第一大回民社区,全社区6个村民小组587户2892人,因社区外出务工人员多,点多面广,疫情防控工作任务尤其繁重。大年初一参加过天中街道党工委、办事处召开的疫情防控工作部署会议后,马化彬第一时间组织召开村级会议,传达疫情防控会议精神,布置防控任务。在会上,面对全村党员干部,马化彬说道:"当前疫情防控形势严峻,大家都知道疫情的严重性,但我们都是共产党员,一定要敢于面对问题,重视而不恐慌,迎难而上解决问题。"

在马化彬的带领下，南城社区迅速制定了本村的疫情防控方案。针对本村点多面广、人口多、易聚集的情况，实行网格化管理，根据村民小组情况，把全社区划分为6个责任区，切实发挥村组干部、党员的先锋模范作用。

作为党支部书记，马化彬更是始终冲锋在前，他只戴着一只口罩，靠着一张村民熟悉的面孔，走家串户，发放宣传资料，排查外出返乡人员，探望安抚武汉返乡居家隔离群众，并亲自带头在检测点值班。顶着严寒，没日没夜地奋斗在疫情防控第一线，充分发挥了在全社区党员干部中的"领头雁"作用。短短时间，马化彬悬挂宣传条幅18条，发放宣传页800余份，封锁路口7个，设置检测卡点一处，构筑起了社区疫情防控的第一道"防护墙"。马化彬欣慰地说："出点啥纰漏，我对不起社区的老百姓，搞好防控是对所有人负责，也是对自己负责；对待工作，不分大小，必须重视起来；看着大家都开开心心、平平安安地过好年，我就满足了！"

防疫期间需要购买大量消毒物资，马化彬同志给办事处捐款一万五千元，捐物价值五万元。社区购买消毒液的5000元想都没想就拿出来了。"抗'疫'初期需要买物资啊，我也没考虑，买东西很自然就把钱掏出来了，"马书记笑呵呵地说，"让我感动的是，我们有个67岁的志愿者杨同忠同志，是个老党员，老伴儿有病，常年卧床不起，家庭比较困难，还捐了200元钱，并且那么大年龄了，还加入志愿者的队伍中来，发挥余热在路口值班。"在他的大义之举感召下，两个儿子、侄子和社区干部每人捐赠1000元，社区群众积极踊跃、纷纷捐赠奉献爱心，共捐款50000余元。正是在马化彬这样的党支部书记带领下，全社区党员干部、群众，同心协力，相互配合，共同做好防控工作，坚决打好疫情防控阻击战。

马化彬同志是天中街道疫情防控一线战场上广大党员干部的缩影，一个支部就是一座堡垒，一名党员就是一面旗帜。在马化彬同志这样千千万万基层党员干部的共同努力下，在这场没有硝烟的战场上筑起座座坚实战斗堡垒，众志成城，群防群控，定能战胜疫情！

邵 涛

淄博市张店区马尚镇世纪花园社区党委书记、居委会主任

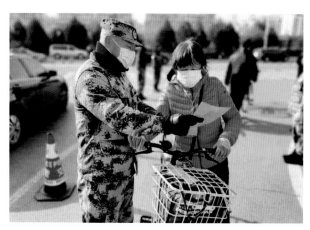

邵涛（左一）

心中有党 情系百姓
他是驻守家园的"拼命"书记

　　每天早上7点，身着军大衣的世纪花园社区党委书记、居委会主任邵涛就会出现在小区南大门，开始一天的社区防控工作。从大年三十下午一点半接到通知，邵涛和他的防控团队一直坚守在社区防控一线，为社区居民的安全筑牢了防护城墙。

**　　他是最美逆行者，他是社区疫情防控的"领头羊"**

　　世纪花园社区属于大型居住区，148座居民楼，6000余户居民，26000多人，每天出入的车辆就有5000余辆。面对这样一个大型的社区，防控工作的难度是可想而知的。一接到上级通知，邵涛立刻召集成立社区防控疫情领导小组，确保第一责任人坚守统筹岗位，明确此次防控战的重点工作、防控部位和具体措施，联合物业中层以上领导干部划分防控区域，奔赴一线现场开展防控工作。在这场没有硝烟的家园防疫战中，邵涛同志以"干"字当头，以"实"字当先，毫不犹豫地冲锋在前，即便元宵节也不例外，一碗泡面就算吃了"团圆饭"。他带领工作人员张贴通知、悬挂横幅、看守路口、逐户摸排，一跑

就是一整天，为社区420个单元门、213个营业门头房发放《新冠病毒感染肺炎防控小知识》等宣传资料，为社区6000余户、2.6万居民细致讲解病理知识和具体的防护措施，免费为社区居民发放口罩2000余个。腿跑麻了，嗓子喊哑了，可他仍然用积极乐观的态度鼓励大家，保障防控工作的顺利开展，被社区26000名居民亲切地称为"拼命书记"。"党群一心，共克时艰，疫情不退，我们不退！"就是他的抗"疫"口号，他凝聚群众，让党旗飘在一线、党员冲在一线、能量聚在一线，积极构建党群一心、群防群治的抗"疫"共同体，赢得居民一致好评。

他是战士，他是军人，他是大家的"主心骨"

面对疫情防控，作为退役军人的邵涛，视疫情如命令，视社区如战场，他甚至把办公桌搬到了南大门，和大家一起现场"作战"。他带头坚守防控门岗，从早上7点到晚上6点，每天执勤十多个小时，他与社区两委成员、"红色物业"、"双报到"单位、社区工作人员和100余名党员志愿者共同战斗在防控一线，先后成立"党员骨干志愿服务队""红色物业志愿服务队""居民志愿者服务队""党员先锋岗""社区退役军人志愿服务队""女子驰援队"，多梯队开展24小时轮流值守，分别以"引导员""守门员""参谋员""服务员""保卫员"的身份，协助疫情宣传、门岗排查、疫情上报、防疫消杀、商铺协管、办理行人通行证和车辆通行证等系列工作。门岗上，来往的行人、车辆出行有序，每每经过邵涛的身边，车主们会通过闪灯、点头示意、打敬礼等方式向他表达谢意。"从大年三十到现在，我一天都没离开。大家都让我回去休息一天，但是我不能离开，因为我有团队，我要让他们看到我，我有26000个居民，我也要让他们看到我。只要我在，他们心里就踏实。"邵涛说。

他是守护万名居民的"大家长"，却忘了自己是父亲、丈夫和儿子

"爱人也在社区一线抗'疫'，您也在一线，孩子今年就要高考，谁照顾？""大年三十中午回过一次父母家，就再没有回去过，内心是否会自责愧疚？"面对记者这样的提问，邵涛默默转身，红了眼眶。身处疫情暴发这样一个特殊时期，家家都有老人和孩子，谁能没有一点困难，对于每一个基层干部来说，都是严峻的现实考验和风险挑战，可这些都被邵涛深深埋藏在心底，从不轻易流露，因为职责所在，使命所系。此刻，他把更多的关怀留给社区两万多居民，把全部的精力投入抗击疫情之中。

"疫情就是命令，防控就是战场！"世纪花园社区党委书记邵涛用一名基层干部的政治自觉和责任担当，诠释了一名共产党员最质朴的初心，面对疫情挑战，他临危不惧、冲锋在前，带领社区党委和广大党员、志愿者合力攻坚克难，让党旗在一线高高飘扬，让党徽在一线闪闪发亮。

马　燕

德州市德城区新湖街道马庄社区居委会主任

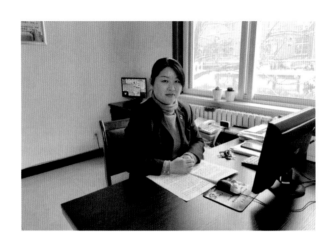

女本柔弱　战"疫"则刚

　　为了打赢防疫阻击战，无数社区工作者、无数党员冲锋在前，他们不计报酬、无畏生死，守护人民的健康和安全。在新湖街道这次抗击疫情的战斗中，有一个身影始终出现在战"疫"第一线，尽职履责，勇当先锋，舍小家顾大家，用实际行动诠释了一名共产党员的责任与担当，用实际行动践行了共产党人的初心使命，用实际行动诠释了"巾帼不让须眉"的内涵，她就是山东省德州市德城区新湖街道马庄社区居民委员会主任——马燕。马燕今年41岁，中共党员，从事社区工作已19年。

一马当先，义无反顾深入隔离区

　　在疫情期间，街道办事处通知大年初二早晨召开紧急会议，紧急会议后马主任立即安排部署，带领全体社区工作人员，到辖区各小区、平房区张贴《致广大市民的一封信》及悬挂条幅，大力宣传，提高居民的防范意识。

　　1月25日，大年初一，十三局西区一居民被确诊。马庄社区共2244户居民，十三局西区就有1674户。疫情在这个小区被发现，对整个社区的抗"疫"工作来说是极大挑战。疫情就是命令，社区书记因进入过疫情家庭了解情况被上级部门要求隔离，在这危急时刻，马庄社区居委会主任马燕主动请缨担任第一责任人。为了更好地掌握社区居民情况，在初二上班后，她带领全体工作人员挨家挨户打电话联系了解情况，经常加班到深夜。随着摸排工作的深入，前期共发现了5位密切接触者。2月2日，德城区十三局西区3号楼1单元发现2例确诊病例，上级要求当日该单元全部封闭隔离，并以此为中心在全社区开展更严格的综合防控措施。接到上级部门紧急通知后，马燕带领社区全体工作人员，又一次在深夜吹响"集结号"。

分身有术，只为让居民安心放心

2月3日凌晨1点，马燕进入该单元，挨家挨户敲门，入户摸底。凌晨4点，回家照看幼子并短暂休息。早晨7点，回到十三局西区通过微信群统计被隔离的居民所需生活用品。中午1点，在值班室匆忙吞咽了几口泡面。下午2点，去超市为居民采购生活用品。下午4点，摸底十三局西区其他单元有无外地返德人员。下午5点，为隔离居民清理生活垃圾。下午6点，为隔离居民送生活用品。晚上10点，打开一包泡面……仅此一天的工作节奏，便可窥见防疫一线工作的辛苦。但就是这常人难以承受的工作强度，马燕和其他社区工作人员日复一日地坚持着。

至2月17日0时，经过14天共336个小时的隔离观察，该单元46户居民无疑似和确诊病例，正式解除医学隔离。她和同事们终于松了一口气，不过，战斗还远未到结束的时候。

逐户摸排，为居民筑起安全屏障

由于春节刚过，辖区里多了务工返乡人员，还有忽视疫情仍在走亲访友的居民，这给马燕及其他工作人员的摸排工作带来了不少压力。为了进一步加强对社区的动态管理，严防疫情蔓延，马燕带领同事们通过精细化排查和严防严控，将风险降到最低，全力以赴把好社区健康关、隐患排查关，筑牢疫情"第一防线"。尽管从正月初一到现在，马燕一天都没有休息过，但她不畏苦、不喊累，仍然24小时坚守岗位，只要能把病毒隔离在外，把群众保护在内，就是基层工作者最欣慰的事。

在这个关键时期，千千万万个"马燕"们没有华丽的语言，不图任何回报，却始终坚守在疫情防控工作一线，在疫情防控卡口最前线，严阵以待，严防死守，彰显着共产党员的本色，为辖区群众筑起一道道安全屏障。

于 玲

烟台市福山区清洋街道香逸中央社区党总支书记

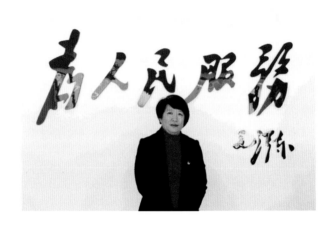

坚守社区"疫线"的守护者

在疫情防控期间，于玲同志率先垂范、以身作则，以自己的实际行动时刻践行着"疫情就是命令，防控就是责任"的工作要求，带领香逸中央社区全体工作人员全力以赴投入到抗击疫情第一线，充分发挥了基层党组织的战斗堡垒作用，发挥了党员的先锋模范作用，赢得了辖区居民的理解与支持。

勇于担当的一线战斗员

2020年1月27日，香逸中央辖区福利莱小区7号楼1单元发现一例确诊病例，根据要求7号楼一单元整体隔离14天。周围的居民都是谈病毒色变，不敢接触7号楼的隔离住户，害怕染上病毒，都是有家有口的，谁也不愿意与该楼接触。而楼内居民的日常生活需要有人照顾，谁去？于玲没有犹豫，即使没有防护服、没有N95口罩，她带头提着隔离户要买的蔬菜、米面油等等物资，挨家挨户地给居民送上去。即使有不理解的隔离户对她冷言冷语、发泄情绪，甚至恶意投诉，她也没有半分犹豫。

每天深夜回到社区，累到虚脱的她摘下口罩，大家看到她的脸处于面瘫状态，而且越来越严重，大家都劝她赶紧去看医生。这个本该被照顾的人，淡然说道："没有时间啊！要是用我一个人的健康，能换来大家的健康平安，值了！"她也许不善言辞，但是她用行动阐述了共产党员的做事风格——召之即来，来之能战，战之必胜！

一一落实的暖心服务员

责任重于泰山，疫情就是命令。在接到关于湖北武汉等多个地区发生新型冠状病毒感染肺炎疫情通知的第一时间，各项工作要求落实到4500户家门口！于玲带着5名工作人员既要安排调度社区总体工作，又要狠抓工作落实，还要满足居民提出的各种要求。在最紧张的那段日子里，连续3天没有睡觉，所有人的神经都已经逼近极限，她还是用自己并不强壮的肩膀扛起了整个社区的防疫工作，第一时间落实了政策，控制住了局面。

居家隔离人员宅在家里，情绪难免差一些，提出的要求有时候比较刁钻，有的说要苹果两斤、香梨两斤，买多一两就不要，拒收；有的说要指定品牌药品，只要甜的，不要苦的；有的说要吃某家饭店的某道菜，不能凉了……她笑着历数，一一满足。她说："能安心生活了，就说明恐慌和悲伤快要过去了。这么看，送的不是菜，是人间烟火气。"

不怕危险的健康接送员

外省高危地区回来的居民需要送往集中安置点，她总是身先士卒。为了不给组织和其他同事增加负担，她总是戴上口罩、做好防护，开着自己的车送居民们，关心他们衣物准备得够不够、家里有什么需要照应……虽然保持安全距离，心却并不疏远。用她的话说："社区的每个人都是家人，我等他们回来。"这些工作在日常平淡无奇，但在疫情肆虐、群众恐慌的情况下，能带头做出这样的贡献，充分体现了一名共产党员的担当。

每天的早出晚归，奔走在防疫一线，让于玲同志无法照顾家人。近一个月，她一直坚守在岗位，没有去看看自己年迈的父母，也没有去关心爱护一下自己的孩子。她说："疫情不退，决不收兵！"儿子常说："我的妈妈都快变成别人家的妈妈了！"

冬天已经过去，春天就快来了。她坚信我们一定能战胜疫情，千千万万个普通人会再一次迎来崭新的生活。

张 凯

东营市东营经济技术开发区胜利街道锦华社区党支部书记

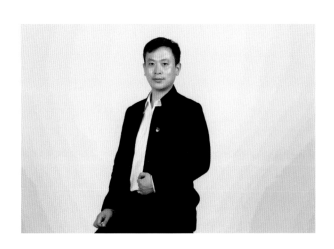

先锋模范成就最美的"红色"逆行

疫情发生以来,张凯连续53天坚守在抗击疫情第一线,用实际行动扛起了一名社区党支部书记的责任与担当。他奋战在战"疫"一线的身影在人民日报新媒体平台、"点亮齐鲁——战'疫'·齐鲁集结号"山东16市地标亮灯行动中展示;他战"疫"的主题报道在大众日报客户端、齐鲁壹点、闪电新闻、东营日报等新闻媒介发表。

战"疫"的号角吹响后,张凯以军人的敏锐性意识到疫情形势的严峻复杂。他立刻放弃休假,大年初一便发动由辖区老党员、退伍军人等组成的"红心网格自治队",同社区工作人员一起,奔赴各网格开展防疫工作。外防输入是首要任务,张凯首先带领大家对锦华一到四区11处小门进行封堵,由于春节假期加上疫情影响,张凯跑遍了东西城,也没有找到工人封堵围墙,于是他们亲自动手干。终于,在寒风中连续工作6小时后,他们一共架起了230多米的彩钢板围墙,让锦华二区、锦华三区由"开放式"的小区变为"封闭式"的小区。虽然寒风刺骨,手被冻得失去知觉,耳朵被冻得发紫,但是他依然嘴硬,说自己不冷。住在锦华二区的退役军人申望明说:"我就服他,为人热情,责任心强!我们小区因为有他在,感觉很安心!"

因返城人员车辆较多，门岗有时核实信息不及时，经常排起长队，张凯迅速在四个门口设立四道"党员先锋岗"，发动辖区党员、退伍军人同物业工作人员一起，不分昼夜，24小时轮流值班，集中力量利用两天时间给2800余户居民发放通行证。通过这种方式，一方面能更有效地排查外来人员，另一方面提高了小区车辆放行的效率，缓解了社区门口压车的现象。张凯还注意到有许多居民在业主群中问楼道内的消杀情况，为了让居民安心，他每天将楼道的消杀情况拍照片、录视频，发到每一个居民群内，让大家共同参与监督，得到了居民的一致称赞，东营市电视台"民生直通车"栏目对锦华社区防疫中的"好办法"进行了跟踪报道。

为了让居民"心中上弦"，守好安全底线，迅速提高科学防控意识，他与共驻共建单位合作，通宵编撰了《防疫"九不"歌》，并由网格员、志愿者、共建单位成员用快板的形式将《防疫"九不"歌》录成视频、音频，通过微信群、大喇叭广播等形式在小区居民中传播。朗朗上口的快板书，居民喜闻乐见，更易入脑入心，很快就成了居民口中传唱的"歌谣"。"九不"歌的视频、音频被学习强国、大众日报客户端、齐鲁网、齐鲁壹点、东营经济技术开发区融媒体等平台纷纷转载，获得了较高的点击量。

张凯时刻牵挂独居老人、居家隔离人员的生活状态，为了做好他们的后勤保障工作，他带领工作人员帮助居民购买生活必需品，并为独居老人发放口罩、酒精、消毒液等防护消杀物品；此外，他积极号召社会组织加入防疫队伍，联合7名专业心理咨询师成立"关爱小分队"，共为38名居家隔离人员和27名独居老人提供了心理疏导服务，为大家排解紧张情绪，提供温暖关怀。住在锦华二区的老人银素华看着张凯每天在小区中不停歇，心疼这个像自己孩子一样的小伙子，她纳了几双鞋垫，并写了一封感谢信交到社区，老人紧紧攥着张凯的手说："疫情很危险，你自己也要当心，太累了就休息，千万别硬撑！"

"当过兵，就一生没有'稍息'，只有'立正'，随时准备整装待发！"张凯一脸的刚毅与坚定，他以忠诚果敢的军人本色，守好社区这一方土地，带领社区党员群众坚守防疫一线，在保证大家身体健康的前提下，织密了疫情联防联控网，筑牢了党群干群参与疫情防控的防线，做到工作不漏一个细节，不缺一个环节，全力保障防疫战取得胜利！

朱寒璐

聊城市东昌府区新区街道中巨社区党委书记、居委会主任

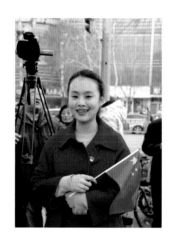

动员多方力量　筑牢战"疫"堡垒

在全面打响防控新冠肺炎疫情这场没有硝烟的阻击战的特殊时期，朱寒璐同志身先士卒，毅然决然将个人小家放在身后，义无反顾奔赴疫情防控第一线，开启"白加黑""五加二"非常模式，为3515户、11000位社区居民撑起了一片安全的天空。

满腔热情为居民，无私奉献做表率

"只要对群众充满感情，设身处地为他们着想，就没有哪一件事是不能解决的。"朱寒璐是这样说的，也是如此做的。连续多日高强度加班作战的她，每天奔走于辖区内的每一条街道、每一个小区、每一栋居民楼，既要做好疫情防控的"宣传员"，又要当好居民身边的"服务员"。

防疫初期，她逐户排查武汉及外省返聊人员，及时掌握人员流动情况。遇到电话联系不上的，她就戴上口罩，亲自跑去居民家询问情况。她有一个社区疫情记录本，上面密密麻麻地记录着她收集的居民信息，排查出的23名武汉返聊人员的基本信息，她了如指掌。走访过程中，她发现一些高龄老人和被隔离观察的居民无法外出购买生活必需品，便想到与辖区的超市、药店联合开展爱心服务的配送活动，成立了"防疫·爱心联盟"微信群，由社区负责收集居民需求，列好清单发至微信群，商家负责备齐货品，

由她和社区的工作人员分头送到居民家门口，解决了居民需求。

柔情满怀化力量，春风润物细无声

这个春节，没有了往年的家人团聚、走亲访友，每天各大媒体关于疫情的资讯不断，确诊人数、被隔离观察人数和死亡人数的持续上升，让居民内心恐慌。为了增强大家在疫情面前的信心，稳定社区居民的不安情绪，朱寒璐当机立断决定与社工共同创办"每日社区之声"的广播栏目，为爱发声，用声音温暖社区居民，抚慰他们脆弱的心灵。忙完一天的工作，回到她七八平方米的小办公室里，支起简易的话筒，亲自录制："大家好，我是中巨社区疫情广播站播报员朱寒璐。在这里你可以获得全国最新的疫情咨讯，了解当前疫情下我市最新资讯和社区最新防疫工作开展情况，广播还为大家开设了防疫微课堂。社区开设24小时疫情排查热线，望广大居民朋友积极上报身边存在的疫情隐患，及时拨打电话……"都说润物细无声，她用看似微弱的声音托起了一颗又一颗需要安抚的心。

2月11日晚，辖区一例核酸检测阳性的居民被带往医院进行医学观察，其家人被送至集中隔离点进行隔离，提心吊胆的当事人和情绪激动的家属，让她一时不知所措。在电话里，她试着告知当事人，如果感到害怕，可以听听社区的广播，或许能够缓解一下心理压力。之后的几天，当事人没有再给她频繁地打电话，在结束医学观察的那天，她亲自去医院接他时，这位居民的一句话令她动容："终于见到了声音的主人，这14天的陪伴，换来了我坚信我健康的信念。"是啊，在这场战"疫"中，她一直与居民们站在一起。

立足实际强服务，创新举措带队伍

"1＋5战斗堡垒"是朱寒璐与社区党委成员研究启动疫情防控的一大创新举措。"1"是社区党委成员组成的疫情防控指挥部作为统领。"5"是由社区工作人员组成的疫情宣传分队，在辖区各小区、单元口、商铺逐户张贴防疫相关文件，做到宣传零死角；由社区公益岗成员组成的疫情消毒分队，每天对辖区17个无物业管理小区的公共区域、楼道进行消毒，确保辖区全面消毒；由社区社工组成的疫情组织部，积极挖掘社区防疫先锋、志愿者和团队，在微信公众号进行宣传，营造全民参与防疫的良好氛围；由小区红旗驿站双长、楼长组成疫情执勤分队，进行全天防疫值守，切实加强小区门岗防疫力量；由街道办事处派驻到社区的保安联控分队，在社区党委的领导下，派驻到辖区各无物业管理小区进行24小时值守，确保无物业管理小区居民的出入登记，对境外、省外、市外返聊人员进行严格登记上报制度，保障居民生命安全，从而筑牢战"疫"堡垒，为抗击疫情贡献自己的力量！

朱 雷

枣庄市高新区张范街道北于村党支部书记、村委会主任

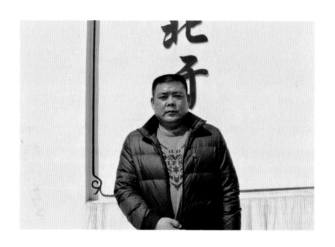

不忘初心　奋战抗"疫"最前沿

在接到疫情防控命令以后，朱雷同志立即把疫情防控工作作为压倒一切的政治任务来抓，始终坚守在疫情防控第一线，执勤、查岗、消杀、包户、募捐，综合协调各项事务，确保社区疫情防控工作有序开展。

强化组织领导，建立健全疫情防控体系

按照街道疫情防控会议要求，朱雷立即回村召开了村"两委"会议，传达了街道会议精神，并对北于村疫情防控工作做了具体安排部署，成立北于村新型冠状病毒感染的肺炎疫情防控工作领导小组，自己亲自挂帅出战。同时，立即召集在家党员30名，组成疫情防控先锋队，明确2人一组将全村15条主干街道包保到位，迅速将外来返乡人员，特别是武汉返乡人员、疫区密切接触者作为排查重点，开展入户摸底，建立台账，为疫情防控工作打下坚实的基础。

强化群防群控，筑牢抗击疫情防线

组织带领广大党员干部群众，在村内设立疫情防控卡点，严查外来人员和车辆，内防扩散，外防输入，最大限度减少疫情防控给群众带来的生活影响。同时，利用大喇叭、横幅、标语、微信公众号、宣

传页等方式开展疫情防控动态宣传，做到政策宣传到位。开展公共区域消杀，组建疫情防控党员志愿者巡逻队，完善卡点门禁、消防、监控等设施，做到治安管理到位。

强化党员旗帜作用，激活干部带头意识

朱雷同志年前被诊断出大脑血管堵塞，住院治疗观察了一段时间，病情未有好转。但是年底是村里工作最繁忙的时候，为了不影响工作，耽误群众办事，他让大夫开了药方，拿了针药回家观察治疗。面对疫情，朱雷放弃春节与家人团聚的时光，不顾个人安危，快速反应，靠前指挥，多次组织村"两委"成员和党员骨干召开新型冠状病毒感染肺炎疫情防控工作推进会议，对村内疫情防控工作进行安排部署。积极发动广大党员主动参与疫情防控工作，及时有效地向村民群众宣传疫情防控信息和知识，引导周边群众无特殊情况不串门、不集会、不聚餐，有效切断病毒传播途径。

动员全家齐上阵，全力奋战抗疫情

朱雷不仅自己投身战斗，而且动员家中两个弟弟（朱江涛和朱广帅）积极为社区疫情防控捐赠物资。其中，向街道捐赠1吨84消毒液、50斤酒精、2000个医用口罩、1000瓶益正元奶品等；同时又向北于村捐赠400个医用口罩、50斤酒精、50桶纯净水；免费为全街道提供雾炮消杀服务，净化了公共场所，为群众出行提供了健康安全的环境。朱雷时刻将贫困户的安危挂在心间，亲自带领弟弟每天深入辖区18户贫困户家中，对贫困户院内及房前屋后等区域进行全方位的防疫消毒。

朱雷同志说，他将继续坚持党建引领，带领基层党员干部冲在防控斗争第一线，带头发扬无私无畏精神，做好群众思想工作，坚守岗位，坚决打赢疫情防控阻击战。

朱　慧

济南市平阴县榆山街道会仙山社区党委书记、居委会主任

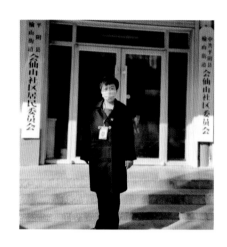

巾帼有为，"疫"线上的她

新冠肺炎疫情发生以来，朱慧用行动诠释担当，用高度的责任感和使命感诉说着忠诚，带领全体社区工作人员和党员群众，群防群控，严防死守着这片责任区，筑牢社区这一道防线，守护着5602名居民的健康，成为社区抗"疫"斗争中工作人员和居民的主心骨、贴心人。

居民领头雁，抗"疫"主心骨

她既当指挥员，又当战斗员，勇做社区疫情防控领头雁。她从小生长在村居的最基层，姥爷是村党支部书记，妈妈也是村干部，耳濡目染，她立志一定要为居民做好事、办实事。在她的心里，居民就是她的家人，居民的事就是她自己的事，不管遇到什么困难，她都会想尽办法一一回应和落实解决。自疫情防控阻击战打响以来，她第一时间投入"战场"的最前线，制定方案、划分网格、召开会议、落实工作、宣传动员、接受咨询、保障物资、协调卡口、处理矛盾、招聘志愿者、关心关爱隔离群众和特殊群体……她如同一台高速旋转的机器，冷静而有条理地把各项工作安排得井然有序、恰到好处。辖区疾控中心以及平阴县唯一一所新冠肺炎定点医院，都在会仙山社区，面对各种危险，她从不畏惧，而是带领150多名党员、群众奋斗在一线，设立13个卡口，24小时轮流值班值守，多次深入小区1566

户居民家和109户商户，一一核实222户空房和98户租房情况，精准掌握，对92名重点人员随时关注，隔离观察，及时发现上报发热居民，并送至发热门诊接受治疗，真正做到早发现、早报告、早隔离、早治疗。

居民贴心人，党员好榜样

她既是宣传员，又是排查员，甘做社区居民的服务员。疫情防控期间，针对新建小区、老旧小区、开放式街巷等不同类型，将小区划分成六个大网格，成立网格党支部，她筑强战斗堡垒，抓实网格管理，团结带领网格员和党员走进千家万户，开展地毯式排查，全面采集外来人员、车辆、发热病人、特殊人员等信息，确保不落一户、不漏一人，为一个个小区打造起抗"疫"的铜墙铁壁，让居民群众暖心安心放心。她每天的工作就是巡查各个小区的值守情况，了解掌握外出、外来人员情况；各家居家隔离户的需求，她都一一抓好落实；微信上所有居民留言和群信息，她都要一一回复，及时解决居民的各种诉求，解除他们的后顾之忧；社区孤寡老人、残疾人、低保户以及留守儿童等14名特殊群体，她每天都要走访慰问；还专门邀请国家二级心理咨询师24小时提供心理援助，分十批次开设情绪缓解课堂，为大家解压。

居民娘家人，社区大管家

她既是居民娘家人，也是社区大管家，却唯独没有自己的家。她和丈夫都是榆山街道机关干部，都奋斗在疫情一线，70多岁的老父亲和老母亲更是深明大义，不仅鼓励女儿扛起责任、接受考验，而且还强烈要求为抗击疫情贡献一己之力，一家四口齐上阵，同心协力抗疫情。但是面对年迈多病的公公婆婆，她不能悉心照顾；面对马上步入中考的孩子，她不能在家陪伴和辅导，她满怀愧疚，却依然坚持投入到这场阻击战中，因为守卫家园、保护居民是她义不容辞的责任担当。为了这份责任，她舍小家顾大家。熟悉她的人都知道她是一个拼命三郎，她的身体一直不好，日夜劳累中，头痛得难以承受时，就吃个布洛芬缓解疼痛。楼长会议时，她的心脏病犯了，心率急剧加速，使她无法呼吸，但她还是坚持工作，她不能让自己倒下，因为保护居民是她的责任，居民的生命大于天。居民看在眼里疼在心里，对她说："书记，您一定保重身体，您就是我们的当家人、贴心人、娘家人，有什么事，您让我们来，我们一起扛。"而她却说："只有待在社区的抗'疫'岗位上我才放心，居民才能安心。"

"只有真正地走到居民中，真正地想他们所想，急他们所急，才对得起胸前这枚党徽，因为我是一名共产党员！因为我是社区书记！"

段友清

临沂市兰山区银雀山街道东苗庄社区党委书记、居委会主任

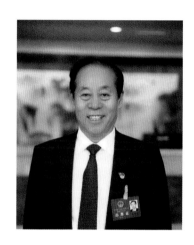

心系居民冲锋在前　抗击疫情无私奉献

"全体党员干部及工作人员，人民生命重于泰山，疫情就是命令，防控就是责任，我们要做到党员干部带头，全民发动，广泛宣传，采取一切措施，不惜一切代价，坚决打赢这场疫情防控阻击战！段友清拜托大家啦！"这是在居民群众身体健康受到病毒威胁时，一位社区书记、一位齐鲁和谐使者的呐喊，发自肺腑，感人至深！

一场突如其来的肺炎疫情，给欢乐祥和的春节蒙上了一层阴影，也让东苗庄社区党委书记、居委会主任段友清食之无味、夜不能寐，面对新型冠状病毒肺炎疫情的严峻形势，他不顾自己带病的身体，大年初二紧急召回休假中的两委成员及群团部门负责人，对疫情防控事宜再安排再部署再强调。

抗击疫情亮身份，关键时刻敢于逆行冲锋

疫情防控刻不容缓，他迅速成立社区疫情防控工作领导小组，亲自担任组长，两委成员及2个党总支、9个党支部书记为组员，制定了联防联控工作方案，充分发挥党员的先锋模范作用，建立了9支党员先锋队，设立12个党员先锋岗，带头宣传，科学排查，联合防控，积极行动，织密疫情防控网，筑牢疫情防控战斗堡垒。在他的影响和带动下，126名党员参加到抗击疫情的队伍中来，张挂条幅标语70余幅，

张贴通知180余张，发放宣传页2200余份，督促利用辖区电子屏加大疫情防控宣传氛围。加大网格化、地毯式管理力度，通过电话、微信、登门等方式对小区居民进行新一轮的信息录入，对超市、饭店等公共活动场所进行拉网式、全覆盖、零死角信息清查，建好台账，重点关注，落实疫情防控措施。对各小区物业管理部门进行督导，严格把好小区进出口，设置42个监测点，严禁外来车辆入内，认真做好车辆及人员出入登记、体温测量和消毒工作，切实做到早发现、早报告、早隔离、早治疗。特别是排查出武汉来临沂的人员后，采取果断隔离措施，党员干部不怕困难，冲锋在前，24小时轮流值班，每天三次上门测量体温，三次送餐送饭，做好后勤保障，尽最大努力切断向外传染源。

居民安慰挂心间，扶危助困心系老弱病残

"吃的够吗？""口罩、消毒液、酒精等疫情防控用品配备了没有？"社区老弱病残等困难群体牵动着段友清书记的心。针对新型冠状病毒感染的肺炎传播性强的特点，防控的最好办法就是自我隔离不出门，做好自我防护，切断传染源。段友清强调，社区卫生服务中心必须把疫情防控所需的所有用品配备充足，发放到每位居民的手中，绝不能让社区任何一位居民因经济原因、防护用品不到位而出现问题。特别是老弱病残家庭，更要多加关心和爱护，要采取有效的方式方法去关心他们，让他们坚定信心，科学防护，齐心协力渡过难关。短时期内，社区已购置10000副一次性手套，100副橡胶手套，3500个3M口罩，3000个一次性口罩，250套隔离服，150套一次性防护服，15个电子测温仪，30支温度计，500升84消毒液，120升酒精，为疫情防控提供坚强的物资保障。

热心公益做表率，疫情面前彰显大爱情怀

面对疫情加快蔓延的严峻形势，身为临沂三阳置业集团有限公司董事长的段友清，再次伸出大爱之手，于1月30日，向临沂市慈善总会捐赠500万元善款，用于支持临沂市疫情防控工作的开展。

作为市慈善总会执行会长单位，临沂三阳置业集团有限公司一直以来积极投身慈善公益事业。2019年，将价值1.4亿元的两处幼儿园，无偿捐赠给市教育局；捐资助学150万元，使近千名学生重返课堂；向蒙阴县桃墟镇前城村捐资400万元用于扶贫开发。在疫情防控的关键时刻，临沂三阳置业集团有限公司积极响应市委、市政府的号召和市慈善总会的倡议，再次挺身而出，慷慨解囊，用实际行动为疫情防控贡献了力量，用责任担当谱写了一曲抗击疫情、无私奉献的大爱之歌。

万众一心抗疫情，越是艰险越向前。段友清带领东苗庄社区全体党员干部，关键时刻亮身份，责任面前敢担当，充分发挥了党员先锋模范带头作用，全身心投入到新型冠状病毒感染的肺炎疫情防控工作中，为疫情防控做出了表率，为坚决打赢疫情防控阻击战做出了应有的贡献，彰显了一名社区书记不忘初心、牢记使命、无私奉献、大爱无疆的责任与担当。

谷 志

泰安市泰山区财源街道后七里社区党委书记

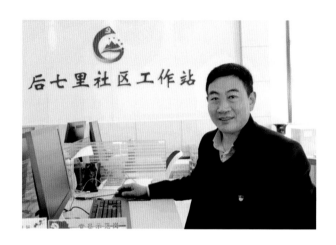

使命担当　守土有责　坚决打赢社区疫情防控战

　　2020年年初，面对突如其来的新冠肺炎疫情，一份重担突然落在谷志的肩上。由于后七里社区位于泰城中心城区，人口较多，共有大小43个居民小区，机关事业单位16个，企业商户350余家，居民6000余户、22000余人。谷志深感社区党组织的责任重大，为有效防控社区新冠肺炎疫情，确保社区居民生命安全和身体健康，他充分发挥社区党委在疫情防控工作中的领导核心作用，带领社区两委及全体工作人员，积极发动各方力量，齐心协力坚决打好打赢疫情防控阻击战。

早关注，重宣传，吹响社区疫情防控的战前号角

　　新年伊始，谷志同志一直高度关注来自武汉新型冠状病毒肺炎的新闻报道和世卫组织相关预防感染防治方面的网络宣传，他心里明白，这会是一场不同寻常的战斗。1月22日，在街道召开防控工作会议后，他立即召开社区"两委"和工作人员会议，动员部署社区防控工作。他决定通过入脑入心的广泛宣传，及时吹响全民防控的号角。在谷志的带领下，一场关于新冠肺炎疫情的全方位宣传开始了，悬挂宣传标语条幅100余条、宣传板200余块，张贴发放各类疫情明白纸13000余份，联系LED宣传车深入大街小巷、楼宇前后播放防控宣传，在小区出入口放置大喇叭宣传，在明显位置公布社区联系电话等，一系列切实有效的措施将防控要求、防控措施等传达到每家每户，有效增强了居民的防控意识和自我保护意识。

强核心，聚党群，打响社区疫情防控的阻击战争

大年初一，区委组织部发出号令，要求坚决打赢疫情防控阻击战。在谷志的带领下，社区党委随即转为社区疫情防控指挥中心，他担任总指挥，其他成员各负其责。他领导组建居民小区防控和重点人员管控两个工作组，一支24小时待命的8人应急突击队，工作人员和网格员组成的29人防控工作队，10名在职党员组成夜间防控值守队，并发动10个老旧小区100余名党员群众组成小区自防志愿服务队。为落实合理有效的管控措施，谷志结合实际封堵出入口10处，安装小区围挡大门7处，设置大小疫情防控检查点22处，确保处处有人值守，随时掌握人员动向。

身先行，危不惧，敢当社区疫情防控的战斗先锋

疫情防控期间，突发情况随时发生，为了能够及时应对，指挥各项工作有序开展，谷志从大年初三开始便在社区居住。在摸排期间，发现辖区有武汉返回人员，他第一时间带领人员赶往现场，交流相关隔离措施。荣军医院一户居民被确定为密切接触者后，需要集中隔离观察，但因父母年老、孩子年幼，当事人有一些情绪。谷志耐心和他沟通后，当事人同意隔离。后七里社区通过组织开展拉网式排查，将发现的各类重点人员实行台账式跟踪管理，并协调卫生服务站按照标准要求落实居家隔离观察措施。辖区累计摸排湖北及武汉返回人员31名、密切接触人员15名、任城监狱返回人员2名、发热人员10名，谷志均亲自对接，联系协调有关应对措施。

疫情就是命令，防控就是责任，谷志在这场疫情阻击战中舍小家为大家，用实际行动践行了一名共产党员的初心和使命。作为父亲和丈夫，他将两个女儿的生活起居、学习辅导等交给妻子照料；作为儿子，父母居住地离社区不过三分钟路程，他都不曾空出时间前去照看；作为党委书记，他承受着高强度工作带来的疲倦，每天至少到各个点位检查走访一次，保障了22个防控点防控措施执行到位。

谷志同志牢记初心使命，勇于担当作为，以党心聚民心，使党组织的战斗堡垒作用不断加强，党员的先锋模范作用发挥更加明显。经过四十余天的辛勤努力，社区未发生一例确诊、疑似病例，得到党员群众和辖区企业的广泛认可。

霍文明

生前为滨州市高新区青田街道黄河社区党总支书记

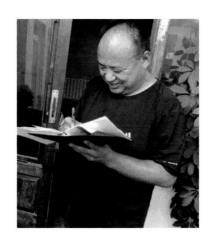

用生命守护居民平安

"疫情就是命令，防控就是责任。"在疫情防控工作中，无数党员挺身而出，以身作则，面对着生与死的考验。滨州高新区青田街道办事处黄河社区党总支书记霍文明作为一名党员干部，面对疫情，连续加班加点，盯靠在疫情防控一线，因积劳成疾于2月1日不幸以身殉职，享年50岁。

"有事情找老霍"是社区群众的"口头禅"

霍文明于1970年出生在滨州高新区青田街道霍家村一个普通的农民家庭，他的父亲是一位有着56年党龄的老村支部书记。在霍文明小的时候，父亲便把爱国爱党、对党忠诚、服务人民的高尚情怀灌输给了他。

自1988年参加工作以来，霍文明在大张小学担任过民办教师，先后任窑洼管区计生办主任、窑洼管区主任、田楼管区主任、黄河社区党总支书记。作为一名基层党员干部，霍文明始终扎根在基层一线，勤勤恳恳、兢兢业业，无论在哪个岗位、做什么工作，他始终以共产党员的标准严格要求自己，以饱满的热情和忘我的工作态度投入到工作当中。

来社区工作之前，霍文明也知道农村工作既苦又累，有时群众还不理解，经常是吃力不讨好，但他却说:"只要我多跑腿,多理解群众的困难,工作就不难。"于是,精准扶贫,他结对帮扶,让困难群众衣食无忧;清洁取暖,他走家串户监督施工,保障工程进度;旱厕改造,他盯靠现场,从施工到验收严把质量……日积月累,霍文明用自己的人格魅力为党员干部做出了表率,用实际行动赢得了同事和群众的一致认可。

张新臣是霍文明的同事,他说,尽管霍文明看起来很平凡,但时时处处都是同事们的榜样和表率,他做任何工作都是走在前面,任劳任怨,从不推诿。"霍文明工作认真负责,工作交给他就放心。"这句话是领导和同事们的共识,"有事情找老霍"更是成了社区群众的"口头禅"。

直面疫情,甘做"逆行者"

2020年的春节,对霍文明来说,过得并不"安稳"。春节前的一个多月,霍文明天天奔波在外,不仅调度安排整个社区的旱厕厕屋建设及验收工作,还对辖区内贫困户进行了逐户走访慰问,没有休息过一天。面对突如其来的新型冠状病毒肺炎疫情,他更是连续加班加点,紧紧盯靠在疫情防控一线。

1月25日,正值大年初一,霍文明第一个赶到社区,对负责的黄河社区疫情防控工作进行安排部署。连日来,他亲自带领社区干部逐村张贴宣传资料、悬挂横幅标语、开展入户排查、隔离重点人员、发放防控物资、督导登记劝返点防控工作……在安排好社区的防控工作后,他又赶到联系帮包的道门于村,对130户家庭逐户摸排,叮嘱防控常识,为隔离户送去生活物资。每天早出晚归,连续多日的加班加点使他感到身体明显不适,同事劝他回家休息,但是他坚定地说:"疫情防控,分秒必争,过了这阵子再说吧。"说罢,便从兜里掏出几片降压药吃下,又向村头的劝返点走去。

1月31日下午,霍文明到道门于村与村支部书记于炳光安排党员联系户疫情防控时,感到头疼得厉害,但仍坚持安排完工作。晚上回家后,他在工作群中继续汇报村内的疫情防控值班及人员信息核对情况,直到九点多,头疼得无法坚持后,才吃下药休息。2月1日凌晨2点多,霍文明却突然出现呕吐和头疼加剧的状况,其家人立即联系乡医到家中抢救并拨打了滨州市人民医院120急救电话,但最终还是没能留住他的生命。当日4时20分左右,霍文明在滨州市人民医院急救中心经抢救无效去世。"在全体村民的眼里,霍书记是个好干部。听到霍书记逝世的消息,很多村民泪流满面地说太痛惜了,失去了一个好干部。"于炳光说。

在这场没有硝烟的战争中,充满着生与死的考验。危难关头,霍文明作为一名党员干部,挺身而出,一路"逆行",用自己的平凡之躯筑起了抵御疫情的防线,谱写了一曲感人至深的英雄赞歌。

刘文玲

临沂市沂水县沂城街道西朱家庄社区党支部书记

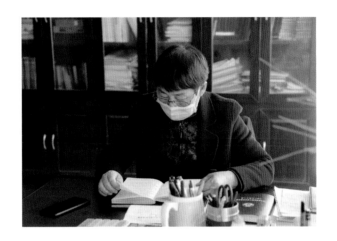

中帼何须让须眉　抗击疫情勇担当

　　在突如其来的新冠肺炎疫情防控工作中，沂水县沂城街道西朱家庄社区党支部书记、居委会主任刘文玲坚决贯彻上级要求，认真落实工作任务，不忘初心，牢记使命，冲在前，做在先，鲜红的党旗在疫情防控第一线高高飘扬。

身先士卒，发挥党员模范作用

　　2020年1月25日（农历正月初一）上午，刘文玲接到上级通知，她放弃休假，立刻回到社区工作岗位投入疫情防控工作，第一时间通过社区大喇叭播放宣传《临沂市疾控中心致全体人民的一封信》，并在社区党员群、居民代表工作群、学习强国群、社区妇联工作群等进行宣传。1月26日，她组织社区"两委"及全体工作人员放弃仅有的假期，在社区内的文诚佳园一区和二区、文诚农贸市场和文信果品批发中心设立提示板，对外来车辆、人员进行登记和测量体温。在她的感召下，广大社区群众争做志愿者，参加到防控工作中来，他们不计报酬，挨家挨户排查外来人员。25名志愿者及工作人员分别在社区7个进出口对车辆、人员进行登记和测量体温，筑牢了社区联防联控的防火墙。

精准发力，紧抓防控重点环节

该社区辖区内的文诚农贸市场和文信果品批发中心是沂水县最大的农贸市场和干鲜果品市场，承担着全县90%以上的蔬菜、肉类、果品的供应。为保障沂水县的"菜篮子"，从正月初四开始，刘文玲积极协调上级有关部门，办理抗"疫"通行证，联络生猪屠宰站，确保生活物资能及时稳定地运送到市场，通知经营户不得囤积居奇，故意哄抬物价。同时对活禽宰杀区进行集中彻底清理，禁止售卖野生动物，每天2次对市场进行消毒。同时，针对市场人流量大、路口多、危险性高、防控难度大的问题，刘文玲顶住压力，及时联系帮助采购口罩、护目镜、手套等防控短缺物资，抽调党员干部组建先锋队加强市场值班管理，及时建立检查站，狠抓进出市场人员体温检测和车辆消毒等关键环节，确保不出问题。

心系群众，点滴小事记在心头

她是社区的支书、居委会主任，更是省党代表、全国人大代表，她心中时刻装着人民，关心人民生命安全这样的大事，但也始终心系老百姓的吃喝小事。2019年该社区实施了棚户区改造，很多居民租住到了别的地方，很不集中，刘文玲疫情期间为居民购买4000多斤酒精，并由社区志愿者和工作人员送到居民家中。她亲自为社区3户自我隔离户（途经武汉人员1名，北京返乡学生1名，医院保洁人员1名）送去米面、青菜、猪肉等生活物资和消毒液等防控物资，鼓励他们要有积极乐观的心态，战胜疫情。同时，还主导成立"情暖夕阳"志愿服务队，设置理发室和洗衣房，为80岁以上的社区居民免费服务。刘文玲自费3980元购买了1300双鞋垫，组织志愿者为抗"疫"一线的子弟兵缝制手工鞋垫。在她的感召下，西朱家庄社区巾帼女将不让须眉，发扬"新时代沂蒙红嫂精神"，纷纷出钱出力，为打赢疫情防控阻击战贡献了"红嫂"力量。

奉献爱心，生动诠释大爱情怀

自疫情防控工作开展以来，刘文玲不顾自己工资微薄，先后为武汉红十字会捐款1000元，为沂城街道爱心捐款20000元，为西朱家庄社区捐款5000元。在刘文玲的带动下，其子女捐赠现金、酒精、暖水袋等物资折合人民币5000余元。该社区党员和群众也踊跃参与捐款捐物，共计捐款30080元，物资19类近4000件（口罩2073个，医用手套1030副，白色工作服大褂10件，酒精300斤，84消毒液92斤，电动喷雾器5台，红外额温计2台，毛巾120条，普通体温计30个；面包100个，鸡蛋糕3箱，八宝粥3箱，豆奶粉7箱，方便面20箱，饼干20箱，火腿肠5箱，麦片2箱，早餐米稀6箱）。

目前，疫情防控阻击战依然处在非常紧要的关键时期，刘文玲同志将继续奋战在社区疫情防控一线，围绕上级要求，紧紧依靠群众，坚决打赢抗"疫"战争，做到疫情不退，我们不退！

冷晓燕

烟台市芝罘区毓璜顶街道大海阳社区党委书记、居委会主任

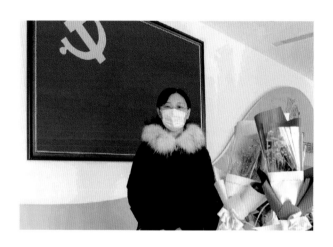

让党旗在战"疫"一线高高飘扬的社区"六员书记"

大海阳社区党委书记冷晓燕同志从大年三十开始，亲自制定社区防控预案，组织发动党员群众参与疫情防控工作，既是组织员、指挥员、协调员，又是宣传员、服务员和火线员。

发挥党员带头作用，群策群力共抗疫情的"组织员"

面对社区防疫工作人员严重不足的现状，冷晓燕第一时间组建了一支360余人的党员志愿防疫巡查队，每天戴上红袖章，在居民楼周边和社区设置的卡口进行防疫巡查。冷晓燕同志还组织发动了社区内2000多名党员、群众、志愿者和楼片长，广泛开展了爱国卫生运动，对大海阳社区内152栋楼的卫生进行彻底打扫、消毒，消除可能存在的卫生安全隐患。

及时制定防控预案，运筹帷幄坚守一线的"指挥员"

在开展疫情防控工作早期，她及时制定了大海阳社区新冠肺炎疫情防控预案，绘制了大海阳社区疫情网格作战图，把党员群众组织起来、凝聚起来、行动起来，做到深摸细查不遗漏，如实报告不隐瞒，积极配合不推诿，警钟长鸣不松劲，深入群众不退缩。疫情防控过程中，始终带领社区干部坚守一线，内控扩散、外控输出，将各项防控措施落地落实。

整合多方资源，保障防疫工作物资供给的"协调员"

在冷晓燕同志的协调下，大海阳社区"双报到双服务"单位全部参与到了社区的防疫工作中。各个机关、单位和企业的关心、支持和帮助，保障了大海阳社区在开展防疫工作中的物资供给，为防疫工作的正常开展提供了强有力的后勤保障，也给予了大家战胜疫情的信心。

利用多种宣传渠道，及时向居民公布信息的"宣传员"

冷晓燕充分发挥大海阳社区"红色小喇叭"壹家广播电台的舆论阵地作用，全天候播报最新疫情情况和群众疫情期间注意事项；在社区28个居民微信群和80多个楼管群中发布相关社区通知和疫情通知；协调国粹楹联书法社为社区免费书写防疫公益宣传对联1000幅，让每一位大海阳社区的居民都能够做到不信谣、不传谣、不出门。

建立物资发放处，把群众的柴米油盐放心上的"服务员"

为了解决社区群众疫情期间的基本生活需求，冷晓燕在壹家生活社区厨坊建立了烟台市第一个疫情期间社区群众物资集中发放处。社区群众只需拨打电话或者在居民群里接龙，生活物资便由社区党委统一采购和配送，再由社区的党员和志愿者上门送货。一个小小的物资集中发放处，成了连接社区党委和群众的感情纽带。

带病坚守岗位，阵地在我就在的"火线员"

从大年三十开始，冷晓燕一直坚守在第一线，连续加班加点，奔波在社区防疫工作的各个角落。由于过度操心劳累，冷晓燕的血管神经性水肿又复发了，原来两三天吃一次的抗过敏药已经改成了一天一次，过敏药吃多了会让人嗜睡、无力，她克服了种种不适，仍然坚守着。当社区干部劝她回家休息的时候，她说："没事，我一定要挺住。如果我倒下了，谁来守护咱们的幸福大海阳，谁来守护咱们社区可爱的群众？"冷晓燕就是这样，她爱自己坚守了17年的大海阳社区，爱着社区的每一位群众，让大海阳平安这个使命已经深深刻进了她的骨子里。

冷晓燕这个"六员书记"用尽职尽责、用生命和坚守、用奉献和汗水织就了抵御疫情的严密防线，换来了社区居民的暖心、安心，展现了基层党组织联系群众、服务群众的本色，凝聚起了众志成城抗击疫情的强大力量，让党旗在社区战"疫"一线高高飘扬。

宋汝银

淄博市张店区傅家镇宋家村党支部书记、村委会主任

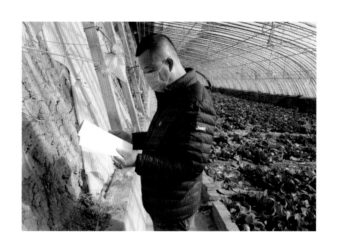

宋家村疫情防控中的最美书记

　　2020年是不平凡的一年。腊月二十九，镇政府突然召开紧急会议，紧急安排部署疫情防控工作。会议结束后，宋汝银同志马上召开村"两委"会议，按照镇党委政府的决策部署，第一时间成立了以他为组长的宋家村疫情防控领导小组，并及时成立了党员防控劝返组、宣传组、后勤保障组、巾帼志愿服务组、退伍军人先锋岗等多个志愿服务组织。虽然家里有病危的90多岁老母亲，作为党支部书记的他第一时间仍站在了宋家村疫情防控第一线，面对严峻的疫情形势，他首当其冲，用责任与行动为人民群众撑起"安全伞"，当好"主心骨"。大年初二，含辛茹苦的老母亲在深深的期盼中与世长辞，宋汝银同志怀着沉痛、愧疚的心情，匆匆处理完老人的后事后，又义无反顾投入到紧张繁重的疫情防控工作中，积极带领党员、村"两委"成员和志愿者站在疫情防控第一线，以诚心、忠心和爱心带领大家站在疫情防控最前沿，并自费三万余元，购买口罩、消毒液等防护物品供志愿者使用。他大公无私的精神，带动了全村党员和村民参与疫情防控的积极性，在宋汝银同志的带领和倡议下，宋家村的党员、入党积极分子、村民代表、放假在家的学生纷纷请缨，作为志愿者站在宋家村疫情防控第一线，为村民的健康安宁站岗布控，为村庄筑起坚不可摧的疫情防火墙。

在抓好全村疫情防控工作的同时，作为人大代表，宋汝银同志时刻关注着村民的日常生活，经常入户了解村民的生活状况，组织村委会通过多种渠道调配生活物资来满足村民的生活需求，共为村民发放蔬菜两次，协调平价蔬菜供应两次，帮助他们解决各种困难和后顾之忧。他还时刻关注村里的老年人、困难群体的生活起居问题，细心安排党员及志愿者为他们提供志愿服务，代购医用物资和生活用品，及时将热心人士捐赠的鸡蛋、牛奶、水果、口罩等物品送给他们。为解决疫情防控期间不能出门导致无法理发的实际问题，3月5日学雷锋日，宋汝银同志召集村里会理发的志愿者，在社区内免费为村民理发。为慰问奋战在疫情防控一线的妇女同志，3月8日妇女节，宋汝银同志组织有宣讲口才的志愿者，为她们朗诵散文，为她们过了一个特别的、有意义的妇女节，让她们在疫情防控中体会到党组织的关怀与温暖。对回返务工人员，宋汝银同志积极做好他们的思想工作，在自行隔离期间，安排志愿者帮助他们购买生活用品，并留下联系方式，隔离人员有需要可随时与他联系。一系列服务措施的实施，打消了隔离者的顾虑，解决了他们的后顾之忧，为全村疫情防控工作奠定了良好的基础。

作为宋家村党支部书记，宋汝银同志深知自己肩上的重担。他忠实地履行着抓班子、带队伍的职责，带头服务群众。为达成对百姓做出的承诺，他几乎全身心地扑在社区的大小事宜上。劝返点的24小时值守，全面摸排湖北返淄人员并做好登记，挨家挨户宣传，每日全面消毒，提供温馨服务……"党员闪光、困难我帮""有困难找书记"，这是宋家村的党员群众都非常熟悉的话语。宋汝银同志的身影穿梭在社区内的每一个角落，用大爱精神为疫情防控工作撑起了一片天空。

苏大凯

济宁市任城区喻屯镇丁庄村党支部书记

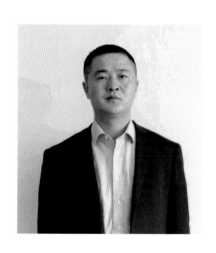

丁庄的"螺丝钉"

　　2020年大年初一，苏大凯一家正在济宁市第一人民医院照顾两个住院的女儿，二女儿刚刚满月。突然，一通电话打来……是镇里疫情防控的紧急通知。第一时间调度了丁庄村的情况后，苏大凯在医院坐不住了，因为村里居然有10个武汉归来的人员，是全镇最多的。他深知，奔赴一线，抓紧布控，作为村支书的他责无旁贷！面对一直打电话的大凯，妻子说："快去吧，我能看得过来，这个时候工作更要紧。"简单安排好正在住院的孩子，苏大凯怀着内疚而又义无反顾的心情奔向疫情防控一线。

　　舍小家顾大家，80后书记的使命担当。"10个武汉归来人员一定要全部隔离，我们每两个人防控一户，我从大喇叭上喊喊，党员都过来，积极分子也过来！"安排好工作后，苏大凯立刻挨家挨户对涉及的6户家庭进行摸排、解释和劝导。经了解，10人中有4人在济宁市区居住，他便又逐一电话联系，劝其自行隔离，并给家属们耐心说清缘由。这期间，这4人中的一位村民出现了发热现象，他更是连夜调度询问，一直与发热者家属保持联系，直至医院核实并非是新冠肺炎病例，才松了一口气，那时已是凌晨两点了。对居住在村里的隔离者，他每天三遍测体温，每天两遍院内外消杀，同时在村口严格设防，严控进出……一夜又一夜，村里来来回回，满是他忙碌不停的身影。最终，10名村民全部安全度过了潜伏期。丁庄村有家庭296户，村民1264人，由于措施得力，全村没有一例感染新冠肺炎，保障了人民群众的生命安全。"爸爸，我想你了，你注意身体，我们等你回来。"苏大凯放下大女儿打来的电话，眼中闪着泪花。

疫情防控期间，群众的生产生活也是苏大凯最关心的问题。村里养殖大户的鸡滞销，他主动联系销路，积极对接买方，确保养殖户不亏本；村民出行不便，他帮助村民代收快递，并把货物送到家门口；他将村委会的打印机提供出来，为村里的学生们义务打印学习资料，让孩子们线上学习、线下无忧。他组织开展了"每天一小时，养成好习惯""每天10分钟，亲情蕴家风""每天一小时，锻炼好身体"为主题的"丁庄——喻屯少年强"线上助学系列活动，免费发放练习本400余本，第一时间给孩子们发放新学期课本，让农村的孩子们也同样做到"停课不停学"，受到了学生和家长的一致欢迎。他还时刻关心着曾经工作过的南张街道苏家村，并自掏腰包捐赠了200只口罩给村委会，分发给需要的群众。

"硬核"管理，"暖心"服务。2018年，时任南张街道苏家村支部书记的苏大凯通过考选，以总分第一名的成绩加入基层公务员行列。2019年7月，喻屯镇丁庄村支部书记岗位出现空缺，班子战斗力明显下降，镇党委考虑苏大凯有村委工作经验，便选派他担任丁庄村的党支部书记。组织的信任，群众的重托，担在了这名80后村支书的肩上。敢作敢为敢担当，敢想敢干敢落实。在人居环境整治期间，他发动党员群众，进行集中环境卫生整治3次，改变了村内脏乱差的局面。"村子干净了、美了，老百姓的心情就舒畅了，发展的信心也就有了！"苏大凯满怀信心憧憬着。老百姓普遍反映生产路不好走，还是以前的老土路，坑坑洼洼，尤其农忙季节，要是赶上下雨，收的稻子、麦子根本拉不出去。疫情防控期间，为保证老百姓的春耕农时，苏大凯找来村两委班子商议，先由他们班子成员五人垫支5万余元，协调两千多吨煤矸石，把主要生产路4000余米，重新整平，垫煤矸石、压实，解决了老百姓农忙季节的大难题，也温暖了老百姓的心，得到了老百姓的一致夸赞。不断付出的成果，是村里正能量的传递，自他上任以来，已有3名入党积极分子成为后备力量，又有9人递交了真诚的入党申请书。

"我是一颗螺丝钉，哪里需要往哪钉！"时代日新月异，雷锋精神永存，80后村支书苏大凯，用使命的担当，用无悔的青春，用党员的初心，用他的实际行动，续写着新时代"螺丝钉"的不锈之光。

孙铭徽

青岛市李沧区九水街道延川路社区党委书记

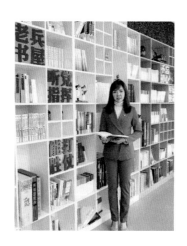

"她是社区的主心骨，也是我们的好闺女"

新冠肺炎疫情期间，在九水街道领导下，孙铭徽带领社区坚持以网格化党建引领群防群治，织密疫情排查网，外防输入，内防扩散，捍卫社区千家万户的安康。

"妈，我要回去上班了"

她是一名85后的年轻书记，是家中独女，是两个孩子的母亲，大女儿刚满6岁，二女儿不到5岁。大年初一接到命令后，她从烟台老家回岗与四位同事火速扛起了社区的防控担子，带领由物业、社工、社会组织、网格志愿者组成的300余人防疫队伍"硬核"上阵，组建网格志愿队、老兵医护志愿队、爱心餐志愿队、菜篮子志愿队、文化志愿队、党员突击队、特护志愿队7支志愿者队伍，负责卡口检疫、宣传、舆情、医护、生活、救助、文化等工作，牢牢把握疫情防控主动权，打赢疫情攻坚战、持久战。

"我不开业，有需要都拿走"

疫情突发，首要问题就是物资匮乏。她联系辖区共建单位，融汇各方力量，确保一线物资跟得上。"孙书记，下午口罩就全部用完了，想想办法吧。"她打遍社区所有药房、诊所负责人电话筹措物资，疫情防控以来，居民及共建单位累计捐款16900元，物资27笔。

"我能想到对社区最大的褒奖,就是回家了"

社区居民涉及全国各地,20多个国籍,累计居家隔离215户,其中湖北籍38人,外籍24人。隔离期间,她组织物业管家、志愿者每天咨询隔离人员健康状况,上门消毒、收取垃圾、配送生活物资。一户从湖北回来的居民说:"回到社区看到孙书记隔着口罩都能流露出来的笑容,我知道我们回家了,在青岛我们不是漂泊的,这里是我们的家。"

"面包到门岗了,大家错时下楼取一下"

随着疫情防控不断升级,为确保社区居民的基本生活保障,她将菜篮子引入社区,依托社区原有的"微联动大服务"居民微信群精准对接居民需求,通过16个群为社区居民提供面食、蔬菜、水果、肉类配送。为了满足居民个性化需求,作为岛城烘焙连锁企业创始人的她,在返青员工不足、配送压力大的情况下,毅然将公司的面包送到社区居民手中。

"穿上棉裤,依然是我们的时尚书记"

她平时是社区的时尚代言人,疫情期间她卸下青春的装束毅然穿上多年未动的棉裤,挽起发髻,穿梭在社区各个卡口。社区面积大,卡口多,人员构成复杂,每天至少要走2万步。面对居民质疑和误解,她一遍遍劝告安慰;由于每天戴口罩工作十几个小时,皮肤敏感,每天摘下口罩压痕处就出现红疹、蜕皮,只能贴上创可贴再戴口罩。社区瑜伽队的队长阿姨看在眼里疼在心里:"孙书记,给你一支木瓜膏,疫情期间不便出门,给你放在门岗记得取。"

"别吃泡面了,阿姨给你包饺子"

疫情期间,年幼的孩子交给了父母,为了减少与家人的接触,她尽量避免回家吃饭。社区没有食堂,餐饮尚未复工,她早上啃面包、中午晚上吃泡面,走进她的办公室,看到最多的就是桶面。常年活跃在社区文化团队的居民们自发组成了爱心餐志愿队,为社区工作者制定了爱心食谱:"我们有饺子有蒜,还有草莓。"

"大白兔奶糖,揣上三颗"

她常年低血糖,疫情期间工作强度大,饮食不规律,发作频次提升,几次眩晕蹲在卡口。社区舞蹈班的老师得知此情况,送来一包大白兔奶糖,从此她的兜里必备三颗大白兔奶糖。

这就是她,九水街道唯一的女书记,平时她为社区居民融资源搭平台,带领居民享服务乐生活,疫情期间她是社区的主心骨,也是居民的好闺女。

许传江

日照市莒县城阳街道岳家村党支部书记

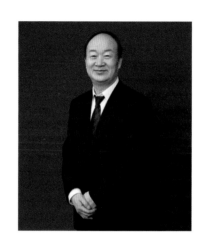

投身疫情防控第一线 践行初心使命强担当

新型冠状病毒感染的肺炎疫情发生以来，许传江敢于担当作为，从大年初二开始始终坚持在防疫工作前线，发挥党员的模范带头作用，带领社区广大党员干部，让党旗高高飘扬在抗"疫"一线。

把责任扛在肩上，当好"守门员"

社区是防疫工作的先锋哨、第一线，抓住了社区，就抓住了防疫的关键。"防输入、防蔓延、防输出"，这是命令，更是责任。岳家村社区辖区内有机关企事业单位37家，9个村街，8412户，27697口人。大年初二接到疫情防控命令后，许传江面对社区外来租户多、个体工商户多、人员流动大的现状，防疫压力非常大，但他认为作为一名党员干部必须要将责任扛在肩上，起好模范带头作用，保护好群众的安全。社区第一时间在各主要路口设置防疫检测点26处，实行党员干部24小时值班制度，同时全面进行入户排查，确保不出现任何纰漏。许传江每天都要到检测点上去看好几遍，叮嘱值班人员对外来车辆、人员做好登记工作。

许传江认为在关键时刻，党员干部冲锋在第一线，老百姓就能放心。疫情期间，他和社区的党员干部一起，始终坚守在工作岗位，不畏艰险，把各项政策抓细、抓实、抓落地，社区没有出现一例患者，让社区居民有实实在在的安全感。

用服务承载初心，当好"贴心人"

面对来势汹汹的疫情，社区做出了最严格的防护措施，居民的日常生活也受到一定影响。开始的时候个别居民不理解，对严格的防控措施有意见，许传江认为社区工作就是为老百姓服务，群众有意见说明工作还不到位。他带头发动社区的党员、志愿者，对社区8000多户、20000多人实行入户走访，排查480多家商铺并贴上明白纸和防疫知识，同时深入了解群众需求。在检测点上，他始终坚持细心、耐心、责任心的"三心"工作法，对外来车辆、人员，耐心地解答，做好劝返思想工作。

岳家村实行的是集中养老，许传江对老人的生活非常关注，他和村里的党员干部在疫情期间定期为老年人送米、送蔬菜，对有些生活不能自理的老人，统一提供送餐服务。许传江认为，用严格的措施，来保护群众安全，以贴心的服务，向群众传递温暖，只有这样才能增强社区居民的主观能动性，真正做到严防死守，不留死角。

以行动体现担当，当好"主心骨"

在许传江看来，讲担当要落到实际行动中，要多办实事。疫情来临，许传江多次在微信群办公平台组织召开社区党委会议，号召全体党员积极参与防控战"疫"。社区里共排查出武汉返乡的人员46名，这些人要居家隔离14天。怎么保障隔离人员的正常生活，及时掌握他们的健康动态，这是个难题。面对困难，许传江带头包联一名隔离人员，并号召党员主动包联，为隔离人员定期送菜、送防疫物资，和卫生院医护人员一起每天上门测量体温。越是危险越向前，困难面前党员必须带头。

2020年2月11日，许传江以个人名义捐赠人民币10000元用于抗击疫情。在他的带动下，社区的党员干部也纷纷捐款捐物，居民也自发参与义务值班，为值班人员送菜送饭。

一名党员就是一面旗帜。在许传江的示范带动下，社区的党员干部积极加入疫情防控阻击战中，坚守在疫情防控第一线，做到"守土有责、守土尽责"，为打赢这场没有硝烟的战争，贡献出最大的力量。

王爱花

威海市环翠区鲸园街道古北社区党总支书记

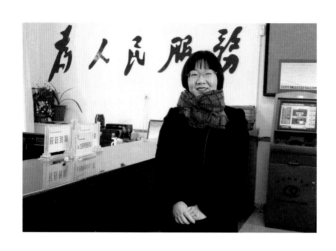

绽放在抗"疫"一线的铿锵玫瑰

自疫情防控工作开展以来，王爱花舍小家顾大家，时刻坚守在战"疫"最前列，时刻惦念着居民安危，不分昼夜，轮轴转动，即使腿累肿了，嗓子喊哑了，白发增多了，依然不停歇地奔波在每个楼道和卡口，尽全力捍卫着社区2876户、8600余人的生命安全。

轮轴转动，时刻将居民安危系心间

疫情以来，王爱花从未休息过一天，她就像一颗永不停息的陀螺，每天披星戴月，进楼道，进单元，穿街走巷，挨家挨户确认信息，全力做好人员排查。小区需要封闭管理了，她第一时间发出志愿者红色招募令，年近80岁的老党员、年过半百的协管员、带病尽责的楼长纷纷挺身而出踊跃报名，当晚就组建了一支40余人的志愿者队伍。社区需要封堵出入口了，她不顾天寒地冻，在零下10摄氏度的严寒中，顶风冒雪带领工人、志愿者将13个路口封堵得严严实实，凌晨1点才拖着疲惫的身躯回到家中。

舍小顾大，始终坚守战"疫"第一线

防控工作开展以来，她将80多岁的老父亲以及90多岁的老婆婆都抛在脑后，而将值班人员的冷暖、社区居民的安危、封堵路口的状况时刻惦记在心。到老父亲家10分钟的路程现在变得遥不可及。"爱花啊，你都在忙什么？我都快一个月没看到你了。"听到父亲电话那头责怪的声音，王爱花心头不由得一酸。她安抚好老父亲后，抹干眼泪，又精神抖擞地投入防控工作中。每天回到家中，她累得话也不想说，饭也不愿吃，倒在床上就睡。爱人埋怨道："你都50多岁的人了，快退休了，至于这么拼命吗？""平常日子，居民都那么支持我，这个时候，作为一名党员，作为社区居委会的带头人，我不冲在前谁冲在前？"王爱花耐心地解释说。她的一举一动完美地诠释着社区"铁娘子"的风采。

创新思路，倾心呵护外来返威人员

社区涉及居家隔离（包括境外）人员累计367人，如何服务好这部分人，王爱花颇是动了一番心思。对所有外地来（返）威的人员（湖北籍除外），她创新实施321（三见面、二告知、一档案）工作法。三见面，即社区、社区卫生服务中心、派出所各司其职，对管控对象严格落实体温测量、信息登记、物资配送等工作，坚决做到硬隔离硬管控。二告知，即隔离前详细告之居家隔离时间、隔离要求和注意事项。隔离期满后，省外的送达书面解除隔离通知书，省内的口头下达解除隔离通知。一档案，即建立居家隔离一人一档管理制度，社区对《外地来（返）威信息登记表》《居家隔离工作记录表》《解除隔离通知书》进行整理汇总。隔离期满后，继续进行7天后期跟踪并同步记入档案。对境外来（返）威人员，她探索实行"事前、事中、事后"三步走服务模式。事前，联合派出所实地查看住所，对不符合一人一室隔离条件的，劝导同住人搬出居住，无法解决住所问题的，对接街道为同住人安排住宿，或协调本人自费在集中居住点继续居住7天；社区提前将宣传资料、口罩、温度计、消毒液、消毒喷壶等防疫物资配送到位，并通知亲属提前做好7天量的生活用品储备。事中，确定接回人员车辆分配、路线规划、卡点通行等事项，做到与专车专人信息共享同步、环境排查到位、专车顺利通行。被隔离人员回家后在窗上招手示意，确保安全到家。事后，配备"七大员"专班管控，建立"一人一群"微信群，同步加强舆论管控、保密管理、卫生消毒等相关工作。

积极动员，全力凝聚社区正能量

针对辖区"老年人多，不会使用微信、QQ，防疫信息不通畅"的问题，王爱花在社区内挑选了一批声音洪亮、居民熟识度高的老、中、青党员骨干，组成"红色防疫宣传队"，采用大喇叭喊话的"土办法"，向居民宣传疫情防控要点以及防疫最新要求。疫情防控宣传期间，居民通过家里的窗户，纷纷向宣传队伸出了大拇指，对这种实打实、接地气的做法予以点赞。疫情防控工作开展以来，古北社区没有出现过一名外来人员漏管现象，也没有发生过一起居民聚集事件，居民的全力支持，最大程度上减轻了社区居委会的负担，用"实战"的方式检验了社区工作的群众基础。

山东战『疫』最美青年

他们来自不同岗位

不同行业

却同样是战"疫"

一线最美的身影

他们不惧风雨

勇挑重担

让青春

在党和人民最需要的地方

绽放绚丽之花

山东战"疫"最美青年（10人）

吴　鹏　临沂市中心医院重症医学科副主任

季　翔　山东大学齐鲁医院主治医师

张孝田　青岛大学附属医院麻醉科主治医师

孟力维　淄博市临淄区人民医院护士

翁平亚　山东广播电视台广播新闻频道融媒体采访一部主任

毕云龙　山东省公安厅交管局秩序支队一级警长

杜　辉　青岛海关所属青岛流亭机场海关旅检三科副科长、二级主办

杨宾杰　山东顺丰速运有限公司日照分公司运作主管

陈　蕾　山东师范大学生命科学学院硕士生导师

魏志超　山东省胸科医院隔离病区护理负责人

吴 鹏

临沂市中心医院重症医学科副主任

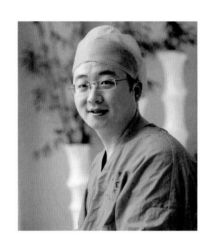

　　2020年年初，新型冠状病毒肺炎开始肆虐武汉，然后向全国蔓延，一场关系人民群众生命健康的疫情防控战在全国展开。疫情防控形势日趋严峻，一场没有硝烟的疫情攻坚战正在全面打响，而湖北是重中之重。"一方有难，八方支援"，全国大批医务工作者开始向湖北集结，吴鹏就是这样一位"逆行者"。大年初一匆匆告别家人，离开正在休产假的妻子及刚出生三个月的儿子，出征湖北，义无反顾。

　　忘我工作，用爱坚守

　　"疫情就是命令，防控就是责任。我作为一名重症医学科医生，关键时刻必须响应党的号召，冲到疫情防控的最前线去，这是医者的义务和本分。"他是这样说的，也是这样做的。

　　作为山东省第一批援助湖北医疗队重症组的一员，吴鹏到湖北黄冈大别山区域医疗中心已经连续工作一个多月了，每四天要上两个夜班，中间一天也没有休息过，体重下降了十斤。他所在的重症医疗组面对的都是重症及危重症患者，这些患者年龄普遍比较大，基础疾病多，治疗难度非常大，而且许多患者需要气管插管，气管切开，使用有创呼吸机治疗，暴露风险非常大，应该说是战场中最危险的地方。他每天要提前一个小时坐车去医院，然后穿防护服，戴好护目镜及防护面屏，检查安全后，才能进入隔离病房开始一天的工作。他每个班都要对所有的重症及危重症患者进行查房，需要评估每个患者的疾病严重程度，查看患者的化验及影像学资料，书写病历，制定下一步的诊疗方案，调节呼吸机的参数，进行俯卧位通气，尽可能地做到治疗"最佳化"。平时在单位科室很简单的常规操作，在这里却显得尤为困难。许多患者由于疾病长期卧床，四肢无力，肌肉萎缩，吴鹏就给他们进行康复训练（ICU早期活动），给患者进行四肢按摩，陪患者下地，促进健康恢复。有一位老大爷，胃肠道功能不好，消化不良，吴鹏查房时给他按摩"足三里"促进胃肠功能的恢复，取得很好的效果，得到患者的好评。

院感防控，勇担责任

吴鹏除了作为山东医疗队重症组的一名医师，还是山东医疗队的感控医师，在完成自己的本职医疗工作外，还负责重症组的院感防控方面的工作。院感工作是所有工作中的重中之重，只有在保证大家安全的前提下才能更好地救治患者，才能发挥医务人员的作用。上班时要检查值班人员防护是否到位，发现院感防控工作中的薄弱环节要及时上报，每天晚上院感组进行视频会议，总结每位院感医师的日常工作、发现的问题，然后以简报的形式发给大家学习，确保每一位一线医务人员的安全。虽然很累很辛苦，但他心中有一个牢牢的信念：在这场没有硝烟的战争中，医务人员和患者绝不能发生医院感染。正是有了这样的信念，他勇挑重担，认真负责，一丝不苟地做好院感防控工作，切实保障了疫情期间医护人员、患者的安全。

信任理解，激励前行

每天回到宾馆休息时，吴鹏才能和家里的父母妻儿视频报个平安，让家里人放心。每当看到四岁的大儿子和四个月的小儿子，他内心感到由衷欣慰，这也给了他更加努力工作的信心和动力。他在日记中曾这样写道：没有国哪有家？只有湖北的疫情控制住了，全国的疫情才能控制住，家里的父母妻儿、父老乡亲才能安全，工作生活才能安心。因此，必须以更加饱满的热情奋力投身到疫情防控战中……

每当看着重症患者的病情有所改善，吴鹏心里都由衷高兴，证明自己的付出和努力取得了成效。一位经过治疗病情好转的老大爷在转到普通组后专门给吴鹏发来短信说："吴医生，辛苦了！在重症监护室你给我无微不至的关心和指导，我时刻铭记在心。在医院我能遇到你这么好的医生是我的福分，你对我的好，我会铭记一生，谢谢你！"看到这条短信，吴鹏内心感到一股暖流，默默流下了眼泪，这也更加激励着他在疫情防控的主战场继续同时间赛跑，与病魔较量。

吴鹏只是千千万万奋战在抗"疫"一线医护人员的缩影，他们日夜奋战，舍生忘死，不负重托，不辱使命，赢得了当地干部群众的赞誉和信任，为打好武汉保卫战、湖北保卫战贡献了山东力量，不愧为崇高的白衣战士、新时代的"最美逆行者"！

季 翔

山东大学齐鲁医院主治医师

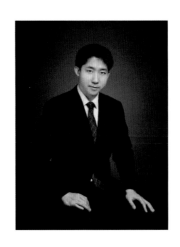

苟利国家生死以　岂因祸福避趋之

季翔，医学博士，中共党员，山东大学齐鲁医院呼吸与危重症医学科首届PCCM专科医师、主治医师，住院医师党总支委员、第一支部书记，山东大学第四届教代会代表，中国医师协会优秀住院医师。

"国家养士百五十年，仗节死义，正在今日！"

"苟利国家生死以，岂因祸福避趋之。"武汉新型冠状病毒肺炎疫情暴发，季翔主动请缨，在请战书上深情写道："国家养士百五十年，仗节死义，正在今日！""激昂大义，蹈死不顾"，这就是季翔，一个共产党员的仗义抉择。武汉封城之后，全国进入紧急状态，济南的防疫工作也提上日程。他所在的呼吸与危重症医学科，是医院防疫的重点。他主动放弃了休息，在医院度过了整个春节。"只有在这里，与我的患者在一起，我才感到踏实。"如愿以偿，他作为山东省第五批援鄂医疗队的骨干力量奔赴武汉防疫一线。

"我们就是来打硬仗的！"

进入武汉大学人民医院东院区重症病房后，季翔就时刻体现共产党员的模范带头作用。季翔是第一个进入隔离病区、第一个密切接触患者的"逆行勇士"。"我们就是来打硬仗的。"工作中只要患者病情需要，季翔随时会出现在病房。作为主要干将，季翔非常熟练操作各种危重症设备。危重症患者病情瞬息万变，季翔及时调整各种参数、评估心脏功能，他会出现在每一个需要他的地方。

危急关头，患者的生命是最重要的。气管插管是公认最危险的操作，插管时患者喷溅而出的大量携带病毒的气溶胶会引起感染。17年前的"非典"，很多前辈就是倒在气管插管之后。一次，患者出现急性呼吸衰竭需要紧急气管插管，季翔立刻联络麻醉医生，自己主动站在患者面前，紧急进行气管插管和机械通气。经过20多天的机械通气，患者最终成功撤机，转危为安，也没有人因此感染。

至真至善至美，不怨不悔不变

"一个人的感染，就会付出最惨痛的代价。"接近一米九的身高使季翔在穿小一号防护服时非常不适，甚至无法挺直站立。层层保护也会导致呼吸不畅，长时间工作后会有很多难闻的气味。多年慢性胃炎病史加上长时间劳累，很容易发生呕吐。他选择工作前尽量减少进食，这样发生呕吐后，量会比较少，可以及时慢慢咽回去。他的头脑中只有一个想法，决不能感染，那样会连累全队被隔离，代价惨痛！

做好患者眼中的"高医生"。湖北方言与普通话相去甚远，季翔刚到武汉就开始努力学习湖北方言，几天的时间就已经能够听懂患者的口音。他每次查房都要接近4个小时，用心与患者交流，关心患者疾苦。因为戴着口罩和防护面屏，患者无法辨认医生的面貌。因为个子比较高，患者都亲切地称呼他"高医生"。一个月过去了，他们团队负责的病房有30多位患者治愈出院。

身兼数职，做到最好。季翔是一名基层党务工作者，因为工作周到细致、群众广泛认可，2019年高票连任住院医师党总支第一支部书记。他业务能力突出，刻苦钻研，擅长呼吸系统、心肺急危重症的诊治处理，熟练掌握电子支气管镜、胸腔镜、危重症超声操作。季翔还是一位科技工作者，曾作为访问学者前往美国威斯康星医学院从事脂蛋白功能学研究，共发表SCI论文10余篇，累积影响因子13.5，主持或参与国家自然科学基金、省部级科研基金项目4项。

"黄沙百战穿金甲，不破楼兰终不还。"季翔继续在逆行的道路上与其他勇士一道，待到樱花烂漫时，守得云开见月明。天没暖，大地先暖，所以会有许多花钻出冰雪绽放；情义无价，内心先暖，他们才能逆流而上，直到胜利的那一刻。

张孝田

青岛大学附属医院麻醉科主治医师

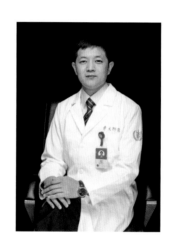

张孝田，男，汉族，1984年6月生，中共党员，硕士研究生，青岛大学附属医院麻醉科主治医师。

坚定政治立场，时刻牢记共产党员的使命

2003年，张孝田以优异成绩考入青岛大学临床医学七年制专业，在校期间学习成绩优异，表现突出，于2008年1月加入中国共产党，2010年硕士毕业后留院工作，就职于青岛大学附属医院麻醉科。作为一名中国共产党员，张孝田医生始终坚持党的路线、方针、政策，深入学习贯彻习近平新时代中国特色社会主义思想和党的十九大精神，牢固树立"四个意识"、坚决做到"两个维护"，不断提高自己的政治理论水平和思想觉悟。时刻牢记共产党员的使命，充分发挥党员的先锋模范带头作用，具有良好的职业道德和敬业精神，工作勤勤恳恳、任劳任怨，得到同事及广大患者的认可。

坚守医者初心，努力为一方百姓健康保驾护航

自参加工作以来，张孝田医生兢兢业业、勤奋好学，于2014年被聘任为主治医师，在上级医师指导下熟练掌握硬膜外麻醉、神经阻滞麻醉、气管插管全身麻醉及静脉复合麻醉等各种麻醉技术。由于工作认真负责，业务能力突出，被科室重点培养为心血管外科麻醉医师，已能独立胜任心外科麻醉及病人抢救。众所周知，心外科手术风险大，患者病情复杂，手术过程中有诸多心肺突发状况，对麻醉要求极高。心外手术时间长，急症手术多，例如主动脉夹层、急性心肌梗死需立即抢救，因此作为心外科麻醉医师除了要有高超的技术、应对复杂多变情况的能力，还要有强韧的心理素质和甘于奉献的精神。加班加点、工作连轴转是常有的事，张孝田医生经常一天连续在手术室工作十几个小时不停歇，下班时整个人已经累得筋疲力尽，为了抢救急症患者，他经常半夜被叫到医院参加手术。2019年，张孝田医生完成心外科麻醉手术400余台，出色完成多次心外科急危重症患者的抢救任务。

坚决抗击疫情，主动请缨奋战在武汉抗"疫"最前线

2020年年初，新冠肺炎疫情发生后，他迅速返回医院待命。在得知驰援武汉的号召后，他主动请缨，第一时间报名，要求去前线参与救治。2020年2月9日凌晨接到出发通知，他即刻收拾行囊，深夜赶到医院整装待发，同为医生的妻子含泪送行。作为山东省第七批援鄂医疗队队员，他与青大附院其他131名援鄂队员奔赴武汉同济医院光谷院区，整建制接管了一个重症病区。这里所收治的新冠肺炎患者均为重症或危重症，病情危急，他努力克服各种困难，迅速适应病区环境，进入工作状态。

坚定必胜信心，全力挽救新冠肺炎危重症患者生命

作为麻醉科主治医师，他积极报名参加院区"插管敢死队"，这是由5家医院的12名医师组成的插管小队，负责光谷院区17个病区的插管工作。新冠肺炎患者由重症转为危重症时，需实施气管插管进行有创呼吸支持。新冠肺炎危重症病人的插管，一方面病人病毒含量高，插管过程中的气溶胶会导致病毒扩散，尤其是病人咳嗽时会瞬间在麻醉医师面部产生大量病毒负荷；另一方面，插管时穿戴的防护用具会导致操作过程与平常工作时的触感、视线及动作均不一样，操作难度极大。因此，气管插管被认为是最危险的工作。作为插管小队的一名党员，张孝田医生具有高度的责任感，不畏艰险，不畏病毒，在加入插管小队工作首日就为6名重症病人插管，均一次成功，创造院区记录！短时间内，他凭借高超的技术，为20余名重症、危重症新冠肺炎患者实施气管插管，让患者转危为安，为后续治疗赢得了时机，他出色的工作赢得了其他援鄂医疗队的认可。张孝田医生利用休息时间和队友们积极讨论插管过程中可能发生的状况、插管的高风险、插管中可能用到的物品及药物，结合呼吸道传染病的气管插管经验，制定了麻醉医师对新冠肺炎病人的气管插管标准流程，并制作了困难气道病人一旦插管不成功应用喉罩通气的应急预案，创同济医院光谷院区气管插管"青岛标准"！由于医疗队的危重症救治水平较高和及时创立了插管标准流程，在同济医院光谷院区，山东省援鄂医疗工作得到同济医院及其他援鄂队伍的一致肯定和赞扬。他所在的插管小队因表现突出，被国家卫生健康委、人力资源社会保障部、国家中医药管理局授予"全国卫生健康系统新冠肺炎疫情防控工作先进集体"称号。

孟力维

淄博市临淄区人民医院护士

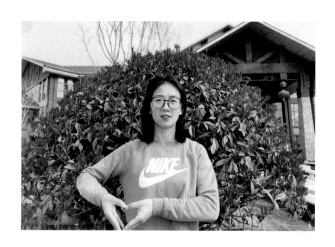

最美护士"暖心举动"霸屏央视

孟力维，女，35岁，汉族，本科学历，现就职于山东省淄博市临淄区人民医院，在重症监护室工作至今。

学生团干部志愿捐骨髓，八年后兑现承诺救人

2006年，还在淄博卫校读书、任班级团支书的孟力维，就带领全班同学填写了志愿捐献造血干细胞登记表，正式成为中华骨髓库志愿者。毕业后孟力维成为临淄区人民医院重症监护室的一名护士，尽管距离采集血样已过去多年时间，但她始终未曾忘记这份庄严的承诺。

2014年11月，当临淄区红十字会工作人员告知孟力维，她跟一个白血病患者配型成功时，她欣然同意捐献。"我在重症监护室工作，几乎每天都要面对生离死别。当患者离世、家属们抱头痛哭时，我心里就会非常难受。何况受供方是一个3岁的孩子，我就是她在世上生存的最后一点希望，无论如何也不能置之不顾。"孟力维回忆当时的心路，靠着这种信念，她仅用一个电话就说服了父母。最终，经过高分辨配型和健康查体，并在济南千佛山医院5天内打了9支动员剂之后，2015年4月20日上午，孟力维的造血干细胞分离、捐献成功。想着这些"种子"在小患者身体里生根发芽，帮其摆脱疾病、重获新生，孟力维觉得自己无比幸福。2018年5月她被授予"造血干细胞捐献奉献奖"，2018年8月获"淄博市造血干细胞捐献工作优秀志愿者"荣誉称号，2018年10月荣获2016—2017年度全国无偿献血奉献奖金奖。

工作兢兢业业，坚守医者仁心

在重症医学科工作6年来，她不畏辛苦，每个班都是提前半小时到达病房，仔细核对药品，认真交接病人，查看记录。每逢有抢救，她都是冲在前头。曾有一个肿瘤晚期恶病质的患者，长期得不到家属很好的护理，压疮深达骶骨，到医院时合并大小便失禁，转入重症医学科时，全身弥漫着恶臭，衣服跟血痂都粘在一块，家属甚至都不愿靠近。孟力维仔细地为患者净身擦洗，修剪指甲，整理衣物，无一丝嫌弃，值班时仔细观察患者生命体征，接到心电监护报警时第一时间进行抢救，直到抢救结束才发现自己双臂僵直酸痛，已无法抬起。虽然患者最终因病情过重遗憾去世，但家属对孟力维的举动看在眼里，记在心里，出院前紧紧握住她的手，连道是孟力维给了患者最后的体面。

重症医学科住院患者的病情往往是最重的、最复杂，护理工作也是最繁重、压力最大的。孟力维一直兢兢业业、任劳任怨，无论工作多苦多累都是面带微笑，以温暖的双手和爱心，抚慰和挽救一个个垂危的生命，帮患者驱走身心的痛苦。

工作之余，她积极响应号召，作为志愿者进社区、科普宣讲、义诊查体，向社区居民详细解释有关医保、慢性病、办理电子健康卡等知识，用自己的行动践行着一名共产党员和医务工作者全力为民的信念。

逆行武汉，最美护士因暖心举动"火了"

2020年2月5日，接到山东省组建第四批援鄂医疗队通知后，孟力维主动请缨，她在请战书中写道："国家危难之际，作为一名重症医学科医务工作者，作为一名年轻党员，我坚决响应国家号召，自愿申请到最前线，发挥我科专业特长，减轻当地一线医务人员工作强度，为国家打赢这场无硝烟的战役贡献自己的绵薄之力。不忘入党初心，保家卫国！不忘学医初心，救死扶伤！不计报酬，无论生死，义无反顾！"

在武汉客厅方舱医院，孟力维兢兢业业工作，把每一位患者当成自己的亲人，用心呵护他们。2020年2月24日，她被中共东西湖方舱医院委员会和武汉东西湖方舱医院评为"先进标兵"。

3月3日，医院一名病人因着急转院，情绪异常焦躁，背部疼痛难忍，孟力维看到后主动为患者捶背，一边捶背一边安抚患者的情绪。孟力维还在方舱医院带领患者们唱响《相亲相爱一家人》《阳光总在风雨后》等温暖励志歌曲。这些暖心的举动发布在网上后，在央视《新闻直播间》《中国新闻》《共同关注》《东方时空》《24小时》等栏目播出，"霸屏"长达12小时，为山东援鄂战士做了靓丽代言。

3月7日，随着最后一位转院患者出舱，武汉客厅方舱医院实现患者清零，孟力维缓缓关上了医院舱门后，深深地鞠躬。

翁平亚

山东广播电视台广播新闻频道融媒体采访一部主任

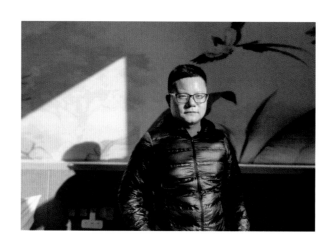

以笔为枪　战斗在一线

翁平亚，男，1981年1月20日出生，中共党员，毕业于山东大学哲学系，现为山东广播电视台广播新闻频道融媒体采访一部主任。这是一个新闻战线的老兵，有着16年的广播电视新闻记者从业经历。"到最前线去，到新闻的中心现场去"，是他的职业信条。

勇上一线，重大突发采访事件冲锋在前。作为一名党员记者，哪里有大事发生，他就去哪里。2008年"4·28胶济铁路货车相撞事故"，他是第一个到现场的记者；两周后，四川汶川大地震第三天，他跟随山东消防救援队去了灾区，在四川战斗了15天；8月，他去北京报道奥运会。此外，还报道了济南7·18大雨、"东方之星"号客船翻沉事件、平邑石膏矿垮塌事件、2018年及2019年超强台风引发的寿光水灾等诸多重大新闻事件。

农历鼠年春节，武汉发生了新冠病毒感染的肺炎疫情，他十分关注疫情进展。作为湖北黄冈人，对回家乡工作有着强烈的情感，多次主动请缨要求上一线采访。1月26日，山东派出了第一批援助湖北医疗队赴黄冈救援，因名额限制，未能成行，他心急如焚；两天后，山东派出了第二批医疗队，他再次强烈要求上前线。上一线的请求中午11点获批，下午2点集合，他顾不上吃午饭，只带了十几个口罩就赶往机场。到达黄冈之后，他发挥党员先锋模范带头作用，主动融入医疗队，担任第二批援助湖北医疗队临时党支部宣传委员。他突破频道界限，在前期人手紧张的情况下，发挥一名"融媒体"记者的主观能动性：白天采访拍摄撰写电视片子，做连线，发闪电，广播新媒体，晚上改写广播稿。前一个星期，每天都工作到凌晨2点。在前方，他身兼数职：除了承担前方报道任务，还以临时党支部委员的身份参与党支部活动，培训党员宣传要领，协助支部开展党建活动等；作为前后方联络员，联系接收捐赠物资，协助多批次捐赠物资抵达前线，给医护人员工作和生活提供保障。他不顾危险，深入医院等高风险区域采访。截至3月底，他用手机、采访机、摄像机，写出了一篇篇有温情的作品，在中央电视台、中央人民广播电台、山东广播电视台各平台、学习强国、湖北台及黄冈台发稿220余篇。

业务精湛，做新时代有担当的融媒体人。他是一个跨界的媒体人，16年的新闻从业经历，5年在电视，11年在广播。现在，他主动转型做一名全媒体记者。作为业务带头人，他注重精品创作，其中《解"锁"》《永怀民心的好书记——王伯祥》两篇作品获得中国新闻奖三等奖；《跨越十年的爱心轮回》《一句承诺重千斤》《泉林新技术打破环保部禁令》等16篇作品获得山东新闻奖、山东广播影视大奖一等奖；十余篇作品获得山东新闻奖、山东广播影视大奖二三等奖。外宣工作突出，采写的上百篇稿件在中央电视台、中央人民广播电台播出，向世界展示了山东形象，2018年被评为山东广播电视台外宣先进个人。

培养团队精神，做新青年的榜样。在个人发展的同时，他注重培养青年团队，激励大家共同进步。他所负责的部门获得多项集体荣誉，曾被评为山东省直机关青年文明号、2018年获得全国三八红旗手集体。他本人被山东省委宣传部、山东省人事厅记二等功一次；2020年3月，被评为"齐鲁时代楷模"（集体）。

毕云龙

山东省公安厅交管局秩序支队一级警长

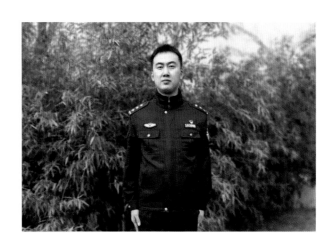

毕云龙，男，1987年7月出生，现任山东省公安厅交通管理局秩序支队一级警长。面对新冠肺炎疫情的严峻形势，毕云龙同志深入学习领会习近平总书记关于疫情防控论述及重要讲话精神，在省公安厅党组织战斗堡垒的带领下，积极发挥党员先锋模范作用，时刻践行一名新时代青年党员、青年民警的政治本色。

勇当先锋，非常之时担当非常之责

主动放弃春节和周末休息时间，全力投入疫情防控工作，作为省公安厅疫情防控专班交通管控组联络员，全力配合相关警种部门精准布控，拦截劝返疫情严重地区车辆和人员；作为一名青年民警，他多次向领导请战，志愿到最严重、最危险、最艰苦的地方去工作；作为家里的顶梁柱，他舍小家顾大家，万家灯火新年时毅然坚守在疫情防控第一线。1月26日、27日（大年初二、初三），他放弃与家人团圆的机会，主动请缨随省卫生健康委工作组深入潍坊、日照的车站、码头、集市等人员密集场所和收治确诊病例的医院实地督导调研，掌握一手资料，提出意见建议。

忠诚履职，全力以赴保障道路畅通

按照习近平总书记"坚定信心、同舟共济、科学防治、精准施策"的指导思想，他坚持问题导向，敢于攻坚克难，在阻断疫情传播渠道的同时，全力保障重点物资运输。1月27日（大年初三），随省卫生健康委工作组返回济南已是晚上9点多，他顾不上休息，协助领导连夜制发通知，建立通行证管理制度，优先保障疫情防控和运输生活急需物资的车辆通行。截至目前，全省已制发通行证15万余个，有力保障了应急物资的运输供应。2月3日，北京市昌平区区政府联系到毕云龙同志，反映有一批医疗物资从俄罗斯中转济南，急需运往首都北京，恳请帮助联系运输事宜。收到求助后，毕云龙同志迅速通过微信发布寻求联系运输车辆信息，办理通行证，确保了医疗物资及时运抵首都。为此，北京市昌平区商务局特意发感谢信向毕云龙和省公安厅交管局表示感谢。同时，疫情防控期间，毕云龙同志还认真耐心地处理伊利、蒙牛、山东首佳危险品运输公司等单位和个人交通运输等问题200余次，切实有效保障了医疗物资及生产生活物资的高效运输。

敢于担当，坚决打赢境外疫情阻击战

当前，国内新冠肺炎疫情防控形势持续向好，严防境外输入成为重中之重。3月14日，他主动申请加入"入境来鲁人员疫情防控北京工作专班"公安厅小分队，驰援北京新国展入境来鲁人员转运点。入驻新国展以来，每天交接转运人员达数千人，现场人员密集，风险较高，且个别人员情绪激动，拒不配合防疫工作。由于人手少、任务重、情况急，他每天需要连续工作八九个小时，甚至十几个小时。因担心上厕所会破坏防护服的密封性，他有时一天都不敢喝水，饿了就到距离转运点几百米外的地方简单吃两口。面对复杂的来鲁人员构成，他不惧危险，坚守岗位，每天接触大量转接人员，其中一名转接人员返鲁后确诊为新冠肺炎患者，但毕云龙做完核酸检测后，便又重新回到了工作岗位。

甘于奉献，警徽在战"疫"中熠熠生辉

在农村一线担负疫情防控任务的父亲，突然心脏病复发。经部门领导协助，他带父亲到医院找专家问诊。但因疫情防控原因，诸多医院检查设备停用，介入治疗无法开展，只能先把父亲接回家中休养。父亲也是多年的老党员，"自己家的事再大也是小事"，鼓励毕云龙同志及时返回工作岗位，继续为疫情防控贡献力量。虽然和5岁的儿子同住一个屋檐下，但他每天早出晚归、周末不休，儿子总念叨："爸爸什么时候回来？""爸爸周末还休息吗？"儿子经常在等待爸爸回家的过程中睡着。在疫情防控繁重的任务下，他积极响应省公安厅机关党委号召，利用午休时间，到济南市血液供保中心献血400CC，献血后又立刻返回工作岗位。

杜 辉

青岛海关所属青岛流亭机场海关旅检三科副科长、二级主办

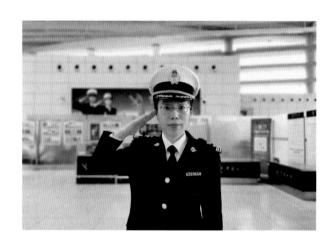

巾帼逆行者 国门守护人

杜辉，女，2004年参加工作，现任青岛海关所属青岛流亭机场海关旅检三科副科长、支部副书记。从事海关卫生检疫工作以来，她自觉发挥专业技术骨干作用，在海关基层一线旅检岗位刻苦钻研、无私奉献，在一次次口岸传染病疫情防控中冲锋在前。先后被评为"全国口岸卫生检疫为民服务示范岗先进个人""山东省巾帼建功标兵""青岛市三八红旗手"等，两次记三等功，2020年3月12日获"海关总署关于对在新冠肺炎疫情防控工作中表现突出的集体和个人予以表扬"的个人表扬。

青岛流亭机场是山东客流最大的机场口岸，随着新冠肺炎疫情全球蔓延，境外输入确诊病例增加，青岛海关卫生检疫成了山东"防疫战线"最前沿。杜辉和战友们冲锋在前，保卫国门。

冲锋在前，践行初心使命

疫情就是命令，防控就是责任。面对当前疫情，习近平总书记明确要求"守土有责、守土尽责"，海关"内防输出、外防输入"责任重大。

把初心写在行动上，把使命落在岗位上。战"疫"面前，杜辉冲锋在第一线，战斗在最前沿，用行动诠释誓言。她发扬迎难而上、敢于斗争的精神，投入到紧张的疫情防控工作中，坚决打赢这场没有硝

烟的战争。境外旅客到达青岛口岸后第一关就是海关卫生检疫。旅客一下飞机，杜辉和同事们在最短的时间内收验健康申明卡，按照风险高低组织旅客逐一测量体温，对所有旅客进一步做流行病学调查，对高风险旅客及时采样……每一环都有她忙碌的身影。

义不容辞，发挥专业所长

疫情防控期间，难事多，急事多，工作千头万绪，杜辉从不推脱、从不抱怨，有条不紊、从容应对，多年的业务历练和经验积累，让她在"防疫大战"中既能勇挑重担，又彰显专业才华。

战"疫"打响，海关在时隔12年后重启健康申报，出入境日均客流量达1.2万人次的青岛流亭机场在经历了短暂的拥堵之后，随着蛇形通道、小程序申报专用通道设立，迅速回归秩序井然。医学巡查、健康申报、体温监测，有异常提示的旅客都需要接受进一步检查。有传染病症状旅客的流行病学调查和医学排查，疑似肺炎病例的采样和转送医院……面对风险和挑战，杜辉始终冲在最前面。

境内外疫情防控不断升级，青岛海关、各兄弟海关纷纷派员驰援一线，为便于同事迅速进入角色、避免工作疏漏，杜辉还主动加班加点制作了出入境旅检通道和登机检疫流程图；规范工作现场污染区、半污染区、清洁区划分，明确备勤、用餐、洗消等个人防护要求，增强防护意识，提高作战能力；开展工作场所环境样本和气溶胶样本采集，确保大家在安全环境下抗"疫"作战。

吹响号角，引领团队奉献

作为青岛流亭机场海关旅检三科党支部副书记，旅检现场"全国青年文明号"号长，杜辉不仅发挥专业所长做好分内防疫工作，还积极配合支部书记，带领全科同事和旅检现场专业团队，带领支援一线同事，践行"恪尽职守、率先垂范"的文明号信用公约，用心履行"把关在服务中升华，青春在国门上飞扬"的文明号宣言。在疫情防控中，实时收集集体每一个人的闪光点和感人事迹，并肩作战的"战地夫妻"，连续奋战的"业务大拿"，为方便工作有家不回的"小单身"……加强正能量宣传，号召大家学习先进、争做先进。这场战斗中，青岛流亭机场海关旅检现场疫情防控团队中每一个人都能挺身而出，专业排查有症状旅客，热情服务困难旅客，日夜坚守、风雨无阻，尽职尽责、无私奉献，共同打造了一支特别能吃苦、特别能战斗、特别能奉献的海关防疫铜墙铁壁。

就在3月21日，JD432航班由伦敦抵达青岛流亭机场，杜辉和同事们通过风险分析精准锁定，对高染疫风险旅客及时隔离并医学排查，采集样本后立即送检，成功发现并处置一名新冠肺炎轻型病例，转至定点医院隔离治疗，形成了严密的监管"闭环"，筑牢了国门检疫防线。

杨宾杰

山东顺丰速运有限公司日照分公司运作主管

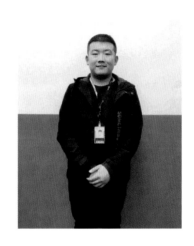

抗击疫情的最美快递支前者

2020年的春节，对于"快递小哥"是一个极不平凡的春节。原本春节是快递业务淡季，经历了"双11""双12"的收派高峰，本想着可以借助春节假期歇一歇，没想到一场突如其来的新冠肺炎疫情，给快递行业出了道新考题。从腊月二十八开始，在对疫情风险一知半解的情况下，没有护目镜，没有防护服，仅仅凭着一枚薄薄的防护口罩，杨宾杰和他的同事们踏上了抗疫情保畅通的路。

五十个日日夜夜，杨宾杰和同事们始终坚守在岗位上，道路封锁就走国道，小区封闭就隔着栅栏给客户递，无论多么艰难，杨宾杰和同事从未想过停下脚步。因为他们知道，特殊时期每一件快递都可能是救命、救急的。在他们心里，能让防疫物资早一点送到前线，让老百姓足不出户也能买到生活必需品就是他们为保障疫情做出的最大的贡献。

非常特殊的是，杨宾杰所在的寄递片区正好是三奇公司的所在地，于是，在疫情期间除了日常的快件收寄外，杨宾杰把所有的精力都放在了三奇医疗防护物资的寄递保障上。为了优先做好医疗物资运输，他直接驻点在三奇公司，调配一切人力、运力、路由，无论多晚接到订单，都坚持当天订单当天运走。因为他知道每多抢一刻，物资就可以早一点运到最需要的地方。经杨宾杰和同事们寄送的防护服已有3

万多套、防护口罩1500余万只,为战"疫"前线源源不断地输送了"弹药"。杨宾杰觉得非常欣慰,因为自己为疫情防控阻击战贡献了自己的微薄之力。

为了保障寄递服务不中断,杨宾杰和同事们付出了比平时更多的艰辛。杨宾杰说自己其实是翻了三座山:第一是人手少,许多同事都放假回家,特别是一级应急响应启动,外地的同事都隔离在家,虽然本地的同事不约而同地放弃休假,但是人手还是不够用。从腊月二十八到现在,几乎每天都是工作12小时,每天安排好日常工作后,便和同事们一起赶往三奇,从早上十点开始,到晚上十点结束,中午随便吃点盒饭对付一下,下午则开始忙活下单、装车,为了不耽误当天发运,他们都不吃晚饭,都是忙完回去随便找点吃的。

第二是时限紧,疫情期间许多订单都是医疗防护物资,每一个时限都很紧,都耽误不得,如何规划好有限的运输资源、把运力发挥到极致就是杨宾杰必须解决的难题。让杨宾杰记忆最深刻的就是除夕那天,当天计划的200箱口罩已经发运了,原想早点回去吃个年夜饭,可没想到下午两点,三奇公司却告诉他有2万套国家紧急调拨的防护服需要向武汉发运,而且工信部明确要求次日必须送到。当天的运输班车已经驶往潍坊,想要次日到达武汉,必须在立刻前往三奇公司进行装车的同时调整原来的路由,增加一班临时直达武汉的大载货量班车,否则任务没法完成。听到这个情况,杨宾杰第一时间上报给了点部经理,在鲁中管理区的大力协调下,从临沂调度了一辆干线班车,紧急赶往日照。与此同时,在日照中转场的帮助下,他又紧急召回五位驾驶员,开着投递车直奔三奇公司。杨宾杰和另外两名同事提前进驻打包,直到夜里十一点才把全部2万件防护服装上干线班车发往武汉。杨宾杰说他要特别感谢临沂的司机师傅,因为他放弃了除夕夜与家人团圆的时刻,义无反顾驱车前往疫情最严重的武汉。由于去到当天就被隔离在湖北无法返回,他就直接投入到了武汉地区的物资中转工作中,初七才得以返回山东。

第三是路不通,疫情防控到现在,很多道路被阻断,很多小区被封闭,许多运输车辆被堵三天都下不了高速;有的同事出了社区就不被允许再回去,只能在公司值班室睡几天;有的老旧小区封闭后,同事们去投递快件,转悠了半个小时才找到出入门口;还有的同事在等居民取快件时,被检查点的工作人员仔细盘查,导致快件没投递成还被客户投诉。虽然历尽困难,但杨宾杰和同事们都挺过来了,他们没有辜负市民的信任与期望,因为他们知道他们投递的不单单是一个包裹,更是老百姓的一份期许和希望。疫情期间,日照市高新区片区快件妥投率达到98%以上,服务质量却一点都没有下降。

李克强总理在考察顺丰华北航空中心时,动情地说:"许多行业都停摆了,但快递普遍没有休息,每天奔波在大街小巷,你们是疫情中的逆行者,是平凡英雄。"其实,杨宾杰和他的同事们只是疫情中千千万万逆行者的一分子,他们从事的虽然是最平凡的职业,但他们坚守快递行业的执着,在大家都宅在家里躲疫情时,他们用自己的担当为市民送去了温暖,他们堪称抗击疫情的最美快递支前者。

陈 蕾

山东师范大学生命科学学院硕士生导师

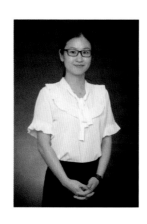

战"疫"阻击战中的科技先锋

"检测核酸得出结果需要20分钟左右，如果是操作熟练的工作人员，最快可能5分钟就能完成。"2020年2月16日，一则"山师大研发出20分钟快速检测新型冠状病毒试剂盒"的消息不胫而走，而这个研发团队，就是山东师范大学生命科学学院陈蕾所带领的，她仅用12天时间就研发出试剂盒，大大提高了新冠肺炎病毒检测速度，用自己的实际行动为抗击疫情做出了贡献，为齐鲁大地乃至全国送出一份令人满意的"山师答卷"。

仅用12天时间就研发出试剂盒

新型冠状病毒肺炎疫情暴发以来，陈蕾对疫情的进展十分关注。因新冠病毒是一种新发传染性病毒，人们对新冠肺炎的认识还十分局限，仍无相应治疗特效药，而疫苗的研发需要一定的周期，短时间内无法进行应用。陈蕾准确判断出遏制疫情扩散的关键且有效的环节，即对新型冠状病毒进行诊断，及时对新冠感染者进行发现、隔离、治疗，从而控制传染源，阻断传播途径。因此，研发快速、准确、高效的新型冠状病毒检测试剂成为当前防疫阻击战的关键。

作为山东省科技厅立项的"新型冠状病毒感染的肺炎疫情应急技术攻关及集成应用"重大科技创新工程的主要参与人员，陈蕾运用自己在病毒核酸检测方面积累的丰富经验，迅速组成研发攻关小组，仅用12天时间就研发出了新型冠状病毒核酸快速检测试剂盒。试剂盒在经过了实验室验证、临床样本验证无误后，已经顺利通过国家食品药品监督管理总局的注册检验，进入到审查程序。

最快5分钟就能出结果

据介绍，陈蕾团队研发的试剂盒有三大特点，即"快速、灵敏、特异"。这款试剂盒检测速度快、操作简便，整个检测过程20分钟结束，通常5—15分钟可判断检测结果，而最低检出浓度可达到10拷贝每微升。据介绍，一般10分钟左右就能完成，"如果是操作熟练的工作人员，最快5分钟就能完成"。还能将新冠与其他人类冠状病毒区分开，避免了假阳性检测结果。"拿到核酸之后，用新的试剂盒只需要'一次开盖，一步操作'就能得出结果了。"

那么，这款试剂盒有什么技术突破，如何做到快速检测的？陈蕾介绍，此前的核酸检测方式多是传统的荧光定量PCR方法，需要采用反转录、荧光定量扩增等多重操作，过程复杂，时间需要2小时左右，检测人员感染风险高。陈蕾小组研发的试剂盒采用了恒温扩增技术，可以保持一个温度，避免了温度升降导致的时间延迟，在保证灵敏度和特异性的基础上，极大提升了检测速度。

用科研服务地方建设，用专业助力疫情防控

疫情期间，陈蕾积极组织青年教师结合本身专业特长，收集、整理及分析了大量有关冠状病毒研究及疫情发展的最新资料，形成专题报告，解读疫情防控措施，帮助人们正确认识疫情发展态势、掌握疫情防控知识、提高自我防护意识和能力，既减少感染病毒的风险，又避免出现恐慌情绪。

在实际工作中，陈蕾一直重视发挥科研服务地方建设作用，在做好基础理论研究的同时，在实际应用方面也取得优异的成果，主持制订山东省地方标准3项，参与制订了山东省地方标准3项，获得发明专利1件。同时，陈蕾还积极地参与社会工作，2016年担任泰安市派东平县科技指导员，参与指导东平县的科技工作2年。2019年积极报名参与山东省人社厅组织的"千名博士挂职企业科技副总"行动，并与山东宝来利来生物工程股份有限公司签订了协议书，于2020年7月开始挂职行动。

陈蕾说，这次防疫过程中最大的感触是我们国家拥有的强大凝聚力和向心力，这是世界上任何国家都无法比拟的。疫情暴发之初，短短几天的时间就拿到了病毒的全序列，并向外界公布，正是有了这些宝贵的信息才能及时地进行检测试剂盒的设计与研发。研发过程中也得到了来自学校和省内各方的大力支持。陈蕾表示，今后会立足本职，扎实做好科学研究等各项工作，力争为国家发展做出更大贡献。

魏志超

山东省胸科医院隔离病区护理负责人

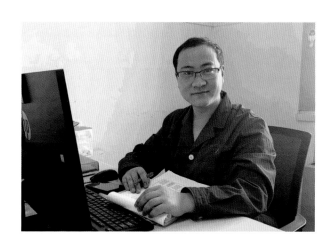

魏志超，男，汉族，33岁，中共党员，主管护师，山东省胸科医院隔离病区护理负责人。自参加工作以来，立足岗位，奋发进取，勇于奉献，全面提高护理服务水平，逐步成长为科室业务骨干。新冠肺炎疫情期间，挺身而出，冲锋在前，持续奋战在抗"疫"一线，全身心投入疫情防控和患者救治工作中，发挥了共产党员的先锋模范作用。

临危受命，筹建隔离病房

2020年1月15日，魏志超接到筹建隔离病区的紧急通知。面对严峻的疫情形势，他迅速集结力量、调配人员，带领团队日夜奋战，完成了修订流程、制作规范、制定标准、建立梯队、开展规培和应急演练等千头万绪的工作任务，在短短36个小时内，隔离病区实现了从无到有，并完全具备收治能力。1月24日，病区开始收治第一例确诊患者；2月11日，随着抗"疫"战斗的全面打响，魏志超立即调配精干力量协助筹建隔离二病区，以应对大批患者的转入。隔离病区的迅速筹建到位，为后期患者救治工作的顺利开展奠定了基础。

全力以赴，精心护理患者

省胸科医院作为全省新型冠状病毒肺炎患者集中收治定点医院，负责收治来自泰安、德州、淄博的确诊患者。魏志超带领团队着力打造"病房＋监护"模式，严格落实以患者为中心的小组责任制工作模式，为患者提供专业的医疗护理，确保患者治疗护理全程、连续、全面。魏志超进入隔离病区40多天以来，每天睡眠不足5小时，依然以饱满的热情冲在先、干在前，直至被单位强制要求休整。休整阶段仍心系一线，每天到隔离病区帮助搬运物资、给战友们检查防护、整理仓库物品，竭尽所能帮助战友疏解工作压力。任职期间，9名危重型患者转为普通型，累计治愈出院患者67例。

以人为本，落实人文关怀

患者被隔离在病区，治疗护理及生活起居完全依靠医护团队。在为患者提供治疗和护理的同时，魏志超坚持以人为本，让每个人都感受到病区的人文关怀。护理人员密切关注患者心理和情绪，及时实施心理干预、康复指导；落实隔离病区7S管理制度，让护士工作更顺畅、物品摆放更有序，提高了医护人员和患者满意度；为最大限度拉近与患者距离，要求每位医护人员在防护服上标注姓名，带头带领轻症患者做呼吸操，得到患者支持和认可；严防医护感染，开展各项培训20余次，培训总人数1200余人次，确保每个进出病区的人员都有专人指导、专项培训。随着治疗护理的跟进，患者病情持续好转。魏志超及其护理团队共收到患者锦旗1面、感谢信20余封。

山东战『疫』最美志愿者

没有从天而降的英雄

只有挺身而出的凡人

平日里

他们默默无闻

疫情中

他们化身志愿者奔赴不同岗位

竭尽所能

英勇非凡

他们微光点点

却聚成明炬

照亮风雨征程

山东战"疫"最美志愿者

个人志愿者(10人)

郭　明	枣庄蓝天救援队市中区分队队员
李　晴	临沂孤贫儿童服务团沂南团团长慈善总会理事
林　宁	东营市义工协会执行会长
李　华	淄博市蓝天救援队副队长
李延照	青岛红十字蓝天救援队队长
刘邦军	滨州市滨城区白鹭公益服务中心主任
刘长城	威海长城爱心大本营党委书记
侣雪玲	济南市槐荫区外海实验学校卫健处副主任
孙志强	潍坊市领航社会工作事务所理事长
吕　斌	菏泽市郓城县志愿者协会会长

志愿者群体(10个)

济南市历下区燕山街道"新时代泉城义警"志愿服务队

泰安市岱岳区道朗镇退役军人志愿服务队

济宁慈善中国好人秋英爱心义工团

青岛交运集团"米图出行党员先锋抗'疫'志愿服务车队"

淄博市张店区"暖心圆家"疫情心理援助志愿服务队

德州市志愿者协会

烟台市福山区人民医院南丁格尔志愿者服务队

日照平安志愿者协会

山东省心理卫生协会疫情防控心理援助志愿服务队

聊城市特战救援志愿者协会

郭　明

枣庄蓝天救援队市中区分队队员

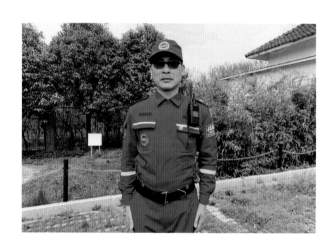

战“疫”中最亮的一抹“蓝”

　　2020年新冠肺炎疫情暴发以来，蓝天救援队明确“疫情就是命令，防控就是责任”的工作要求，郭明做好一切准备，随时待命抗击疫情，跟随蓝天救援队市中应急分队辗转枣庄各地执行防疫物资转运和喷洒消杀任务。

　　湖北尤其是武汉是此次新冠肺炎疫情最为严重的地区，不断增加的确诊病例牵动着全国人民的心，武汉当地及全国各省市医疗援助团队义无反顾地奋战在抗击疫情的第一线，为解决抗“疫”战斗的后勤保障问题，蓝天救援队做出了“组织人员做好武汉抗‘疫’辅助工作，参与应急物资协调及防疫消杀任务”的决定。经过武汉蓝天救援队等团队的不懈努力，中华慈善总会、湖北慈善总会疫情防控捐赠物资联合仓库于2020年1月27日正式投入使用。仓库位于武汉市黄陂区黄承烈塆，占地7000余平方米，迅速成为全国及世界各地捐赠物资的集散中心，用于临时中转全国各地以及境外驰援武汉的物资，解决了物资分发调配“最后一公里”的难题，为保证湖北各地市尤其是武汉地区抗“疫”战斗的有序进行提供了有力保障！

　　2020年2月20日，应民政部、中华慈善总会、蓝天救援队派遣，郭明作为山东蓝天救援队赴武汉突击队成员，紧急奔赴中华慈善总会武汉抗"疫"物资应急仓库，执行物资转运和武汉市重点区域消杀任务。队员们每天不分昼夜组织物资的登记、装货、卸货、搬运、运输，为了保证速度，许多队员都是穿着衣服和作战靴休息，大家只想快点将食品、医疗等物资运到防疫一线。因为他们知道深夜120救护车还来提货意味着什么。

在做好物资转运工作的同时，郭明积极参与了武汉城区湖北省委党校方舱医院、武汉大学等重点区域的防疫消杀工作，在执行消杀作业的过程中，为防御病毒和含氯消毒液对身体的伤害，队员们需要穿戴防护服、全面罩、手套、鞋套等防护装备，身背40公斤左右的消杀设备，徒步奔波在武汉的大街小巷，在此过程中不能喝水、吃饭、上厕所，哪怕是挪开全面罩呼吸一口新鲜的空气都不可以，工作时长一般在六七个小时。雾气朦胧了面罩，汗水湿透了全身的衣服，脸庞被全面罩勒出了深深的痕迹，但是武汉市民的一声声感谢，一个个鞠躬，大家异口同声喊出的"武汉加油、中国加油"的口号，振奋着每一个队员的斗志！全方位不留死角的消杀作业，为武汉市民吃下了一颗定心丸，为武汉正常社会生活的恢复做好了充分的准备。

在武汉服务期间，蓝天救援队各省队员分工明确、精诚合作，大家为抗击疫情共同奋斗的一幕幕场景令人热血沸腾，仓库内从祖国和世界各地涌来的捐赠物资无不彰显着祖国的强大、人民的团结！作为中华儿女，作为蓝天救援队的一员，能够在此时此刻参与到这场事关民族命运的战役当中，我们深感自豪！

月余光景不长，这峥嵘岁月弥足珍贵！

华夏风云多变，是热血青年岂可等闲！

作为抗"疫"前线的一员，作为蓝天救援队的突击队，唯有更加努力地工作才能不辜负这个伟大的时代和担负的责任！

李 晴

临沂孤贫儿童服务团沂南团团长慈善总会理事

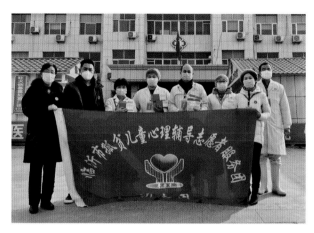

李晴（左二）

2020年初始，一场突如其来的新冠肺炎疫情打破了每个人平静的生活，全国上下团结一致，各行各业党群联动，打响了疫情防控阻击战。身为志愿者的李晴看到此情此景，主动扛起责任担当，义无反顾地深入防控一线。

2月初是疫情防控形势最为严峻的时期，各处医用口罩等防控物资纷纷告急。李晴第一时间对接市团积极争取物资。2月2号，他亲自驱车前往临沂拉回医用口罩，来不及休息便迅速将口罩送往县人民医院及三个乡镇卫生院，又带队将市团送来的蔬菜等物资送往县人民医院辛集分院隔离病房及开发区隔离点。

2月7号，李晴前往临沂领取市团发放的第二批防控物资——4000个医用口罩，用近一周的时间，马不停蹄奔走十多个乡镇，带领当地志愿者发放给几十个防控点上的志愿者们，并为县城内十几个社区防控点以及志愿团名誉会长王军年企业防控点送去几百个口罩。此外，李晴还带领志愿者们前往县城社区防控点、格林豪泰定点集中隔离区、界湖卫生院等地送去90箱饮料。

每日四处奔波发放物资的李晴，晚上回到自家社区后，还会主动到社区防控点替岗值班，他想着作为志愿者能多付出一点就要多付出一些。在防控最为紧张的时期，他就这样冒着风险坚持了半个多月。

考虑到此时坚守在防控一线岗位上的志愿者冒着极大的被感染风险，李晴组织志愿团内的医护志愿者们为一线志愿者网上传授个人防护措施，并编写了儿童防护要点，要求各志愿者转教给自己对接帮扶的孩子。

元宵节过后，受疫情影响，学校纷纷推迟开学，采用网上授课的形式开展教学。考虑到孤贫儿童普遍家境困难，李晴担心孩子们缺少相应设备耽误网课学习，于是迅速组织志愿者们通过电话、家访等形式对全县孤贫儿童上网课设备需求进行确认，仅用一天时间，便摸排完全部孩子的情况。李晴紧急申请了第一批30台学习机奔走16个乡镇进行发放，并组织志愿者教孩子使用设备。取得了极好的效果后，李晴再次申请了第二批34台学习机发放到各乡镇孩子们手里。

此外，考虑到孤贫儿童家庭教育方面的缺失，李晴成立了"沂南儿童团公益学习辅导部"，召集了30余位教师志愿者，特别针对面临中考的孩子，统一摸排他们的学习情况，筹划开展了线上课程辅导、答疑解惑、个别辅导等一系列学习帮扶行动。

在疫情防控的特殊时期，李晴更是紧紧抓住孤贫儿童心理辅导的主业，他自己对接的孩子因双亲离世性格较为内向，年迈的奶奶也难以辅导孩子的学习，在疫情防控形势转好、防控要求下降后，李晴便将孩子接到自己家中，和妻子一起对孩子进行心理疏导，督促孩子学习。

一直以来，李晴都没有放松对志愿团的组织管理，每天他都会带领志愿者们学习传统文化及心理辅导知识，让他们能以更高的责任心、更强的心理辅导水平来帮扶孤贫孩子们。

生命重于泰山，疫情就是命令，防控就是责任。从疫情防控号角吹响的那一刻起，李晴便奔走在抗"疫"一线上，奔走在每个需要他的孤贫孩子身边，用脚步丈量着防疫路，用汗水诠释着志愿心。

林 宁

东营市义工协会执行会长

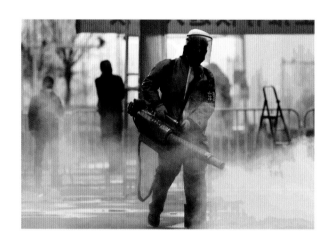

志愿消杀兵林宁：穿梭120个小区进行消杀

每天早上7点，林宁从家里出门，便开始了一天的疫情志愿服务工作。

林宁今年33岁，是东营市义工协会的执行会长，加入志愿者队伍六年的他，服务时长已有2200余小时，几乎把所有业余时间都奉献给了志愿服务。面对这次疫情，他毅然冲到了第一线。

疫情期间，他们和爱心人士、企业沟通，使用他们捐赠的药品、器械和防护用品，与街道办事处结合，优先对物业不达标的老旧小区的楼道、垃圾箱和公厕等进行防疫消杀工作。从1月30日开始，林宁就在辛鸿家园等小区穿梭，对所有垃圾桶、公共卫生间、楼道、电梯间等进行消杀。

背着30多公斤的药水和弥雾机，一天10多个小时2万多步走下来，第二天累得腰酸背痛腿发软。"第一天，消杀结束晚上回到家已经十一点半了，连续消杀了14个小区。"第二天，他们迅速调整了方案，平均每个小区两三个小时，面积大的需要更长的时间，中午只能吃口热乎的方便面。消杀时，有的居民看着他们辛苦，给他们送去了包子、水果。2月1日，在天鹅花园消杀时，居民把自己包的饺子送到了他们手里。蹲在路边吃着热乎的饺子，林宁心里感觉很温暖。

一身防护服、一个安全防护面罩、一个口罩、一副手套……这就是林宁参与抗"疫"的"战斗武器"。开始时物资紧缺,一身防护服他们要穿很长时间。由于没经验,最初两天没佩戴安全防护面罩,药水喷溅到裸露皮肤上造成灼伤;耳塞对消除弥雾机噪音的作用不大,晚上回到家躺在床上,林宁的耳边仍回荡着嗡嗡声。

复工复产后,林宁每次下班要接着驱车70公里从河口赶回东营,和其他志愿者一起投入到消杀工作中。直到2月24日,他们完成了锦华、锦苑、盛世龙城等辛店街道、胜利街道120个小区的消杀作业,最近的就是自家小区,最远的到了商飞集团建筑工地的生活区,整整用了5吨消毒液。

2月25日开始,林宁到了东营百化石油科技公司残疾人劳动基地,开始投入到企业的消杀工作中,企业的生产车间、食堂、仓库、办公楼,都是消杀的重点。3月5日,东营汽车总站恢复运行的第一天,他们去现场对车辆、候车大厅进行了全方位的消杀。

在林宁的家里,不只是他自己在为抗击疫情做着努力。他的父亲在滨海公安局荟苑派出所工作,每天按照山东省公安厅下派人员名单进行逐家排查,经常几天不回家。他的妻子赵玉洁是东营市胜利医院的一名护师,1月22日她被抽调到应急隔离病房和发热门诊,由于经常要接触未知状态的患者,夫妻俩已经一个多月没有见面。

"连续奋战在抗击疫情的前沿阵地,虽然已经疲惫不堪,但当华灯初上,那万家灯火能洗去所有的疲惫,众志成城抗击疫情,相信胜利终将属于我们!"林宁的微信朋友圈里,几乎每天都记录着自己奋战的故事。"你在一线奋战,我在二线防守,携手共同保卫东营这片净土,尽我最大的努力,把你的工作量降到最低。"面对妻子,林宁这样安慰道。

疫情慢慢平稳,随着复工复学的逐步开始,林宁和志愿者们又将转战到另一个战场,去学校尽最大努力为开学做准备。

李 华

淄博市蓝天救援队副队长

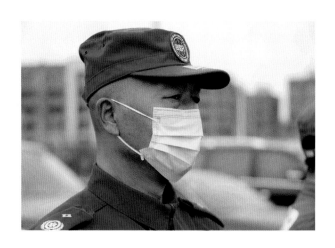

逆向而行 火线亮剑的蓝天勇士

　　70后的李华作为淄博市红十字蓝天救援队的副队长，最早接触蓝天救援队是在2009年，因为一位游客在泰山失踪，失踪者家属辗转找到了北京的蓝天救援队，李华作为一名普通的志愿者也参加了这次搜救。在搜救过程中，李华被蓝天救援队的专业技术所吸引，回到博山后，李华和其他志愿者萌生了创建救援队的想法，并立即付诸实践。经共同努力，2010年淄博市蓝天救援队正式挂牌成立，李华作为救援副队长和搜救分队队长更加忙碌起来。

　　秉承公益救援的理念，他先后参加了彝良地震、雅安地震、鲁甸地震、盐城风灾救援、温比亚台风寿光水灾救援、利奇马台风救援及部分山岳人员走失、溺水打捞等百余次救援行动。李华自费学习了潜水员资格、救护师资、心理危机干预资质证、冲锋舟驾驶、建筑物坍塌破拆等十余项救援技术知识，获得过淄博市第七届道德模范、山东好人、最美红十字人等荣誉称号。

　　此次疫情发生之后，自1月28日开始，李华带领蓝天救援队的队员们对淄博市博山区进行消杀防疫作业，总消杀面积到达1800万平方米，受益人数达20多万人。刚完成区里的防疫任务，李华又接到山东省蓝天救援队协调中心驰援武汉的通知，他第一个报名。"面对困难，我们能做的就是尽最大的努力去做，而且也都有义务去做这个事情。"他斩钉截铁地说，"疫情当前，只能战，不能退！"他在防疫一线火线申请入党，要像党员一样到一线参加战斗。2月11日，救援队从淄博启程奔赴湖北抗"疫"一线，李华带领队员们发出铮铮誓言："我们做好了充分准备，有信心、有决心圆满完成任务！"

2月11日上午10点，李华带领20名来自淄博蓝天救援队的青年志愿者正式踏上驰援武汉的征程。12日凌晨2点多抵达武汉市黄陂区应急仓库，里面存放了数百批次捐赠物资，急需分发到一线。当天7时，短暂的3小时修整后，21名队员立刻投入装车卸车、发放物资的工作中。深夜的仓库里，为了鼓励大家加油干，李华带头喊起了口号："武汉加油！中国加油！再拼一把！我们一定赢！"队员们一遍一遍高喊着口号，咬咬牙继续搬运物资。从到武汉的第3天起，11名淄博蓝天救援队队员又承担起了对城区消杀的工作。作为队长，李华主动请缨，带领队伍出营地成为蓝天救援队第一支进入城区消杀的队伍。在华中师范大学集中隔离点，对30多栋楼进行了消杀，之后对湖北省委、华南海鲜市场、火车站仓库、湖北日报社宿舍区等进行了消杀工作。除了消杀，队员们还给华中师范大学的3个隔离点送菜，每次出发前，李华都会反复检查队员们的防护服。据统计，在武汉期间，李华带领队员每天工作近14个小时，累计搬运食品、医疗物资2万余箱、消毒液75吨，消杀总面积近50万平方米，并为170多名全国各地志愿者做了热腾腾的饭菜。

李延照

青岛红十字蓝天救援队队长

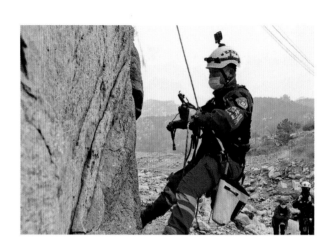

那一抹战"疫"蓝，温暖万众

"疫情就是命令，全民抗'疫'，这场没有硝烟的战争，幸得参战，见证山河无恙。"回忆起60多天艰苦卓绝的防疫阻击战，青岛红十字蓝天救援队队长李延照感慨道。

24小时全域作战——"我们不能退，因为后面就是家"

作为青岛市文明实践基地的红十字蓝天救援队，参与抗"疫"以来，其借助专业优势，备灾充分，反应迅速，协调指挥三个生命共同体单位、四个区市作训机构统一部署，在所规划的市区（市南、市北、李沧）、崂山、城阳和即墨、青西新区、平度、莱西六大"战区"内展开全域抗"疫"作战。"战斗打响后，我们充分发挥救援队党支部的引领作用、战斗堡垒作用，从我开始，全体党员冲上一线带动其他队员和社会志愿者参战。"李延照说。

从大年初一开始，李延照调度并带领队员协助各"战区"单位进社区、进企业开展预防性消毒公益服务，确保人民群众身体健康。"战斗初期，各区域基层社区和村的消杀设备很多尚未到位，但疫情不等人，我们的人员先上，装备先上，防控力量不断向社区下沉，所有工作24小时连轴转，人歇机器（弥雾机等）不歇。"全域消杀攻坚阶段，李延照不停地奔走于各大"战区"，协调调度，指挥作战，保障防疫物资补给，参与前线消杀。物资不够用了，他去四处张罗购买；机器坏了，他去紧急抢修，并将在实战中取得的大量维修经验毫无保留地传授给队员和国内多支救援队伍——人歇机不歇，队员歇他不歇。截至3月16日，团队总共消毒49.548490平方公里，出动志愿者3514人次，单项消杀志愿服务时长6143小时，受益862049人，累计对439个社区及企事业单位进行预防性消毒。"战斗当前，疫情险峻，我们不能退，因为后面就是家，我们多付出一些、多坚守一刻、多消杀一片，更多人的安全将得到保障。作为专业救援力量，这是我们的使命，是我们义不容辞的责任。"

战"疫"蓝力量——"哪里需要我们，我们就往哪里上"

2月4日，李延照带队走进城阳区流亭街道、上马街道，为其各送去了1吨消毒液和1吨酒精，以缓解部分基层战"疫"阵地物资紧张的情况。战"疫"打响后，由李延照牵头并统筹的25万元抗"疫"物资被分批次无偿运送至城阳、胶州、平度、莱西、崂山等地的战"疫"一线。"这些抗'疫'物资，共包括11吨消毒液和12吨酒精，物资到达后，我们认为要让这些防疫物资发挥最大效能，服务于广大岛城人民，促进社会安全和稳定。于是第一时间对接联系青岛各地，统筹物资紧缺情况，对紧缺严重的单位优先补给。"李延照说。

而自疫情发生以来，截至3月29日，青岛红十字蓝天救援队自主投入的防疫物资总价就超过16万元，包括约2200套防护服、56000个一次性口罩、21000副一次性手套、700公斤左右的酒精、150公斤左右的84消毒液、21台弥雾机等。截至2月29日，救援队共动员志愿者2991人次，志愿服务时长11676小时，配合77个社区单位做好疫情防控值班值守工作。"我们将我们的一切交给了国家，哪里需要我们，我们将往哪里上，让蓝天救援队的专业救援与防控力量深入到青岛每一个区域、每一个社区。"

在这一过程中，救援队再次发挥自身专业优势，通过主流媒体面向社会及时发布个人防控指导性、科普性信息，同时间赛跑，与病魔较量，带动广大市民树立正确的防疫观念，学好用好防护装备。"社区是防控疫情最重要的阻击阵地，我们在城阳区文明办的组织协调下，招募了近150名应急志愿者，通过专业培训后投入到人口密集的社区、楼宇，以协助相关单位做好返程复工潮下的疫情防控。"李延照说。

在李延照获评"中国正义人物"时，曾有这样一段评价：他是铁打的汉子，是废墟上不倒的柱、不断的梁。他一次次奔赴受灾现场，心里装着使命，衣襟上沾满晨光，像一名战士，在自己的阵地上战斗；像一位天使，用坚毅驱赶绝望——李延照，这位"战斗天使"，带领着他的防疫"蓝色军团"，前赴后继，决胜疫情。

刘邦军

滨州市滨城区白鹭公益服务中心主任

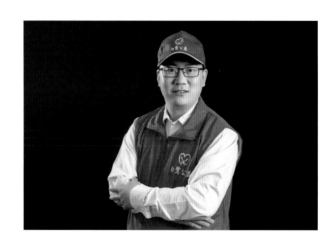

　　"疫情就是命令，防控就是责任。"刘邦军是滨城区住建局技术服务中心主任，也是白鹭公益服务中心这个公益组织的缔造者、领导者，在完成局领导分配的抗"疫"工作的同时，不忘社会组织在党和人民最需要的关键时期的社会担当，组织志愿者成立百余人的战"疫"应急分队。

　　刘邦军请求战"疫"的申请获得批准以后，率领一百多名志愿者，协同滨城区其他职能部门参与"环滨州阻击新冠病毒阻击圈"检查点的前线抗"疫"战斗，靠前指挥、日夜坚守；同时，在滨城区民政局的领导下，率领志愿者担负起了全区18个养老机构的抗击疫情物资的配送及联防联控工作，亲临一线督导督查各个机构落实相关防控要求的情况；同时心系金马、万隆等小区的"网格"治理防疫工作，每日督查并安排志愿者前往支援；组织志愿者参与环滨州阻击圈达2100人次，服务时长17000小时，检查进出车辆近20000车次，进出人员30000余人，劝返外籍人员300余人；为全区养老机构配送蔬菜及抗"疫"物资20余吨，出动志愿者500余人次、服务时长达4000余小时；加强小区"网格"治理，发动志愿者参与130多人次，服务时长1100小时；至今，白鹭公益的"红马甲、红袖标"依然在滨州火车站、全区18个养老机构、部分小区的"网格"治理等发挥着一个社会组织应有的作用。

刘长城

威海长城爱心大本营党委书记

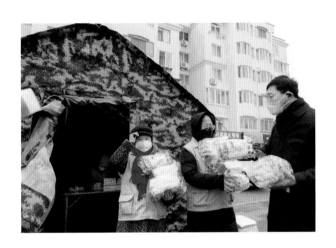

　　新冠肺炎疫情期间，刘长城同志以一名共产党员的责任担当，积极发动并率领长城爱心大本营团队志愿者，发扬"一方有难，八方支援"的战"疫"精神，在做好安全防护的前提下，科学有序地统筹疫情防控期间各项后勤保障工作，万众一心抗击疫情，众志成城共渡难关。近两个多月时间里，先后组织了为重度残疾人免费寻诊送医，为困难残疾人免费购物送生活、防疫物资，为社区值班执勤人员发放保暖和防疫物资，为出征医务人员、一线执勤民警义务理发等各种志愿服务活动近20次，用实实在在的行动和一件件的防疫小事筑起牢固的防疫城墙，近700名参与活动志愿者零风险零感染。

早介入，善作为，做残疾人朋友的"保健员"

　　疫情开始后，为减少残疾人出门就诊时间和风险，刘长城积极组织志愿者"逆行"而上，在科学防护前提下上门帮助286名轮椅残疾人解决取药、就医、送诊及康复治疗等难题，在线为126名残疾人及其家庭成员提供心理干预服务，帮助他们排解各种恐慌及不稳定情绪。

早协同，勤作为，做残疾人和"疫"线人员的"服务员"

　　为了让残疾人朋友足不出户就能够生活无忧，长城爱心大本营第一时间联合荣成燕语春风社工服务中心、文登蒲公英公益中心及各县市区邻近志愿者团队，深入开展走进社区送粮、送菜和送家居消毒用品。先后为230余户（次）困难残疾人家庭送去生活和防疫消毒物资，为近60个社区执勤卡点志愿者和一线新闻工作者送手套10000副、口罩4600余个，保暖热帖10000余帖，筹集、捐助、发放生活和防疫物资总价值约32万元，为全民战"疫"做出了贡献。

抓团队，广作为，做"疫"线勇士们的"理发员"

疫情发生后，理发店等很多服务行业都暂停营业，昼夜奋战的医护人员、公安干警的理发问题，成了困扰他们正常工作的"头等"大事。刘长城积极发动团队优势，组织志愿者团队中的理发店、理发师，在做好排查、测温、防护、消毒等一系列安全措施的前提下，先后组织了20余家理发店的60多名理发师志愿者，为威海市中医院、解放军九七〇医院、威海市公安局环翠分局等单位出征"疫"线的400多名医务、警务工作者免费理发，让他们感受到了爱心团队的温暖。

抓包保，常作为，跟进服务做残疾人朋友的"守门员"

在以往结对帮扶基础上成立了疫情防控志愿服务包保小组，对建档立卡的困难残疾人家庭实行"一对一"包保联系人负责制。每一个困难残疾人家庭都有一名志愿者包保联系，负责他们的生活、防疫、康复训练、技能学习等一系列志愿服务和脱贫攻坚帮扶指导。志愿者通过大数据等手段，详细掌握包保残疾人的家庭情况、身体健康状况、监护人信息、生活和精神需求、个人爱好特长等。残疾人朋友有什么问题，包保志愿者及时处理，妥善解决，包保志愿者自己解决处理不了的第一时间上报大本营总部，由大本营团队靠上去解决处理。122名重度困难残疾人都有了自己的"包保"联系人。

抓宣传，久作为，身体力行做团队志愿者的"宣传员"

疫情期间，刘长城在坚持以身作则、躬行实践做好各项防控工作后勤保障志愿服务的同时，始终把宣传报道作为激励和带动志愿者团队砥砺前行的重头戏。每次志愿服务活动的方案起草、宣传报道等，他都亲自部署、亲自参与、亲自把关、亲自了解，掌握舆情及社会效果。疫情开始至今，由他亲自把关的宣传稿件，在国家级媒体刊发5篇，其中学习强国平台刊发长城爱心大本营志愿服务活动相关稿件1篇；省级媒体刊发12篇，其中学习强国山东学习平台7篇；市级媒体32篇。其中，以长城爱心大本营志愿者为社区卡点执勤人员送防疫物资为主要内容的《威海长城爱心大本营向社会捐赠抗"疫"物资》一文被新华社刊发；以开展系列义剪志愿服务为主要素材的《战"疫"勇士开展"头等"服务》在央视12套播出；以长城爱心大本营开展各种后勤保障志愿服务为主要内容的《脱贫攻坚行进中的战"疫"坚守》被2月4日《中国扶贫》杂志长篇刊发；《战"疫"有你也有我——山东威海长城爱心大本营助力防疫》的长篇报道，3月19日被学习强国全国平台刊发；3月25日，中央电视台热线12利用一个多小时时间，对长城爱心大本营倾力打造的国内首个全方位精准扶贫助残系统暨"双白"之门8+1公益助残综合项目基地进行网络直播，收到良好社会效果。

侣雪玲

济南市槐荫区外海实验学校卫健处副主任

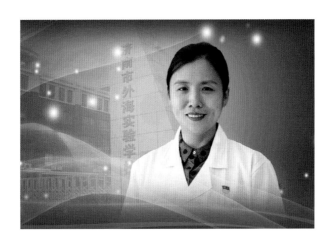

医者　师者　守护者

侣雪玲，济南市槐荫区外海实验学校的一名普通校医，一个9岁孩子的妈妈。当疫情袭来，她正面迎击，投身志愿者行列，以柔弱之躯扛起重责大任，以医者仁心书写使命担当。

位卑未敢忘忧国，危难时刻，以舍我其谁的气概，勇敢担当

疫情来势汹汹，不断上升的确诊与疑似病例的数字，牵动着侣雪玲的心。1月27日，当看到槐荫区医疗协会在招募志愿者，她没有丝毫的犹豫第一时间报名。此时，她和因工作常年聚少离多的丈夫，刚刚团聚了五天。面对年仅9岁的儿子，她只留下了"妈妈去打怪兽，你在家做抗'疫'小卫士"的话语，便连夜匆匆赶回济南，随时待命。1月30日她来到槐荫区密切接触人员留观点，成了一名光荣的志愿者。"国家危难时刻，我不站出来，对不起自己的良心。"没有豪言壮语，只有发自内心的淳朴想法，她说只是想要为国家做点力所能及的事，暂时放下儿女情长，暂时告别年少的儿子，舍小家顾大家，危难时刻冲上前。

临危不乱，镇定从容，能战善战

刚到留观点，每天需要及时统计、准确上报各类数据，一开始，大家因没有应对经验而有些许慌乱。

侣雪玲主动请缨，通宵奋战赶制各类统计表格。同时，还制作了简洁明了的工作流程图，张贴在指挥部的墙上，帮助大家尽快熟悉工作环节，进入“战时”状态。此外，她还积极协调志愿者，对接部门之间的工作。高度的责任心和一流的组织协调能力使她在众多志愿者中脱颖而出，第三天就被调到指挥部，担任护士长一职。

侣雪玲在留观点的工作表现如此突出，是她一贯自我严格要求和刻苦训练的结果。平时在学校，她也总是冲锋在前，踏实勤勉，带领团队高质量完成各项工作。平素就练就的专业技能，使她快速适应了留观点的组织协调工作。统计、安排值班人员班次、及时更新留观数据，协调部门间的配合等，使得工作有条不紊地推进。经过她和同事们的共同努力，留观点运转有序高效。

冲锋在前，身先士卒，忘我奉献

在医护人员配备不足的情况下，她主动要求天天当班，开启“白+黑”工作模式，完成白天的各项工作后，晚上接着值班。日常的护理工作中，她时刻关注着患者的情绪变化，并进行耐心细致的心理疏导。连续二十多天连轴转，她无怨无悔，累了就在桌子上趴一会儿。她手上常常拿着两个对讲机，一天要打几百个电话进行沟通协调。为了节约防护服，她少喝水少吃饭以减少上厕所的次数，以最低的生理需要支撑超高强度的工作。“在生命面前，一切都是小事。”她心里想的是为前线的医护人员省出一套防护服，让他们多一份保障。

任劳任怨，坚忍顽强，敢打硬仗

从进入留观点至今，侣雪玲已坚守了57天，目前留观点的工作依旧十分繁重，学校防疫工作也是千头万绪。学校领导考虑到志愿服务工作已令她异常疲惫，提出安排其他老师接手她在学校的工作，她却表示自己完全可以两者兼顾。这就是侣雪玲，困难面前从不退缩，总是迎难而上，以实干彰显自我风采。从成为一名志愿者至今，侣雪玲每天工作12小时以上，她认为在国家需要的时候能贡献自己的力量无上荣光，任何个人的困难都不在话下。

战“疫”显初心，火线践使命

3月25日，侣雪玲在党旗下庄严宣誓，光荣加入中国共产党。“疫情不退我不退，我将继续遵循内心信仰，全心全意为人民服务。”关键时刻挺身而出冲锋在前，是在日常工作中严格要求自己、不断提升自己思想认识的结果。她不计辛苦、不计得失，不仅有医者仁心，更彰显教育工作者本色。她的一言一行无不折射出服务人民的赤诚之心，她以自己的实际行动向党组织交上了一份合格答卷。

孙志强

潍坊市领航社会工作事务所理事长

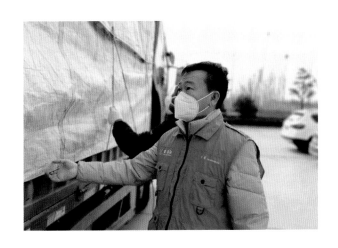

搭建网络平台，让社会力量参与疫情防控

在新冠肺炎防控期间，潍坊市领航社会工作事务所、潍坊市鸢都义工公益服务中心理事长孙志强多重身份加身，他是志愿者、专业社工，是疫情面前的"第一响应人"；他是资源链接者，是山东省联合救灾网络疫情防控协调平台的搭建人；同时，他也是捐款人、募捐人。面对疫情，孙志强像一个巨大的中心枢纽，及时分辨求助、捐赠信息，牵线对接，硬生生将自己打造成了一个超级对接平台。

忙于梳理物资信息，每天只睡三四个小时

3月5日清晨5时许，孙志强声音嘶哑，一边接打电话，一边对照物资表调拨物资。他当天筹集了100多个抗"疫"温暖生活包，助力因疫情隔离在家的困境老人安全度过疫情期。"生活包里有口罩、酒精等防疫物资，还有食用油、大米等生活物资。"孙志强说，不同群体防疫需求不同，面对突发疫情，他一天至少打上百个电话，联络物资和求助群体，因地制宜推出"个人防疫包""社区防疫包""志愿者团队防疫包"等适合不同群体的防疫包进行配发。

截止到3月26日，孙志强已经坚守在防疫一线60多天，始终没有退缩。孙志强共为潍坊市各街道、社区、医院、公安、学校等一线防控人员捐赠价值40余万元的1624吨防疫物资；为山东省援鄂医疗队

326名医护人员捐赠关爱金89万元；为全省1000名孤寡、困境老人捐赠价值23万元的1000套"抗'疫'温暖生活包"；为潍坊援鄂医疗队和一线医务人员的未成年子女捐赠价值91250元的250套"儿童温暖包"；为全省50家志愿服务组织捐赠5万元的"团队防疫包"；为全省5个地区公益机构支持8万元防疫费用和2万元防疫消杀装备。不光是山东，在孙志强的协调下，湖北当地也收到了一份份特殊的"温暖礼包"。孙志强协调爱心企业捐赠价值60余万元的羊奶并运送到湖北各医院；为潍坊援助武汉医疗队捐赠2000个N95医用口罩；为湖北多地乡镇医院和志愿者捐赠10000个一次性医用口罩。

招募志愿者870名，防疫消杀445平方公里

在疫情防控初期，孙志强搭建起山东省联合救灾网络疫情防控协调平台，在全省范围内招募有专业技能的志愿者，积极协助党委和政府的联防联控统一工作部署，这是全省最早的社会力量参与疫情防控协调的网络平台。

自1月24日网络响应启动以来，孙志强运行的潍坊市领航社会工作事务所先后从中国社会福利基金会、壹基金、南都公益基金会取得了项目支持，将项目视需求情况分布到全省，让志愿者在确保自身安全的前提下，力所能及地当好"第一响应人"，在防疫消杀、疫情防护宣传、稳定社会情绪等方面提供具有一定专业水平的志愿服务。孙志强用志愿服务激活群防群治"一池春水"。截至3月26日，山东省联合救灾网络疫情防控协调平台累计招募应急志愿者骨干870名，出动车辆5700台次，组织应急救援队伍对潍坊9970个村居、社区的防疫消杀，面积达445平方公里；已组织620名志愿者，协助街道、社区开展居民情况登记工作；组织1872名线上志愿者，为居民提供防疫宣传及心理咨询服务；为全省151家一线联合行动机构提供宣传平台，每天坚持编发上万字防控简报。

致敬援鄂医护人员，为他们申领关爱金

孙志强在做好手头工作的同时，一直关注着湖北的疫情信息。得知在抗击新冠肺炎疫情的过程中，全国有多名医护人员劳累过度或感染病毒，作为一名山东的志愿者，孙志强决定用自己的力量向这群逆行英雄致敬，并且将这份敬意化为实实在在的保障，为医护人员解除后顾之忧。

为此，潍坊市领航社会工作事务所在山东省志愿者行动指导中心和潍坊团市委的支持下，联系潍坊地区及山东省援助湖北的医院，在国家基本福利制度的基础上，为医护人员成功争取到一笔长期的"关爱金"和"保障金"。截至3月26日，孙志强联合中国社会福利基金会发起的"守护山东战'疫'天使"项目，已为山东省援助湖北医疗队326名医护人员提供关爱金890280元。

吕 斌

菏泽市郓城县志愿者协会会长

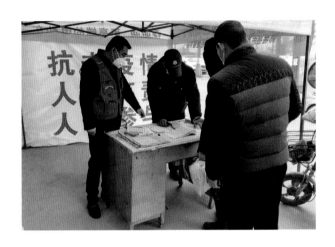

　　新冠肺炎疫情发生以来，中国好人榜好人、郓城县志愿者协会会长吕斌积极响应政府号召，主动履行社会责任，积极组织广大志愿者科学有序参与疫情防控和关心关爱一线医务人员志愿服务活动，充分联络各方力量进行捐款捐物，当好疫情防控的"守门员"和"后勤保障员"。

　　疫情期间，吕斌组织郓城县西苑社区、华灵小区、乐园小区、七里铺社区等地的百余名志愿者，按照就近就便原则建立小区值守小组，配合疫情防控工作人员，有序开展卡口值守、进出登记、疫情排查、体温测量、消毒消杀、秩序维护、帮助老弱病残居民购买生活必需品等志愿服务活动，有效充实了疫情防控一线力量。2月2日，吕斌联系当地爱心企业，将价值10万元的消毒液等物资送到郓城县融媒体中心、应急管理局、诚信医院、友谊医院和唐塔医院等单位，为一线工作人员献上爱心。2月3日，吕斌个人出资3万余元，以郓城县志愿者协会的名义将购置的33箱医疗物资发往物资紧缺的湖北省鄂州市西山街道社区卫生服务中心，3月12日收到鄂州市西山街道社区发来的感谢信。为做好关爱一线医护人员家庭行动，吕斌组织志愿者成立5个结对帮扶小组，定点帮扶5位郓城籍驰援湖北抗击疫情的医护人员家庭，每周定期看望，为他们送去爱心蔬菜、消毒液等物资。吕斌和广大志愿者们放弃休息时间，共同坚守一线，捐款捐物献真情，充分彰显了志愿者风采和担当。

济南市历下区燕山街道 "新时代泉城义警"志愿服务队

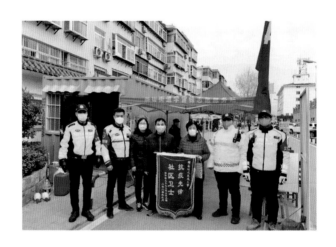

　　燕山"新时代泉城义警"铁骑队成立于2019年9月，在历下区新时代文明骑士联盟基础上发展壮大而来，是历下区民政局备案登记的正规公益社团组织，泉城义警铁骑队的主管部门是和平路北社区党委，同时自觉接受历下区委宣传部、燕山街道党工委、燕山派出所、历下交警的领导和业务指导。

　　疫情突如其来，作为志愿者，他们身上散发出的光芒在阴霾锁泉城之时显得格外耀眼。二中队队长张强在接到集结号令后，从泰安老家即刻赶回，第一个赶到社区开始防控工作，投入到这场与时间、与疫情赛跑的战斗中；队员高媛在接到集结通知后没有片刻迟疑、没有丝毫退缩，第一时间赶赴抗击疫情的战场；赵乾坤作为一名行政机关党员，面对疫情，主动舍弃家中年幼需要照顾的女儿，充分展示了党员先锋模范作用和高度的政治责任感；队员金衍虎是一名退伍军人，现为槐荫区交警大队的辅警队员，过年这几天晚上一直在济南北高速路口做防疫检查工作，下了夜班接着赶到社区参与防疫工作。

　　从接到"集结号"的那一刻起，30多名铁骑队员第一时间赶赴社区抗击疫情的战场，哪里任务重，他们的身影就出现在哪里，没有个人安全的权衡，没有个人小家的顾虑，"穿上绿马甲"就是使命在肩，就是责任使然。他们连续1100小时坚守在社区防控一线，配合社区工作人员及时开展上门随访、体温监测、卡口封闭、消毒消杀等疫情防控工作，为防疫工作取得阶段性胜利贡献了力量。

泰安市岱岳区道朗镇
退役军人志愿服务队

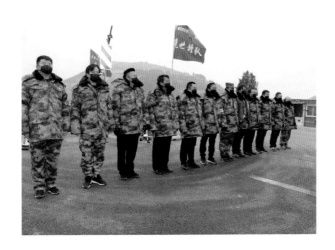

　　新年伊始，在防控新冠肺炎疫情关键时刻，泰安市岱岳区道朗镇退役军人自发组织成立防疫突击队，义无反顾挺身而出冲锋在基层一线疫情防控的战场上，他们用实际行动诠释着军人本色。

　　泰肥一级路作为省道，按照上级要求设置了留验站。突击队共有16名骨干成员，全部为中共党员，平均年龄40岁，他们在留验站点主要负责对过往车辆进行劝返、登记、测温、消毒等工作，强化防控。白天队员各自坚守在自己的工作岗位上，晚上从6点起，每晚三班倒，肩负起夜间留验站的全部工作，值班登记确保交接班无断点现象。为更好地完成工作任务，队长袁风雷对相关工作流程进行了培训，并积极协调区生态林业中心配备高压喷雾器。夜间的气温降至零下，突击队员们依旧坚持身穿红色马甲，佩戴袖章，装备好防护眼镜和口罩，为过往车辆消毒、登记，从未有过退缩。

　　"疫情就是命令，各级都在动起来防控疫情，我们作为退伍军人，要尽我们的一分力量做到退伍不褪色。疫情防控，我们不能缺席！"他们发挥党员的先锋模范作用，用实际行动证明了退役军人"退伍不褪色""若有战，召必回，战必胜"的优秀品质和使命担当，为遏制疫情蔓延贡献了自己的力量。

济宁慈善中国好人
秋英爱心义工团

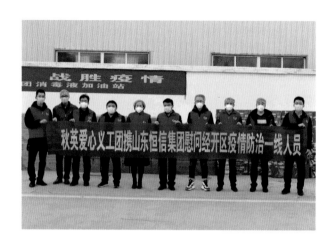

迎难而上，竭力募集爱心防疫物资

自疫情发生以来，秋英爱心义工团的志愿者们发动社会各方面的力量筹集口罩、84消毒液、酒精、手套、新鲜蔬菜、水果、方便面等食品紧急送往医院、环卫、高速收费站、交警队、村庄、社区等80余个执勤点，让一线人员感受到了来自社会大家庭的温暖，增强了一线人员的战斗力，并缓解了执勤人员的压力。

设立"爱心补给站"，为一线执勤人员提供长效帮扶

随着疫情的不断发展，部分一线单位消毒水等物品消耗量较大，一次性捐赠难以解决长期需要。于是，秋英爱心义工团开创性地设立了"爱心补给站"，并面向一线执勤人员公布联系电话。一旦有需要，执勤人员可以直接来补给站免费领取，极大地缓解了一线防疫难题，受到了一致好评。

紧急救助贫困养殖户，为滞销鸡找到市场

受疫情影响，养殖大户刘福碧有7000余只待售红公鸡销路受阻，资金周转困难。秋英爱心义工团听说后立刻到养鸡场实地考察、了解情况，在充分保障食品安全的前提下，通过义工团公众号号召全社会购买爱心鸡。为确保爱心鸡保质保量地送到爱心人士手中，秋英爱心义工团的志愿者们既当"接单员""装卸工"，又当"过称员""快递员""收银员"，全方位、无死角地帮助养殖户共渡难关，最终养

殖户的待售公鸡一销而空!

爱心助农,"蘑菇姐姐"滞销草菇变畅销

受疫情的影响,"蘑菇姐姐"臧秀霞每天有1000多斤新鲜草菇卖不出去,损失巨大,给企业带来了难以承受的压力。秋英爱心义工团得知后紧急发出爱心助农"蘑菇姐姐"的消息,消息一出,让本来滞销的草菇一下子就"火"了,"蘑菇姐姐"如今电话不断,还成立了几个配菜团为大家配送新鲜草菇。

发动公益募捐,21万余元爱心款驰援武汉疫区

为了更好地支援疫区,秋英爱心义工团全体成员开展爱心募捐活动。自2月11日开展以来,第一天就募集13万余元并通过济宁市慈善总会捐赠给武汉。很快,众多爱心企业和爱心市民也纷纷加入。截至目前已募集善款21万余元,爱心仍在继续,力量还在凝聚。

青岛交运集团"米图出行党员先锋抗'疫'志愿服务车队"

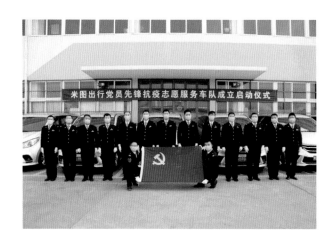

米图出行党员先锋抗"疫"志愿服务车队（以下简称志愿服务车队），是由青岛市交运集团有限公司青岛东方客运分公司立足行业特性，勇担国企责任，同心抗击疫情，于2月2日紧急组建成立的，主要为青岛市抗"疫"一线人员及特殊人群提供免费交通运输服务。

紧急组建成立，为抗"疫"一线人员解应急出行难题

疫情期间，公共交通出行受到影响，一些抗战在疫情防控一线的职业群体时常会遇到出行困难。基于以上考虑，东方客运公司立即组织成立志愿服务车队，为抗"疫"一线人员提供免费出行服务。之后，青岛大批医护人员赴湖北支援，为解除他们的后顾之忧，志愿服务车队又扩大服务对象范围，为他们的家属按需提供免费出行服务。

志愿服务队时刻待命，提供出行服务

志愿服务队虽然设定了早8时至晚5时的服务时间，但在具体服务时却是不论时间，时刻待命，多次接到夜间出行需求，志愿服务队从不推脱，立即赶赴现场提供服务。遇到紧急的保障服务任务，志愿者们经常连饭也顾不上吃。志愿服务队成员们为了完成服务使命，舍小家顾大家，全力以赴为抗"疫"一线人员提供安全便捷的出行服务。

严格做好防控措施，保障服务过程安全

为保障疫情防控措施精准实施，服务过程消毒工作到位，每辆服务用车配备免洗洗手液、一次性医用口罩、红外线体温检测仪以及84消毒液和酒精，并执行"一次服务一消毒"的措施。志愿服务队还邀请医生现场指导志愿者们正确摘戴口罩、测体温和车辆消毒。

学雷锋志愿服务常态化开展

抗"疫"志愿服务队虽为应对疫情而生，但是自青岛市米图出行党员先锋抗"疫"志愿服务车队创立伊始就已经开始为社会提供爱心志愿服务，例如曾为淄博来青的贫困父子提供免费上门送站服务。疫情期间，车队进一步明确服务宗旨、服务对象，建立完善服务制度和服务流程，组建成立后立即向社会公布服务热线和服务信息，主动为抗击疫情贡献志愿力量。

疫情期间，青岛市米图出行党员先锋抗"疫"志愿服务车队共提供应急出行服务100余次。疫情结束后，志愿服务队将作为一个社会公益服务组织继续为社会提供力所能及的志愿服务，传递温暖传递爱。

淄博市张店区"暖心圆家"
疫情心理援助志愿服务队

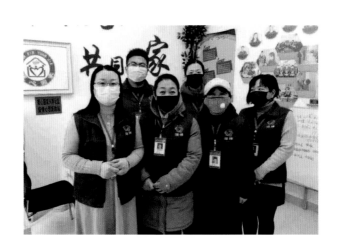

　　新冠肺炎疫情发生后，在市、区相关部门共同努力下，张店区兴乔社区率先组建"暖心圆家"疫情防控心理援助志愿服务队，成立全市第一家社区疫情心理援助站，实施"三抓"服务，抓主动、抓无痕、抓效果，全心全意为居家自我隔离群众解决情绪之忧。援助案例包括初期的疏导心理恐慌、疏解劝返点志愿者情绪、解决居民禁足期间家庭关系带来的情绪问题、助力孩子适应网上开课的新方式等，打造有温度的心理援助空间。在他们的带动下，全市的心理援助志愿者积极参与到这一行动中来。他们给社区居民分发建议信，告知广大社区居民疫情期间时刻关注老年人的心理健康；针对"网课时代"宝妈们面对"熊孩子"的种种无助开出了"良方益药"；联合齐商银行开办免费打印室，解决了学生们无处打印学习资料的烦恼；主动给社区工作人员、志愿者做"心理减压放松"，让他们以更好的状态全身心投入战斗；为高青县田镇街道高苑社区等抗"疫"一线的姐妹们免费做团体心理辅导，鼓舞抗"疫"斗志。

　　据不完全统计，疫情期间，暖心圆家疫情心理援助站通过电话接听、线上咨询和一对一面对面免费咨询等方式接受咨询100余例，第一时间为"来访"居民提供了精准的心理干预和温情的心理疏导。该团体的先进事迹先后被《中国妇女网》《齐鲁女性》等中央省市各级新闻媒体做了宣传报道。

德州市志愿者协会

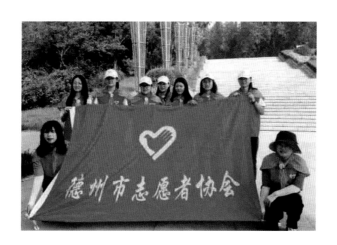

疫情就是命令，防控就是责任。德州市志愿者协会在疫情严峻之时，组织志愿者成立抗击疫情志愿行动小组，发动社会各界爱心企业、爱心人士和广大志愿者参与捐赠、筹备和购买防疫物资，支援德州一线防控疫情。

防疫物资支援一线行动

协会筹备84消毒液和酒精消毒液5吨、消毒灯车2台、300个医用口罩、100个N95口罩、30套防护服、消毒片、双氧水和消毒免洗洗手液等，总价值36000元。组织志愿者将捐赠的防疫物资送到德州高铁东站，各个高速路口，交警直属大队、交通运输综合执法支队、德州市教体局、德城区教体局、援鄂德州蓝天救援队、德城区环卫局，各街道办事处和居住小区，乡镇政府、乡村、敬老院和德州四所助残特殊群体学校等，确保一线人员的物资保障。

线上线下齐防疫

协会发动了300名志愿者参与线上志愿服务防疫宣传，用倡议书、书法、诗歌、朗读、绘画、运动等形式传递防护知识和正能量，营造共同防疫的良好氛围。在各小区、乡村、学校和网络信息群宣传疫情知识，倡导全民重视疫情防控。线下则由协会组织志愿者在社区执勤检测和消杀，助力德州市消杀战"疫"。

援鄂家属我守护

德州市志愿者协会成立德小青专项志愿团队，对全市援鄂医务人员家属，通过"4+1"志愿服务形式（每个医护人员家庭配备1名生活关爱青年志愿者、1名专业心理咨询师志愿者、1名网络志愿者、1名优秀教师志愿者），开展生活关爱青年志愿服务、"微心愿"青春圆梦、心理关爱线上志愿服务、学业辅导线上志愿服务四项服务行动。为全市43名援鄂医护人员家属送去生活物资、防护消毒用品、蔬菜、牛奶、儿童图书和文具等，总价值33000元。

协会主动提供防疫需要的各类帮扶，共青团德州市委书记王成表示："青年志愿者是德州市团员青年的中坚力量，担负着弘扬真善美、传递正能量的神圣使命，同样也是这次防疫抗疫中的后备力量，志愿者已经做足准备，召之即来，来之即战，战之必胜。"

烟台市福山区人民医院南丁格尔
志愿者服务队

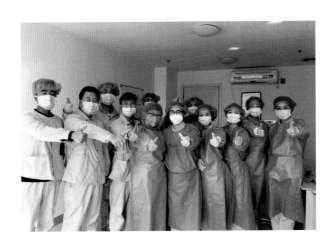

有一种战场没有硝烟，有一群勇士没有盔甲，他们以仁心大爱承担着国家民族道义，用精湛的医术给予患者生的希望！疫情袭来，他们用血肉之躯为百姓筑起防疫之堤，践行南丁格尔的永恒誓言；用逆行之姿彰显福医人"诚信、协作、求实、创新"的高贵品格，他们是名副其实的战"疫"勇士！

南丁格尔战"疫"勇担当

1月22日，医院成立了抗击新冠肺炎救治小组，护理部迅速行动，紧急备战，统筹、协调、部署、落实，以最短的时间做好了大战前的各项准备。腊月三十取消休假，迅速组建了15人的护理志愿者第一梯队，清晨完成培训，安排好值班人员，物资床位准备就绪。随着疫情发展，隔离病区、发热门诊等防控一线岗位的任务越来越重，护理部未雨绸缪，相继组建了6支护理志愿者防控梯队，共计63人。

方舱内的南丁格尔

接到支援湖北的紧急通知已近凌晨一点，在短短的1个小时里就有27名护士报名，王艳艳、魏婷婷是他们中的优秀代表，他们舍弃家人，带着全区人民的重托和希冀从烟台一线奔赴武汉一线，投入方舱内战斗。

你为大家服务，我为你服务

自2019年年初至今，福医南丁格尔团队联合益善德志愿服务开展新时代文明实践系列活动，1月23

日南丁格尔志愿者服务队领导联合益善德的志愿者，为坚守在抗"疫"一线的医务工作人员免费提供理发服务，爱心志愿者说："面对疫情我能用自己的专业技术为医院身处一线的医务工作者理发，我感到非常荣幸，为他们剪去一身疲惫，剪出抗'疫'必胜的精气神，用实际行动来回馈这些年南丁格尔志愿者们对我们的关爱。"

守护社区群众生命健康

疫情期间，社区内老人大都体质较差，抗病能力弱，不能外出，南丁格尔志愿者们定期对社区内行动不变的老人进行居家消毒、换药、血糖监测、更换胃管、宣传疫情防控知识等。抗击疫情，我们南丁格尔志愿者就要冲在一线，不让病毒有机可乘，守好社区群众生命健康第一道关口。

日照平安志愿者协会

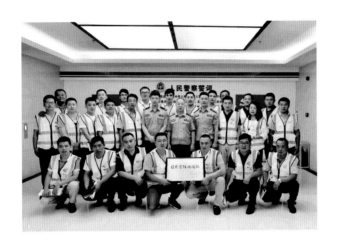

　　日照平安志愿者协会按照中央的总指示和市公安局党委、团市委、文明办等单位的具体部署，疫情面前全市平安志愿者们充分践行"奉献、友爱、互助、进步"的志愿服务精神，在当地党委政府、社区民警的带领下，全市4000余名平安志愿者在第一时间火速开展各类疫情处置工作。

　　大年初一，协会办公室研究出台《关于在全市范围内开展抗击疫情志愿服务工作的通知》，并以协会2020年1号红头文件下发，全市174支志愿服务队斗志昂扬，积极报名。经过卫生防疫部门的培训，一声令下，迅速投入到各个防疫战场，做好疫情防控的宣传员、劝导员、监督员、战斗员。

　　深入社区开展防疫宣传、街道巡逻防控、高速路口协助检测、村居出入口协助排查、重点人员的摸排查找、防疫物资的募捐和运送等工作，志愿服务身影遍布日照各个街道、路口、村居、社区。

　　志愿者在民警带领下到本辖区各疫情防控检查站对进出车辆和行人进行登记和健康检测，实行白天黑夜轮岗执勤；岚山高铁站来往的人员比较复杂，是防控压力比较大的地方，郑成栋作为党员和志愿小组组长，带领其他几位志愿者已经在这里坚守了50天，并自费购买防疫物资给一线防疫人员；莒县招贤镇的平安志愿者王家福配合医生、民警在自己的村口驻守30多天。他的儿子叫王传宗，是《人民公安报》采访部的记者，此刻正奋战在武汉，向全世界传递着来自武汉抗"疫"一线的声音。

　　2月4日，在接到黄冈市疫情防控指挥部的求助信后，协会组织日照雷锋救援队迅速开展工作。2月5日、2月18日共2次募集资金7万余元，他们利用自己的人际关系，联系企业、菜农、商户，募集医用酒精3.5吨、蔬菜3吨、一次性餐盒20万个，以及茶业、纸尿裤、口罩、防护服……及时送达黄冈市，日照大众网对活动进行了直播、系列报道，黄冈市政府亲自发来感谢信。《今夜，出征！去湖北》《加油，"热干面"！日照17.5万只餐盒出发！》《今天下午！黄冈，来信了！》等文章被中央、省、市等主流媒体进行转发报道，阅读量高达50万次。

全市共组织4000余名平安志愿者，参与了200多个村居、社区的防疫工作，协助检测、劝离8万余人，涌现出了浮来山服务队、日照市区雷锋救援队、岚山中楼雷锋救援队等优秀服务队。

奋战50天，不为赞扬，不求回报，一直践行着"奉献、友爱、互助、进步"的志愿服务精神，他们是战"疫"一线中一道亮丽的风景线。

山东省心理卫生协会疫情防控
心理援助志愿服务队

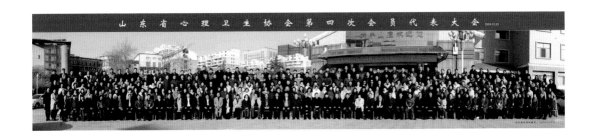

　　山东省心理卫生协会心理援助专家志愿者团队（以下简称心理志愿者团队），是由山东省心理卫生协会组织、培训、筛选后成立，主要用于指导我省新冠肺炎心理危机干预工作，专家成员均具有心理危机干预专业知识和心理咨询工作经验。心理志愿者团队成立后，配合各地政府和社区深入防控一线，通过各种方式形式开展免费心理援助活动，为抗击疫情筑牢"心防线"。

发出倡议，动员全省心理卫生工作者投入疫情防控工作

　　1月30日，协会发布《关于进一步动员心理卫生工作者积极有序参与疫情防控的倡议书》，倡议心理卫生工作者率先示范、加强防护；依法有序参与各项工作；发挥专业优势，开展专业服务；开展宣传教育，做好科学普及引导。要求协会专家们认真学习和贯彻落实党中央指示精神和决策部署，积极响应和坚决服从各级党委政府号召和统一安排，立足当地、发挥所长，积极投入疫情防控工作，为坚决遏制疫情传播扩散，夺取疫情防控斗争胜利贡献更大力量。

成立心理危机干预专家组，规范培训指导疫情心理危机干预工作

　　1月27日在协会常务理事群发布公开信，鼓励各地专家立足当地、发挥专业优势，结合工作实际在力所能及的范围内，为有需求者开展心理援助、危机干预及心理健康宣传教育；研究探索疫情时期肺炎感染者、防控肺炎医务人员、社会公众等各类人群健康状态和心理需求，为有效应对疫情开展心理援助工作积累经验。2月3日，协会成立了新型冠状病毒感染的肺炎心理危机干预专家组。专家组成员221人，每周开设线上抗"疫"公益心理援助大讲堂，分享、制作培训课件110个，有效促进了心理卫生工作者科学有序、专业规范地开展心理援助与心理危机干预等工作。

开通心理援助热线，心理援助志愿服务延伸到了湖北抗"疫"一线

2月10日，为更好地帮助公众在疫情面前培育自尊自信、理性平和、积极向上的社会心态和乐观的情绪，提高心理免疫力，增强战胜疫情的信心；同时也为更好地发挥心理志愿者团队专家的作用，惠及更多的心理辅助需求者，在省文明办的指导下，联合山东省志愿服务联合会，征集汇总全省心理援助志愿服务热线（单位）65条（个）分别在省文明网、省心协网站及"学习强国"平台向社会公众发布，并通过中央文明网向湖北发布，将心理援助志愿服务延伸到了湖北抗"疫"一线。1100余位专家先后参与在线心理咨询志愿服务，迄今接访和提供心理咨询超过12000余人次，为社会大众有效调节缓解了紧张焦虑情绪，解决心理困顿，提升心理免疫力。山东卫视、齐鲁台对此进行了连续报道。

联合举办抗"疫"心理援助公益大讲堂，助力各类人群尽快适应疫情防控条件下的工作、学习和生活

携手山东省远程医学中心，山东省开创纪元健康科技有限公司，联合举办心理健康公益大讲堂，针对当下社会大众心理实际需求和面临的心理问题，如长期参与紧张医疗救治工作的医务人员进入休整时期的心理调适、长期参与社区隔离防控的政府及社区工作人员的疲劳缓解、大中小学学生对于长时期进行网络课程在线学习的适应性、长期居家或长时间隔离后大众复工复产的心理适应等，以及新冠肺炎患者及疑似病例治愈后的心理康复问题、社会大众对逐渐恢复正常的工作和生活与节奏的适应性问题等等，约请国内专家学者做专题心理辅导报告，持续开展心理疏导和支持，筑牢大众"心理防线"。

总结反馈各地热点心理问题，提升心理援助内容和质量

每周发布全省疫情心理志愿服务信息简报，总结分析全省各地市热点问题，分享专家心理成功干预的经典案例，疫情期间，形成长效机制，不断提升全省心理卫生工作者的志愿服务能力，共同助力疫情防控阻击战取得全面胜利。

聊城市特战救援志愿者协会

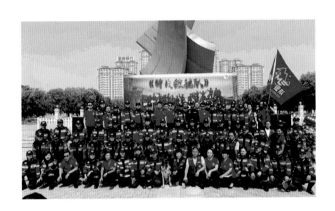

2020年年初发生新冠肺炎疫情以来，聊城市特战救援队配合各地党委政府，特别成立青年防疫突击队，连续多天对社区、村庄、单位、街道、学校等人员密集区域进行义务防疫消杀工作，消杀面积800多万平方米，出动车辆380余次，出动人员达400人次，负重150余吨药水、1.2吨消毒剂、医用酒精400余斤，使用汽油5000余升，一次性防护衣178套、防护口罩400多个、医用手套378副，任务时长累计达到410小时，志愿服务时长累计达到4000小时。在防护用品紧缺的特殊时期，特战救援队队员置个人安危于不顾，顶住重重压力，迎难而上，每天背着沉重的消杀机器在一个又一个小区、街道、公厕、垃圾中转站等人口流动区域往返进行彻底的消杀工作。虽然汗水湿透全身，消毒液残留身上又痒又麻，但没有一个人退缩，没有一个人抱怨，他们依然勇往直前，每天都积极请战。疫情不消，特战救援人不退，坚决同疫情抗战到底。

应中国红十字慈善基金会派遣，2月14日、2月19日两批由特战救援队总队长秦一杰带领，山东七支特战救援队18名精英组成的突击队驱车前往湖北一线支援。前线突击队先后完成湖北省委党校方舱医院、汉南通用机场、省委大院、省厅大院、省财政厅大院、武汉软件工程学院隔离院、纪南镇卫生院集中隔离点、江陵县党校医疗后勤服务基地、普济镇隔离区、武汉市锅炉压力容器研究所、沙市美江山隔离点及200多处社区、病家、医护人员酒店的消杀任务。截至3月16日，突击队累计负重喷洒消杀剂50余吨，完成约240万平方米以上的消杀任务。队员们每天平均工作10小时以上，背着40斤的消杀弥雾机，人均每天走3万余步。

聊城特战救援队将会继续用实际行动践行特战精神，"只要祖国一声召唤，我们随时奔赴前线"。

山东战『疫』最美警察

危难关头

他们挺身而出化作金色盾牌

维护社会稳定

疫情面前

他们日夜奋战铸就藏蓝防线

守护百姓安康

他们有着共同的名字

人民警察

疫不退 不言回

警徽闪耀

守望安宁

山东战"疫"最美警察（30人）

朱　涛	济南市公安局市中分局杆石桥派出所所长
张景革	济南市公安局交通警察支队历城区大队秘书科民警
李　旭	青岛市公安局经济技术开发区分局刑事侦查大队三中队民警
朱志谦	青岛市公安局崂山分局治安管理大队教导员
刘国栋	淄博市公安局博山分局西冶街派出所所长
高裕超	枣庄市公安局薛城分局刑侦大队基础中队中队长
王俏俏	东营市利津县公安局北宋派出所民警
王传彬	烟台龙口市公安局芦头派出所民警
郭婷婷	烟台市公安局经济技术开发区分局指挥中心民警
李　涛	潍坊市公安局潍城分局火车站派出所所长
郝家虎	济宁市公安局交通警察支队任城区勤务大队教导员
李　弦	生前任泰安市公安局泰山分局网络安全保卫大队侦查中队指导员
邵晓亮	威海市公安局高区分局治安管理大队副大队长
梁　艳	日照市公安局东港分局河山派出所教导员
朱孟飞	临沂市看守所五大队大队长
王宪成	临沂市公安局罗庄分局食药环侦大队民警
郭本勇	德州乐陵市公安局京沪高速鲁冀公安检查站站长
相明普	聊城市莘县公安局朝城派出所副所长
李　强	滨州市公安局滨城分局政治工作室副主任
成委谚	菏泽市公安局定陶分局杜堂派出所杨店警务室专职社区民警
王建彬	滨海公安局滨北分局胜苑派出所民警
金宝峰	齐都公安局东区分局蜂山派出所民警
刘　伟	山东省公安厅机场公安局副局长、直属分局局长
宫宝琪	济南铁路公安局济南公安处济南西站派出所客运执勤二大队副大队长
刘　婧	青岛海关缉私局流亭机场海关缉私分局民警
薛　钊	济南出入境边防检查站执勤四队队长
杜　慧	青岛机场出入境边防检查站执勤四队教导员
邱　彬	山东省公安厅疫情防控工作专班维护稳定组组长、治安警察总队纪委书记
吴　滨	山东省公安厅疫情防控工作专班交通管控组组长、交通警察总队副总队长
王兴杰	山东省公安厅出入境管理总队六支队副支队长

朱　涛

济南市公安局市中区分局杆石桥派出所所长

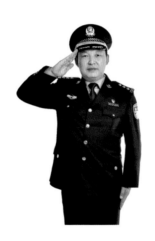

最危险的任务我来扛！

　　2020年春节，朱涛一天都没有休息。杆石桥街道8个社区的严密防控，外加一处济南市定点救治医院的全方位安保，对于杆石桥派出所所长朱涛来说，任务量并不小。在他眼里，把家搬到办公室不算什么，不分白日昼夜超负荷运转也不算什么。

"跟我上"变为"大家一起上"

　　2019年12月，山东省公安厅命名了全省50个"枫桥式公安派出所"，杆石桥派出所位列其中。新冠肺炎疫情暴发后，如何承担起一名党员干部应有的责任，带着全所的民警们发扬和传承"枫桥精神"，朱涛思考了很久。

　　随着疫情蔓延，时间不等人，为了实时跟踪辖区疫情防控情况，朱涛率先以身作则，把家搬到了办公室里。制定作战计划、参与社会面巡逻、入户随访、社区封控、涉疫类违法犯罪打击……各类工作需要他打起十二分精神，容不得半点马虎。

　　1月26日晚上8点，3名人员到杆石桥派出所报警求助，称1月19日离开武汉外出旅游，目前在济南滞留，无法返回，请求帮助。经多方联系后，朱涛亲自率队，步行近三公里将他们护送到疫情留观点，与防疫部门交接并妥善安置,让当事人对济南民警的敬业精神高度赞扬。

就这样,在朱涛的带动下,杆石桥派出所退休老党员民警主动请缨,在社区摸排情况、发放宣传材料;辅警队员为了执行防疫任务,主动取消了原定大年初五举行的婚礼;"双警家庭""医警家庭"同时递交请战书,并肩奋战在抗"疫"一线上。朱涛的一句"跟我上",好似拥有魔力一般,凝聚起了"大家一起上"的磅礴力量。

"不要怕,最危险的任务我来扛"

济南市传染病医院作为全市定点救治医院之一,承担着主要疫情防治工作。作为驻地派出所,接到安保任务时,大家的心里不是没有顾虑。面对未知风险,朱涛再次选择了带头冲。"不要怕,第一个岗我先上,最危险的任务我来扛。"

行动在第一时间得到了落实和展开,朱涛带领全所人员主动靠上,每天坚持到医院现场调度工作开展情况,指导、督促医院做好各项安保措施,核查动态、落实管控、妥善处理,确保诊疗秩序有序开展。

"一次医院接诊了一名疑似病例,由于病人患有精神方面的疾病,医生为其提取口腔细胞进行标本检测时,病人不太配合,导致检测工作一直无法开展。"由于情况紧急特殊,朱涛带领警力做好防护措施后,直接进入到隔离区外围对病人进行稳控,协助医生开展提取检测工作。近14个小时的控制等待后,检测结果为阴性,疫情排除,朱涛也松了一口气,此时已经是次日凌晨2点。

"手头的活不忙完,我吃不踏实"

对比定点救治医院的安保任务,社区疫情防控极其重要,这是保证辖区群众生命安全的第一道防线,朱涛不允许自己有一丝疏忽。他带领全所人员积极配合杆石桥街道开展防疫宣传,组织警力对辖区单位、人员密集场所、商铺及居民小区巡逻防控,带头参加居民小区封控管理工作。

白天奔跑在杆石桥街道各个社区和济南市传染病医院,晚上带领民警开展巡逻防控工作,1月24日以来,不分白日昼夜超负荷运转的工作状态,让朱涛的疲劳达到极限,但他依然坚持工作。每次饭菜留在食堂蒸箱里热了又热,同事劝他赶紧吃,朱涛总说:"手头的活不忙完,我吃不踏实。"

朱涛心里明白,他和许多公安民警一样,不顾个人安危冲在一线,目的是为了守护身后那片万家灯火。在这场没有硝烟的战斗中,人民警察永远都会肩负起自身责任和担当,做最坚强的后盾。

张景革

济南市公安局交通警察支队历城区大队秘书科民警

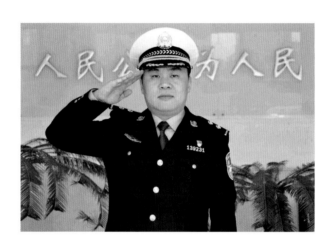

拖着伤腿，始终坚守在疫情防控一线

面对突如其来的新冠肺炎疫情，32岁的张景革选择了"逆流而上"，拖着一条伤腿，始终坚守在疫情防控第一线，用自己的行动和担当书写着最美的青春。

主动请缨，奋战一线

张景革作为秘书科民警，日常主要负责大队文字材料撰写、后勤保障、车辆管理等工作。1月25日，因疫情形势严峻，接到单位全员上岗的通知后，他立即从章丘老家匆匆赶回单位，开始忙碌物资调配和应急保障工作。"我们坚守的是济南的东大门，守护的是千万泉城百姓的安全，容不得半点马虎。"在执勤岗位上，张景革打起十二分精神，认真核对每一名重点人员和每一辆重点车辆信息，严格按照工作流程和标准履职尽责，确保重点疫区车辆和人员"一车不漏、一人不漏"。

在落实执法力度的同时，他还注重执法温度。"疫情无情人有情，我们防控的是疫情，并不是针对某个人，这种时候更需要让大家感受到我们的正能量。"疫情期间，在处置一辆运输应急物资的涉鄂车辆时，他一方面按照流程做好处置工作，一方面耐心细致地做好相关解释，非常圆满地完成了事件的处置工作，让当事人感受到了山东公安的热情与温度，得到了当事群众的点赞和感谢。

张景革在2015年因工伤被评定为九级伤残民警，由于工作繁忙，没有时间进行手术。至今，他的左腿仍有一根20厘米长的钢板和4根钢针未取出。按照大队"五班四运转"的工作机制，每班岗组的执勤时间是6个小时。低温天气下，6个小时的持续站立，对张景革来说，是一件考验毅力的事情。疫情防控以来，他拖着伤腿始终坚守在防控一线，从未退缩，充分展现了一名年轻民警不畏艰难、敢于吃苦的良好作风。

身兼数职，坚守岗位

"兵马未动，粮草先行。"作为后勤保障人员的张景革深知这点。完成一线岗勤任务后，他还要顶着疲惫，做好大队抗"疫"物资的领取和发放工作。为了减轻战友们的自身防护忧虑，他坚持快领、快分、快送"三快"原则，按照"无条件保障一线执勤人员、针对性保障内部工作人员、整体上保障营区消毒检测"的要求，第一时间将防控物资发放至各单位，并做好规范登记。尤其针对一些消耗较大的物资，更是有的放矢，精准发放。对于一线岗位反映的缺口问题，第一时间落实保障，确保及时补充供应，真正做到了装备跟着实战走、物资随着警力上。

疫情期间，他及时梳理总结战"疫"经验，组织撰写专报简报，因为白天时间忙于其他事务工作，大部分材料都要放到晚上加班加点来完成。为了全面总结大队疫情防控工作，他经常加班至凌晨两三点，确保第一时间将大队的工作情况做好汇报，撰写的内容多次被采用刊发。

全家上阵，硬核担当

张景革的妻子曹化芃，是济南市公安局森林警察支队行政执法大队民警，接到单位通知后，匆匆将年幼的孩子托付给老人，与丈夫张景革一起，投入到抗"疫"一线，积极做好市区内野生动物交易检查工作。姐姐张敬，姐夫张连涛，都是济南市章丘区中医院医护人员。张敬瞒着家人写下请战书，积极报名辖区第一批疫情防控一线人员，参与了章丘区第一个医学观察点的建设工作。张连涛从年三十开始持续坚守在医院防控一线，积极做好各项应急保障协调工作。

岳父曹洪涛经营着一家生物工程公司。疫情发生后，他迅速调集正在休假的员工返厂上岗，生产可以消杀病毒的75%医用酒精。"疫情防护，人人有责，我的女儿女婿在前线抗'疫'，我作为党员，也要出一份力。"曹洪涛说道。

面对新型冠状病毒感染的肺炎疫情，张景革和家人们坚守不同的阵地，却有着同样的初心和使命，一家人并肩战斗，用责任为群众筑起一道道安全防线。

李 旭

青岛市公安局经济技术开发区分局刑事侦查大队三中队民警

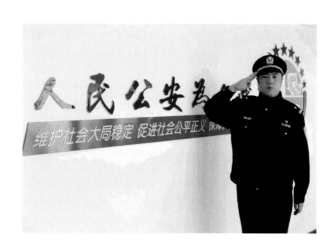

主动请缨，到最危险的地方去

在疫情防控期间，李旭主动请缨，参加最急难险重的隔离观察点值守任务，在最前沿、最危险、最艰苦的工作岗位上坚守逆行，圆满完成隔离观察任务，为控制疫情蔓延发挥了重要作用。

主动请缨，到最危险的地方去

疫情就是命令，防控就是责任。2月5日，青岛西海岸新区疫情防控指挥部迅速响应国家号召，根据疫情防控工作需要，确定黄岛街道一处宾馆作为隔离观察点，对33名密切接触人员进行集中隔离，由公安机关配合医护人员完成隔离点内治安防控、日常管理工作，分局防控指挥部把这个艰巨的任务交给了作风顽强、素质过硬的刑侦大队和巡警大队。

此时，刚从1年9个月的市局专案组撤下来休整的李旭主动请缨上阵，领导见他态度坚决、信心十足，就同意由他来完成这项艰巨而光荣的任务。

科学规划，消除危险隐患

到达隔离观察点后，李旭主动与隔离点负责人进行沟通，了解隔离对象情况，明确任务目标，并连夜召集所有执勤警力开会，成立"隔观先锋突击队"，制定"坚定持久、一丝不苟，防控第一、不撤不归"的工作目标，对隔离点内人员、物资进行统一整合规划，动员全部警力投入防控工作。

李旭带领大家将隔离点内区域进行划分，第一时间对各个区域进行清理、改造及消毒，不断优化工作方案、规范行动准则，积极组织执勤人员开展安全防护培训，努力将疫情扩散的风险降至最低。

对进出污染区，李旭有明确的规定，进入的时候必须穿戴防护服，戴上护目镜、手套、脚套等；离开污染区，则必须进行全方位的消毒。因为防护服、护目镜等有可能携带病毒，为避免将病毒带出来，需要进行全身消毒，每次消毒时间长达一个小时。虽然时间有些长，但李旭要求队员必须严格做到。他要求队员做到的，自己当然率先做到。在整个任务期间，李旭和队员们共使用防护服22套、口罩120余个，鞋套110余双，消耗84消毒液原液3公斤，75%酒精20余公斤。

暖心沟通，他是最暖心的"眼镜侠"

隔离期间，被隔离人员情绪波动明显，时有过激言论和行为。每当这时候，李旭就做好安全防护进入"污染区"，对隔离人员进行安慰劝阻。由于防护服是一次性的，脱下来就不能再用了，为了节约物资，李旭的防护服一穿就是一天。为了解决大小便的问题，他一天只吃早饭和晚饭，并尽量不喝水。

进入"污染区"之后，除了完成物资分发等任务之外，他还主动与隔离人员进行沟通，掌握人员的思想动态，帮助隔离人员解决困难。有的隔离人员闷，李旭就陪着聊天。李旭是长春人，说话幽默，经常把大家逗得哈哈大笑，不经意之间就缓解了隔离人员紧张烦躁的情绪。久而久之，大家便与这个穿着防护服、戴着护目镜的警察成了朋友，并亲切地称他"眼镜侠"。

愧对家人，他是女儿眼中的"背影爸爸"

李旭在接受任务之后，害怕老人担心，就没把进驻隔离点的事情跟老人们说。李旭的父亲年前在医院刚刚完成心脏微创手术，母亲也体弱多病，两个孩子一个9岁、一个6岁，都需要人照顾。家庭的重担就全压到了妻子一个人的肩上，但妻子对李旭的工作很支持，也很理解。

对于李旭的两个女儿来说，爸爸在她们心中最深的印象就是背影。一年有三分之二的时间，李旭都在加班和出差之中。他留给女儿们的除了背影，还有愧疚。每次出差回来，他只能用礼物来表达自己的愧疚。这次出差也不例外，女儿在跟李旭挥手再见的时候，一再嘱咐他出差回来一定要信守诺言。

剑胆琴心守护神，冲锋陷阵逆行者。任务期间，李旭带领特勤队员24小时轮流值守，不曾有一丝一毫懈怠。他先后7次进入"污染区"工作，应对突发状况3次，劝阻未解除隔离人员外出3次，圆满完成隔离点安全保卫工作，为打赢本次防疫攻坚战贡献了自己的力量。当他完成任务，自我隔离14天期满平安回家的时候，他也信守了承诺，圆满完成了妻子和孩子们交给的任务。

朱志谦

青岛市公安局崂山分局治安管理大队教导员

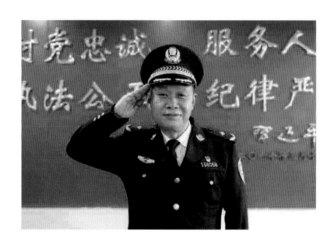

硬核逆行，守好青岛东大门

在新冠肺炎疫情防控阻击战中，朱志谦作为指挥处置组组长，带头奋战在青银高速青岛东疫情检查站，带领250余名民警、辅警，开展疫情防护联合查控，认真做好有关工作，守护好青岛东大门。

老当益壮，带领党员突击队开赴防控一线

青银高速东出口，是进入青岛市区的要塞，是这次疫情防控阻击战的重要卡口。

要打胜仗必先选将。腊月二十九中午一时许，正在值班的朱志谦突然接到分局指挥中心紧急电话："下午立即组织警力赶赴青银东高速出口和青岛汽车东站，配合区防疫部门做好检测体温疫情防控，下午两点集结到位……"朱志谦欣然受命，立即协调多个警种40余警力，在短短一个小时内按时集结，并迅速配合区防疫部门开展防控工作。

随着工作量的增大，朱志谦及时增派力量，强化措施，带领检查站民警、辅警共252名警力，全力开展疫情防控联合查控勤务。

排兵布阵，筑牢青岛东大门防线

"善谋打仗、能打胜仗"是领导和同事们对朱志谦的一致评价。在疫情防控阻击战中，朱志谦将他的智慧与经验悉数用在了排兵布阵上。突击队一班是启动检查站防疫勤务的首班。朱志谦向大家讲解各种注意事项，第二天一早，又集结全体参战民警、辅警进行战前培训，既调动了战斗意志，又明确了工作任务和实战方法。

同事们发现，朱志谦腋下夹着10多页A4纸手写的勤务方案，中间还粘着插页，条理清晰、要点准确、点评到位。疫情防控以来，56岁的朱志谦连续吃住在检测站和办公室，经常工作至深夜。

随着复工复产临近，他敏锐地分析研判2月9日下午一点左右是返程车流人流高峰，需要及时做出预案，实施压茬上岗。果然，当天下午1时许，检测站迎来车流高峰，全体执勤警力压茬上岗5个多小时，核录车辆7000余辆，打赢了城市输入防控的第一场硬仗。

碰到任何疑难问题，朱志谦均亲临现场处置，及时把棘手问题一一化解。他带领民警、辅警开启了10条通道全部盘查的先例，先后将各班警力调整了6次，让执勤警力良性运转，排兵布阵至高效状态，为青岛东大门筑牢坚实的钢铁防线。

既是指挥员、战斗员，又是后勤保障员

在朱志谦的运筹下，每班次100多名民警、辅警同时上岗。朱志谦主动对接协调区政府，随时应对可能出现的各类问题，事无巨细逐一处理好。

盘查核录设备是这次疫情防控阻击战的"主战武器"，一方面，他迅速统筹调度现有设备，并紧急联系制造商现场办公，进行设备检修、保养、升级，另一方面仅用2天时间，紧急采购、联网40台设备，完成了过去至少一周才能办理的业务，为应对交通拥堵增加复式盘查核录组提供了主战装备保障。

防撞防逃逸设施是确保安全的保障。朱志谦会同警务保障部门协调生产厂家、保障单位，按需保障到位。在逐步提升防控等次后，所需防撞和防逃逸设施均在前一夜全部安装到位。

"每个坚守在前线的人都不容易，疫情当前，正是需要我们挺身而出的时刻，作为一名老公安，年龄大不是怯战退缩的理由，不到疫情彻底结束那一刻，我们绝不撤兵后退半步。"朱志谦坚定地说。

刘国栋

淄博市公安局博山分局西冶街派出所所长

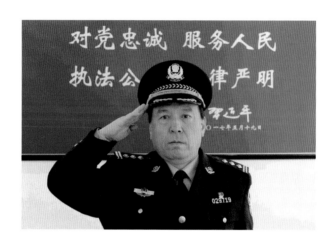

病躯不能阻挡冲锋！

心跳在，我就在

48毫米支架阻挡不住战"疫"责任心

"我不能在家躺着，我得到抗击疫情一线去。"抗击疫情阻击战打响，淄博市公安局博山分局西冶街派出所所长刘国栋忍着疼痛迅速穿上警服，一边装上抗排异药物一边对妻子说。这一天早上8点到岗，直到晚上9点半他才吃上饭。巨大的工作量对刘国栋来说是艰难的考验，心脏内刚被植入的那个48毫米的支架，时刻用疼痛提醒着他还是一名不能出征的病人。

2019年12月以来，刘国栋多次感到心脏刺痛，但当时正值元旦、春节安保关键时刻，为了部署和执行辖区的安保任务，他没时间到大医院去检查，就当成普通血脂血压高自行服药治疗。直到2020年1月15日，在外执勤的他突然胸部疼痛难忍，便来到离单位不远的诊所诊疗，诊所医生强烈建议到大医院做全面检查。很快，检查结果出来了，刘国栋心脏三根主动脉之一堵塞95%以上，情况非常严重，如果不及时采取手术治疗会产生心梗甚至猝死。1月19日，刘国栋接受了心脏支架手术，他的心脏内被植入了一个长达48毫米的支架。1月22日出院时，医生反复叮嘱他一定要好好休息。

谁曾想抗击新型冠状病毒感染的肺炎疫情战役打响，这位警龄三十一年的老民警，毅然停止病休，用实际行动践行着忠诚与责任。

心跳在，我就在

回到工作岗位后，刘国栋面对的是疫情防控工作中最主要的任务——随访。他用实际行动带动全所民警协警，日夜连轴转，一日未休，就像一颗钉在岗位上的钉子。他说："我们要用雷厉风行的作风把'一分部署，九分落实'运行起来。"

西冶街派出所辖区内共有8个社区，常住人口3万多人，属于博山城中区，老旧小区和开放式小区较多，管理难度大。他带领大家通过联合镇办、实地走访、发动群众等方式，争分夺秒摸排外地来淄人员，并对个别不放心人员每天两次视频核查，努力取得疫情防控实效。

一天忙下来，有时忘记吃药，他就三次药合成两次服。女儿刘文轩哭着给他打电话："爸，你是真不要命了？"他安慰女儿说："别担心，早一天战胜疫情，我再安心把身体养好！"女儿心疼他，就给他做了一张"服药时间表"，七八种药物何时服用、用量多少都标注得明明白白。

"战友们冲锋在一线，自己在家养病，这不是他的作风。"妻子张凤鸣把劝阻的话语全部咽下，因为她太了解他，只有到岗位上，他才能踏实。

"战"在岗位，用心织出安全网

战友们都知道，他最看重的是居民与战友的信任，这份看重，足以让他舍生忘死。"战"在岗位，是他从警多年来坚守的精神与本色。2004年冬天，在侦破一起夜间盗割电缆破坏通信设施案件中，时任博山公安分局刑侦大队三中队队长的刘国栋坚持每晚11点到凌晨4点，和民警一起在野外寒冷的雪地里蹲守，犯罪团伙再次出现时，他率先冲上去与手持刀具的罪犯激斗，却不慎从雪坡上滚落……"保护好群众本就是职责所在，吃点儿苦、受点儿伤算不了什么。"他用朴素的话语，展示出一名人民警察的赤子之心和铮铮誓言。

防控措施千万条，做好排查随访是第一条。巡查回到办公室，他来不及喝水服药，第一时间就打开手机视频边聊天边记录。对社区200余名密切接触人员每天2次上门随访、视频核查，是他和民警们每天必"打卡"的任务。在每天人员流动最大的时间段，他一定工作在各个劝返点上。"如果没带身份证，您得去办个出入证，特殊时期严格管控是为了大家好！"大家眼前这位风风火火的派出所所长，工作安排井井有条，说起话来铿锵有力，根本想不到他是一位刚做完心脏支架手术的病人。

针对辖区防控实际，刘国栋带领大家依靠"大数据"和"网格化"两条腿走路。在他带领下，各项联防联控措施有条不紊地展开，为辖区居民织就了一张防疫大网。

高裕超

枣庄市公安局薛城分局刑侦大队基础中队中队长

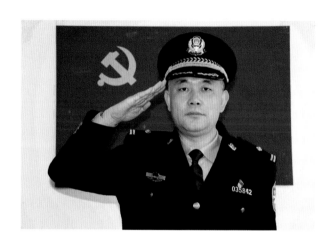

战疫情，显刑警本色

2020年1月30日，就在疫情肆虐、举国抗"疫"之时，他甘冒风险、辗转千里，远赴广东汕头成功抓获"1·28"案犯罪嫌疑人张某锋，全省第一起利用疫情实施诈骗案件仅用30小时就顺利告破，为受害人及时挽回了损失，为严打涉疫犯罪吹响了冲锋号。

1月28日20时许，枣庄市公安局薛城分局接到常庄街道办事处西泥村张某报警称：其通过微信购买口罩被人骗取现金74500元。此时正值全国上下抗击新型冠状病毒肺炎疫情关键时期，医用口罩、酒精、消毒液等物品十分短缺，犯罪嫌疑人利用疫情实施诈骗，扰乱社会秩序，性质十分恶劣。

高裕超敏锐地意识到，这是薛城区第一起利用新冠肺炎疫情实施诈骗的案件。他立即着手对受害人张某进行详细询问，侦查工作随即展开。根据张某陈述，被骗的74500元中大部分是借来的，本想等口罩转卖后还款，哪曾想血本无归，因此情绪非常激动。高裕超耐心开导受害人："你放心，群众的事就是警察的事，我们一定全力以赴帮你挽回损失！"经过劝导，张某慢慢安静下来，向高裕超提供了犯罪嫌疑人的联系方式及交易转账等案件细节。

经过一昼夜工作，高裕超成功锁定住在广东省汕头市一酒店内的犯罪嫌疑人。然而，仅凭犯罪嫌疑人的微信，无法确定嫌疑人的真实身份，案件的侦办陷入了两难境地。去汕头，感染新冠肺炎的风险很大，能否找到犯罪嫌疑人也是个未知数；不去汕头，案件则无法取得进展，犯罪嫌疑人可能很快转移。

战机稍纵即逝，人民的利益高于一切。1月29日一早，高裕超就果断带领专案组赶赴广东汕头实施抓捕。由于疫情肆虐，前往广东的列车已经停运，但争取时间就是争取战机。来不及准备更多的防护装备，高裕超拿上口罩就匆匆开车前往南京禄口机场，换乘晚上10点飞往汕头的飞机。2个小时后，1月30日0时，抓捕组到达潮汕机场，随后乘坐出租车直奔嫌疑人居住的酒店。经过缜密侦察，高裕超确定嫌疑人就在房间内，他巧妙敲开房门，一举将嫌疑人抓获。高裕超和战友们不顾疲惫，没有片刻停留，将犯罪嫌疑人押回薛城公安分局。至此，全省第一起利用疫情实施诈骗案件仅用30小时就成功告破。

高裕超敢于担当、勇于逆行，充分彰显了人民警察的英勇本色。他常说："我们刑警的天职就是破案，选择了刑警职业，就等于选择了惊险，就要随时准备流血牺牲。作为一名刑警，在人民需要时就要冲锋在前，这是我们的职责和使命。"

王俏俏

东营市利津县公安局北宋派出所民警

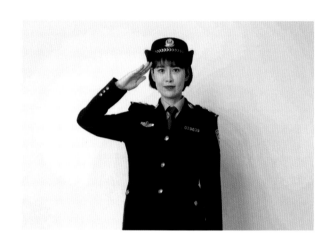

战"疫"中传递公安温情

　　她身形瘦削，却始终冲锋在战"疫"一线；她硬核坚守，却对群众充满温情……认识王俏俏的人，总会竖起大拇指："这个女警不简单。"王俏俏是东营市利津县公安局北宋派出所女警，她用并不宽厚的肩膀扛起了抗"疫"重担，用饱满的热情积极帮助群众解决难题，收获了身边同事和辖区群众的一致赞许。

让硬核坚守传递更多的温馨

　　无论风雨，王俏俏每天都在执勤岗位坚守8小时以上，累计检查车辆1.2万余辆，劝返4000余辆，核查人员2.3万余次，赢得了2.3万余张笑脸。全省启动一级响应后，她主动请缨到G220国道东营滨州交界处的防疫检查站执勤，这里是东营市和利津县的西大门，是许多运输、保障型车辆的必经之处，车流量大，压车队伍长。

　　为了使检测流程既安全又快捷，有效防止因为检测检查造成的人员聚集，她将《通行须知》制作成简明扼要的明白笺，还在上面彩印上一颗红色的小爱心，让硬核的坚守多了一分温馨，让工作变得更加和谐有序。

让网格变成坚实的防疫屏障

疫情发生后，王俏俏主动与镇社会治理网格化服务管理中心联系，发动各村网格员、街巷长等群防群治力量，最早形成由镇党委政府主导，网格员、街巷长为骨干的各村防疫小组和规劝点。大年初二就形成了横到边、纵到底的全民防控局面，有效切断了疫情传播途径，实现辖区无疫情发生和传播。

两个月来，她不顾个人安危，防风险、保安全、助复工、阻疫情，奋战在抗击疫情最前沿。走访排查工作中，她建立企业微信群，发布疫情防控工作提示，实时掌握企业返工人员动态，督导企业防疫工作责任到人，强化防疫和反诈宣传，提高企业风险意识。她沉在一线检查企业安全生产情况，消除风险隐患。畅通渠道增强警企互信，积极引导企业"网上办、预约办、电话办、特事特办"，为复工企业解决疑难问题。她规范各村卡口合理防范，对各类纠纷矛盾注重抓早抓小抓苗头，建立矛盾纠纷当事人回访制度。

当好企业"护航员"、农产品"推销员"

立春过后，正是春季农业生产的关键时期。受新冠肺炎疫情影响，出现了城区市民农产品"采购难"和专业户农畜产品"销售难"的问题。在"百万警进千万家"活动入户走访时，王俏俏了解到，因疫情影响，辖区内两家养殖户对接外地企业销售的鹌鹑蛋出现严重滞销的情况，并且每天还有900斤的新增产量。

作为一名基层社区民警，她积极联系北宋镇团委等单位，帮助农户寻找买家。她还利用微信群和朋友圈为两者架起了便捷的桥梁，利用休息时间与养殖户一起将当日售出的鹌鹑蛋称重、分装，还担任起"同城快递员"帮养殖户送货上门，如今，已成功销售鹌鹑蛋8000余斤。听民声，解民忧，群众的实际困难得到解决，参与和支持疫情防控的信心更足了。

王传彬

烟台龙口市公安局芦头派出所民警

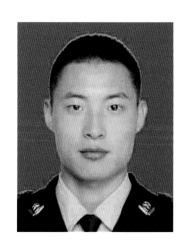

90后民警的战"疫"担当

ICU病房内，他紧闭双眼静静地躺着，监护屏上起伏的电波是他一次次向生的冲锋，呼吸机内导入的氧气正为他汇聚挺起的力量……他叫王传彬，是龙口市公安局芦头派出所民警，刚到而立之年，是这个所里最年轻的业务骨干。从大年初一开始，在防控疫情的30多天里，一直吃住在派出所，值勤随访、情况排摸、警情处置，忙不停歇。2月25日，在辖区开展防疫工作忙了一天的他，晚上仍放不下工作，晚饭后便开始整理当天的工作情况。晚8时许，他突然晕倒，头部受重伤。这位90后的战"疫"故事，记录的是一名年轻基层民警的奉献与担当。

他特能干，是个闲不住的年轻人

芦头镇下辖38个村，常住居民2.8万人，疫情防控工作开展以来，设卡检疫、随访摸排、建档隔离，工作异常繁忙。王传彬总是遇到任务带头干，不给任务时就抢着干，他觉得要切实提高自身业务技能，就一定要在实际工作中多磨炼，跟经验丰富的老同志多请教。53岁的郭明祥是王传彬经常请教的师傅之一。"平日里有任务，他总是争着上，说是让老同志多休息，他特别珍惜每一次出警锻炼的机会。"说起王传彬，老郭总是一脸自豪。

他很沉稳，是个认真细致的好民警

防疫中实地查访、登记填报等工作，他经常会忙到凌晨两三点，确保每一项数据都准确无误、每一处疑问都绝不放过、每一个细节都扎扎实实、每一次随访任务都圆满完成，杜绝失控漏管现象的发生。

春节期间王传彬接到线索，有人聚众赌博，进屋后却不见一个人，也没有赌钱迹象，王传彬知道是有人在家待不住打牌。他和同事院里院外，把所有人都找出来，苦口婆心讲疫情期间聚众的危害，警告他们不能再有这样的行为，说得村民心服口服。根据电话访问、群众举报或摸排确定的涉疫人员，王传彬都及时建档上报，并一天两次上门随访、测体温，他总是主动去干，尽全力防止疫情发生。

他有灵性，是个爱动脑的执行者

辖区的姜某某从重点疫情地区回来后，走亲串户，拒不承认。所里派王传彬去做工作，本来是可以不进屋的，可王传彬觉得这样交流显得不诚恳，便冒着被感染的风险与姜某某拉起了家常。他了解到姜某某是1993年生人，便以虚长3岁的兄长口吻与姜某某以兄弟相称，详细讲解疫情防控相关政策法规和利害关系，又苦口婆心劝他为家人着想，说自己也主动居住在单位一个月，引起了姜某某的共鸣，情、理、法三管齐下，最终姜某某焦躁的情绪平稳下来，表示积极配合镇政府集中隔离观察。王传彬还多次上门做与姜某某有密切接触的亲属的安抚劝导工作，让姜家人消除了对隔离的恐惧心理，自愿集中隔离。将他们送到集中隔离点安顿好后，王传彬才算松了一口气。王传彬还经常关心辖区群众的生活，经常打电话询问有没有困难，要不要买菜买面，需不需要帮助，让大家深受感动。

他太能拼，是个能担当的急先锋

疫情期间，面对所里人员少任务重的现状，王传彬连续30多天吃住在单位，一心想着多干一点儿，多为同事分担。所长石磊几次劝他回家休息，可他就是不愿下火线，还笑着说："怕我把咱所给吃穷啊？"他两岁的女儿妞妞生病，也没能回家照顾。

2月25日，刚值完一天班的王传彬没有休息，面色疲惫地又跟同事到辖区新复工企业排查外来人员，一天走访了30多家企业。晚上7点多，三人吃完饭在值班室梳理随访情况，王传彬想趁热打铁，去办公楼把当天随访档案整理好。不想十几分钟后，大家发现王传彬倒在值班室通往办公楼的水泥路上。

疫情防控以来，龙口保持了至今无确诊病例、无疑似病例"双无"战绩，被省专家组研判为新冠肺炎疫情低风险区。这背后，是无数像王传彬这样的民警、辅警和基层干部、医务工作者用心血甚至生命筑起的铁壁铜墙。

郭婷婷

烟台市公安局经济技术开发区分局指挥中心民警

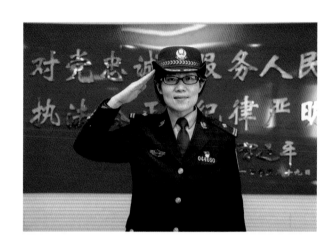

我们快一秒，群众便安全一分

　　3月6日上午，烟台市公安局经济技术开发区分局指挥中心民警郭婷婷从久坐的电脑前向后轻轻一靠，抽空休息一下疲惫的双眼。自新冠肺炎防控战役打响以来，郭婷婷坚守岗位，昼夜奋战，已经连续超负荷工作39天了。这位"拼命三郎"春节前夕刚刚完成大病治疗，身体还没有完全恢复，就直接加入到了战斗队伍。

与时间赛跑，她24小时随时待命

　　在开发区分局指挥中心办公室，一个个忙碌的身影来去匆匆，办公桌上整齐地码放着各种文件材料，一项项数据、一条条信息在这里汇集，经过"碰撞"后，一条条指令又从这里发出。数十个岗位上，键盘敲击声交相呼应，电话铃声、电台指令声此起彼伏，工作人员目不转睛地盯着屏幕上通过疫情防控平台传回的信息，镇定地下达一道道指令。

　　"这个指令抓紧下发""核查数据好了吗"……在开发区分局指挥中心，忙碌而有序的情景在这里24小时不停上演，夜夜灯火通明。作为疫情防控专班信息流转组一员，半小时内，郭婷婷几乎没有坐下来的工夫，办公区内，随处可见她与同事交流沟通的身影。这种分秒必争的忙碌，是她的"常规操作"。

疫情防控专班成立后，郭婷婷日均工作15个小时以上，没有休息过一天。

她和同事快一秒，群众便安全一分

"我们按照归属地，将信息发送给派出所展开随访，落实基本情况，建立一人一档。"郭婷婷介绍，"社会随访的任务量大，必须反应迅速，要在第一时间找到人，进一步完善信息，上传下达，实现信息的双向推送。""我们要做的，就是通过分析将信息补充完整。除此之外，我们还要自主研判，化被动为主动，为随访工作的顺利开展提供支撑。""累了趴桌子上睡会儿，醒了接着干，连轴转了这么多天，没有人抱怨，这是有意义的事，必须按时完成。我们快一秒，群众便安全一分。"

她连续工作没有丝毫松懈，只要接到核查任务，郭婷婷和同事们就从白天干到晚上，又从晚上干到下半夜，没有捷径，只能一条一条查，经过反复排查落实，查到的就赶紧推送；查不到或不明确的，就联系亲属或电话沟通，耐心做好解释工作。好多同事都在座椅上睡了过去。虽然身心俱疲，但是郭婷婷一直不肯休息，终于在规定时间内完成了全部任务。

大病初愈，她只告诉了两名同事

"同事里没见过她这么拼命工作的，更何况她现在还在康复期。"提起这位"拼命三郎"，与郭婷婷共事十几年的指挥中心副主任王立军，语气中充满敬佩之情。据他介绍，她除了告诉部门主任、副主任病情外，没有和任何同事说过。"刚出院一周，她和没事人一样回到岗位上班，平时很少请假，都是利用周末和节假日进行治疗。她不想因为自己的困难与痛苦，让同事们分心。"在王立军眼里，这个身材瘦弱、语气柔软的同事，内心却无比刚强，完全称得上"巾帼不让须眉"。

今年春节假期，本来是难得的调养身体的时间。但得知疫情防控工作的紧迫性后，郭婷婷还是将自己的病痛、医生的嘱托、亲人的担心统统抛至脑后，义无反顾地返回单位，加入分局疫情防控专班。

带病坚持，她有多少光就发多少热

术后康复是一个漫长的过程，由于治疗药物会对肌体产生较大伤害，心脏、肠胃、肾脏等器官功能低下，医生嘱托郭婷婷绝不能熬夜、过度劳累。但她一工作起来，就将这些嘱托抛之脑后。她说，有时虽然很饿，但胃疼吃不进去饭，饼干点心就成了最好的伙伴。随后，郭婷婷又从保温杯里倒了点热水，开始吃药。吃完药，郭婷婷又从包里掏出一个苹果。她的母亲是医生，专程从老家来烟台照顾她，母亲最清楚女儿这时多么需要休息好，看着女儿疲惫的身体，她只能把早饭做得营养更丰富些，尽可能增强女儿的抵抗力。每天回到家，无论多晚，老公都给郭婷婷做做按摩，让她有个好睡眠。

"特殊时期，忙是再正常不过的，只希望疫情快点过去，大家也可以安心睡上一觉。"郭婷婷说着，揉了揉太阳穴，继续投入到工作当中。

李 涛

潍坊市公安局潍城分局火车站派出所所长

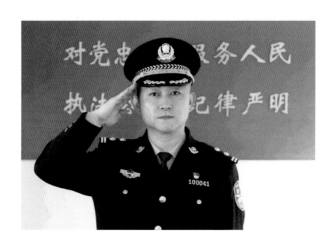

坚守火车站的战"疫"先锋

3月11日19时，正在火车站卡点执行查控任务的潍城分局火车站派出所所长李涛，发现一名神色恍惚的可疑男子，经过盘问得知，该男子姓张，刚刚回国。这引起了李涛的高度重视，他立即将男子带到临时留置室，为其测量体温，详细询问男子的出发地、返回方式、国内轨迹等一系列问题，同时立刻与卫生防疫部门取得联系，按规定将其带走隔离。这仅仅是李涛抗击疫情以来日常工作的一个剪影。

不知道今天是周几，但他知道疫情面前不能退

疫情发生后，火车站派出所临阵受命，承担起疫情防控的艰巨任务。火车站派出所地处潍坊火车站前沿，人流量大，人员成分复杂，疫情防控困难可想而知。

李涛带领全所74名民警、辅警，用实际行动和坚守奉献践行着"疫情面前，公安不退"的誓言。为增强防护工作的针对性，他对途经潍坊火车站104个班次的列车停靠时间、客流量等数字了如指掌，工作中时常听到他这样说："Z168次列车由广州南发车，途经站点较多，人员复杂，大家提高认识不要懈怠。""凌晨到两点四十分潍坊站无经停车辆，大家可稍作歇息。"

每天面对近万人的核查和分流任务，李涛坚守在执勤一线，他要求夜班执勤人员第二天必须在家休息，而自己却从不执行。工作中，他多次冒着被病毒感染的危险，近距离盘查可疑人员。

每天100多个电话，他是永不停歇的"火车头"

潍坊火车站是横贯山东的主要干线，疫情期间每天客流量近1万人，人员成分复杂。作为火车站派出所的领头人，李涛深知自己面临的困难和压力，但他迎难而上，争当疫情防控工作的先锋表率。

从1月22日潍城区成立疫情防控小组开始，在近70天的时间里，作为小组一员，李涛始终坚守在疫情防控第一线，发挥着本单位"火车头"和"定心丸"的作用。疫情刚刚开始蔓延时，每天由武汉途经潍坊的列车有5列，李涛坚守在执勤一线，带领执勤人员在火车站进站口、出站口忙碌着。每天的工作烦冗复杂，面对部署的任务、常规工作安排、突发情况的处置等，李涛都主动开展工作，他的手机成了热线电话，打开他的通话记录，每天通话都会超过100个。拿起电话，他安排部署工作井井有条；放下电话，他靠前工作，既当指挥员，又当执勤员。

疫情防控期间，李涛始终以一个共产党员的标准严格要求自己，时时刻刻把疫情防控工作和人民群众的安危摆在首要位置，用实际行动践行了一名共产党员的使命和情怀。

春节前夕，忙碌了一年的李涛，本想趁假期好好陪陪老人和孩子，可当接到抗击疫情的任务后，他没有犹豫，第一时间奔赴工作岗位，24小时吃住在派出所，全时段投入紧张的疫情防控工作中。对老人的担心、对爱人的不舍、对孩子的牵挂，只能通过每天的视频聊天传达。懂事的大女儿时常在电话里担心爸爸："爸爸，你要保护好自己，防止传染上病毒。"听着孩子天真的话，他说："爸爸是人民警察，百毒不侵，爸爸不害怕！"

每天三四万步，辖区每个角落都有他忙碌的身影

火车站派出所辖区外来流动人口多，疫情防控任务艰巨复杂。为了摸清底数，确保无死角排查，李涛迎"疫"而上，走街串巷对疫情防控工作进行宣传动员，对检测点测温登记和外来人员出入进行督导，会同社区工作人员对公共设施消杀防疫进行检查，切实把疫情防控各项工作做实做细。

一天下来，李涛三四万步的运动步数常常刷爆朋友圈，不了解情况的微信好友，时常开着玩笑说："你这个派出所所长真能蹿蹿，都成了运动达人了！"每天高强度的工作，让李涛寝食难安，无数个夜晚他在梦中惊醒，醒来他拿起手机看看警民联系群有没有新的疫情动态，然后再考虑考虑第二天的工作，躺在床上闭上眼睛，却再也睡不着，不知不觉中天又亮了。时间久了，谁也扛不住，他不得不靠吃安定片入睡，他还不敢超量服用，害怕沉睡后漏接电话耽误工作。

作为一名坚守火车站的战"疫"先锋，李涛正是靠着这股韧劲和执着，时时刻刻践行着一名党员民警的忠诚和使命，为疫情防控工作筑牢一道坚实的防线。

郝家虎

济宁市公安局交通警察支队任城区勤务大队教导员

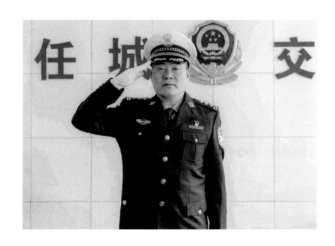

战"疫"路上的"虎贲铁军"

在抗"疫"一线，济宁市公安局交警支队任城大队教导员郝家虎逆向而行，构筑起了疫情防控的"铜墙铁壁"，成为抗"疫"战场上的"虎贲铁军"。

当抗击疫情冲锋号吹响时，主持大队工作的郝家虎彻夜难眠，一封按着红手印的请战书一挥而就。在他的带领下，大队全体民警、辅警中断春节休假紧急集结，上交了236封奔赴前线的请战书，7支党员突击队在火线迅速成立。

任城交警大队扼守济宁的北大门，辖区有3个高速卡口，设立了5个国省道防疫检查点，疫情防控任务极为繁重。郝家虎带领大家实行24小时联防联控站点轮值轮守，配合相关部门做好检测、登记、劝返工作，最大限度减少输入性风险。他总结了"拦、测、查、问、记、劝"的"六字工作法"，做到快拦截、快检测、快检查、快询问、快登记、快劝返，按要求果断处置，大大提升了检查防控效率。

2月13日，在日兰高速公路18号出口处，一外地车辆驾驶员将两名成年人和一名儿童留下，径自调头又驶回了高速公路。虽然车内人员测量体温正常，但郝家虎仍不放松，经询问得知他们来自湖北，家住在济宁市高新区。他立即将三人安置在临时留观点，并配合有关部门按规定进行隔离，成功消除了疫情传播隐患。由于路途遥远，三人所带食物已经用尽，又无处购买。郝家虎便拿出了他自己的面包、方便面、矿泉水等送给他们。三人感动得热泪盈眶，连声道谢，称济宁交警"不仅尽职，而且尽心"。

"师傅，请停车出示您的证件，配合测量体温，做个登记。"这样的话，郝家虎每天要重复上千遍，嗓子像冒了烟一样疼。每天至少要打一千多次指挥手势，胳膊肿得抬不起来。2月14日晚，全市迎来大范围降雪，室外温度零下5摄氏度左右，他和同事们的手已经冻得麻木了，手套和指挥棒冻在一起，扯都扯不开。

3月12日，济宁市任城区由中风险区域变为低风险区域，全区国省道防疫检查点撤除、高速公路卡口撤除。在抗击疫情的整整49个昼夜里，郝家虎带领大队全体民警、辅警克服一切困难险阻，始终坚守在战"疫"最前沿，有力确保了防控工作。

疫情发生后，济宁市紧急启动一系列应对措施。"作为一名党员民警，越是危险的地方，我越要冲锋在前。"郝家虎临危受命，紧急执行交通安全保卫任务。他在加强严密防控的同时，采取"外封控、内疏导"的原则，全力保障道路交通安全有序，实现了项目运输车辆、施工作业车辆、医疗救助车辆通行"零延误"。

郝家虎风餐露宿，带领大家24小时值守，有时候一天一夜也不能合眼。赶上雨夹雪天气，鞋子、衣服、帽子都湿透了，尘土全都变成了泥浆，他们也变成了"泥人"。有时刚端起碗筷就接到指令，他总是闻令而动，随时上阵。

哪里有需要，就到哪里去。面对接踵而来的一系列交通安保任务，郝家虎沉着应对、科学布警，与医护人员、建筑工人并肩作战，日夜守护火线，共同打好合成战。他先后执行25次特殊任务，架起物流通道、人员流通的生命线，确保了交通安保任务的圆满完成。

自1月25日起，郝家虎就很少回家，走到哪里，他都随身带着衣物、被褥，办公室、车内就是他的休息点。和他一样，他的妻子、儿子也都一直奋战在抗击疫情一线。郝家虎的妻子宋秀媛是济宁市公安局任城分局任兴路派出所的民警。抗击疫情期间，她始终坚持战斗在前线，承担着辖区的社会随访工作。郝家虎的儿子郝靖林是山东警察学院的学生。疫情突发，无法返校的他主动投入疫情防控工作，在社区当起了防疫工作志愿者。一家三口奋战在各自的岗位上，难得见面相聚，但他们每天都要在网上"隔空相聚"。"我们的分离能让更多人平安相聚！"他们心藏无数思念和牵挂，在微信视频中互报平安、相互鼓励。

虎贲之师，尽锐出战。在疫情面前，在责任面前，郝家虎选择逆行而上，肩扛的是责任，是担当，更是使命。

李 弦

生前任泰安市公安局泰山分局网络安全保卫大队
侦查中队指导员

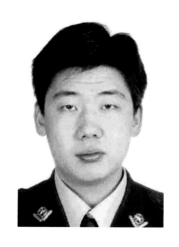

用生命诠释铁军精神

2020年伊始，一场突如其来的疫情打破了春节的喜悦祥和，给大地蒙上了一层厚厚的阴影。在这场抗击疫情的防控阻击战中，时任泰安市公安局泰山分局网络安全保卫大队侦查中队指导员的李弦，冲锋在前、执着坚守，却在加班时倒在了他的工作岗位上。经全力抢救，不幸牺牲，年仅37岁。

"作为警察，要冲就要冲在最前面！"

英雄并非一日铸就。在九年前那场震惊全国的1月4日泰安袭警案件中，时任泰山分局刑侦大队侦查员的李弦就展露出青年民警的英勇果敢。作为"泰山勇士"英雄群体的一员，李弦第一时间赶到现场，主动请缨驾车追击持枪歹徒。面对前面不时开枪的犯罪嫌疑人，李弦毫无畏惧，紧紧"咬"住嫌疑车辆，经过80多分钟的惊险追击，与战友一起勇擒歹徒。英雄的群体，有英雄的精神，更有英雄的传承。疫情防控阻击战打响以后，李弦忍受着连续三天愈发强烈的头痛，夜以继日地奋战在违法案件网络侦查的第一线。领导、同事都劝他休息几天，可他说："没事儿，可能要感冒，多喝点水就挺过去了。"就这样，他坚守岗位，一直到21日中午他倒下的那一刻。

"我还活着，就要接过英雄肩上重担！"

"一年365天，他有200天都在出发或出发的路上。""2018年他出差的时候，有一次单程就到了34天。"在战友眼中，李弦是一个为了侦查破案可以不眠不休的"拼命三郎"。17年的光阴，李弦的成长轨迹清晰可见，派出所社区警务，培养了他一干到底的韧劲；峥嵘的刑侦岁月，锻造了他能征善战的性格；专业的网安工作，练就了他超群绝伦的能力。不论在哪个工作岗位上，凭着一股韧劲，李弦都能在最短的时间内迅速从门外汉成长为行家里手。初入网安队伍，他虚心学习请教，潜心总结提炼，迅速成长为能手尖兵，成为"市级网络案件侦查专家队"仅有的11名专家成员之一。

近年来，李弦先后主导参与侦办各类涉网犯罪案件634件，破获部督案件2起、厅督案件4起，累计抓获各类违法犯罪嫌疑人408名，他总结形成的具有个人特色、务实有效的工作体系和技战法，在侦破重大案件中发挥了重要作用，极大提升了网安大数据侦查精准率和破案高效率。

李弦在实战中表现出的高超本领，受到了长期业务合作单位的欣赏和青睐，"猎头"向他抛出了橄榄枝，许以丰厚的薪酬，让他跳出公安队伍，但他从来不为所动。他说："我舍不得这身藏蓝，离不开亲爱的战友，放不下心中的那份情感。"

"没有人是天生的工作狂，只是因为内心有追求！"

时间的意义在于奋斗，人生的价值在于奉献。十七年如一日，李弦用奋斗的足迹、鲜活的生命践行了一名人民警察的誓言，用青春和韶华诠释了忠诚和责任的内涵。

谁无家人？谁无亲情？在家人眼中，尽管工作忙碌，但李弦是一个称职的儿子、丈夫和父亲。"李弦让我非常骄傲和自豪，虽然他确实顾不上我们，但他已经尽他最大的努力了。"李弦的妻子这样评价自己的丈夫。1月21日，是李弦母亲的生日，难得没有出差的他，想着给母亲买件毛衣做生日礼物。但是直到生日的前一天，他都没买回来。带着请母亲吃大餐的承诺，李弦回到了工作岗位，但这个承诺却永远无法兑现了。音容笑貌仿佛就在眼前，然而英雄却已不在我们身边。办公室里，那两台陪伴李弦通宵查找线索的电脑，还在运行着；那个陪伴李弦加完班休息的沙发，还在静静放着；但是李弦，却永远不会回来了……"没有人是天生的工作狂，只是因为内心还有追求，于是就得努力工作。与同样遵循自己内心、无法停下步伐的兄弟姐妹们共勉！"李弦曾在微信朋友圈中这样写道。

李弦牺牲后，他的先进事迹和精神品质得到了社会各界高度评价。公安部追授他为"全国公安系统二级英雄模范"称号，共青团中央追授他第24届"中国青年五四奖章"。没有人生而伟大，只是有人做出了伟大的牺牲。李弦用热血和生命诠释了一名共产党员的初心和使命，谱写了对党和人民无限忠诚的生命赞歌。

邵晓亮

威海市公安局高区分局治安管理大队副大队长

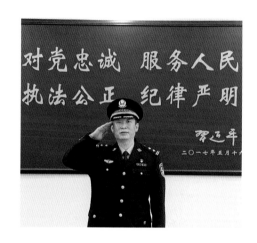

逆行的"亮"光

疫情防控任务启动以来，威海市公安局高区分局抽调政治过硬、责任心强的同志成立工作专班，邵晓亮便是其中之一。大年三十（1月24日）值完班，他就直接进入专班工作。

邵晓亮的手机时刻不敢离手，要一直保持电量充足，按照疫情防控的要求，他每天平均要接打电话500余次，收发信息1200余条。邵晓亮经常工作起来就忘记了时间，几乎每天都会忙到深夜。忙累中作乐的邵晓亮打趣说："我经常教育孩子不要总是看手机，可现在的我，手机每时每刻不敢离手，看起来就像一个网瘾少年。"

邵晓亮没有想到，全天候的坚守、无缝隙的对接，并不是最大的磨炼，更大的考验没有预警，突然就摆在了他的面前。1月27日中午，接到市公安局疫情防控专班指令：新型肺炎确诊患者魏某不愿交代返威后行踪，为及时掌握魏某返威后的情况及密切接触者，要求高区分局立即派人到定点治疗医院开展劝说核实工作。得知这个消息后，没等其他人表态，邵晓亮就敲开了大队长办公室的门，一进门，他就说了一句话："现在疫情防控任务很艰巨，这事儿交给我，让我上。"

花费了20多分钟才穿上复杂又密不透风的防护服，走在只能听见自己心跳和病人阵阵咳嗽声的医院走廊，说不害怕，那是假的。可一推开门看见患者，邵晓亮心里反而意外地坦然了。他以心换心，用言语和仅露出的眼睛，向对方传达一个讯息：别害怕，我们是来帮你的，也是来帮助更多人的。

从家庭到事业，从公民责任到朋友情谊，邵晓亮动之以情，晓之以理，寻找着一切可以打动魏某的突破口。经过两个多小时平静又紧张的交谈，护目镜也逐渐漫上一层水汽，最后，魏某终于放下了抵触心理，主动说出了返威后行程。得到魏某反馈的信息，警方迅速行动，第一时间查找到10名密切接触者，及时阻止了疫情的扩散蔓延。

新冠肺炎疫情防控工作开展以来，邵晓亮连续55天坚守在战"疫"一线，积极开展随访工作，详细了解每一位随访人员的信息，耐心解答每一位随访人员的疑问，细心宣讲疫情防控知识。邵晓亮设计了规范的随访文稿，组织战友们询问随访对象具体动态及身体健康状况，对未予回复的核查人员，采取短信告知等方式，及时落实情况，并嘱托战友们一定要用真情和爱心传导党和政府的温暖与关爱。

邵晓亮是家中独子，父母年事已高，身体都不太好。父母盼着他春节团聚，然而疫情防控任务让老人从春节等到元宵节，从元宵节等到二月二，一次次等待，一次次失望。忙于工作的邵晓亮也只能抽空给父母打个电话，嘱咐二老要按时吃药、照顾好身体。

邵晓亮以队为家，吃住在单位，家庭重担全部落到柔弱的妻子肩上，要照顾双方年迈的父母和在家上网课学习的儿子，尽管如此，邵晓亮的妻子也从未抱怨过一句，一直在背后默默地支持着他。

今年元宵节的晚上，邵晓亮的妻子来到丈夫的单位，给半个月没见面的邵晓亮送去了一盒热乎乎的白菜馅的饺子，夫妻两人隔着栅栏简单说了几句，邵晓亮就告别妻子，匆匆结束了这场特别的"约会"。

平凡过往，无闻履职；跌宕岁月，扎根不动。这是全国千千万万公安民警的真实写照。面向一线背朝家，邵晓亮愿以逆行身躯，做最平凡也最不可或缺的那缕"亮"光！

梁　艳

日照市公安局东港分局河山派出所教导员

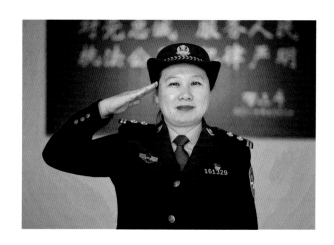

战"疫"有"劲"有"勇"又有"方"

　　梁艳，日照市公安局东港分局河山派出所教导员。战"疫"中，她全力保障辖区日照三奇医疗卫生用品有限公司安全生产；为辖区185家企业提供"一站式"公安服务，助力企业高效复工复产；以党建带队建，组建"党员先锋队"战斗在一线。

她有使不完的"劲"

　　战"疫"中，社区村居是"内防扩散"的主战场。河山镇派出所辖区共有48个乡村、185家中小企业，如何织密村居防护网考验着梁艳和战友们的智慧。

　　1月27日，接到疫情随访任务后，梁艳第一时间成立随访小组，并在工作中总结出"信息比对、侧面了解、当面交流"三步工作法，让战友们在入户走访、信息摸排时有"法"可依。同时，梁艳发动48名警务助理以及河山镇调解员队伍，发挥他们村居情况熟、群众基础好的优势，协助民警开展疫情防控工作，让他们成为疫情防控"宣传员"、疫情信息"举报员"、阻击疫情"战斗员"。

　　在一次排查中，梁艳发现河山镇村民王某手机有在重点疫情地区漫游痕迹，经与王某反复沟通询问，了解到该手机并非其本人使用。梁艳又顺线追踪，查清了该号码的最终使用人，推送给相关辖区，提醒做好追踪及防控工作。唯有一丝不苟，才能保群众周全。梁艳带领战友们在辖区48个乡村、185家中小企业逐一走访摸排，并与卫生防疫部门一起落实了防控措施。

她有挫不败的"勇"

疫情如火，考验忠诚。护航辖区抗"疫"用品重点生产供应单位完成国家生产任务，助力辖区185家企业顺利复工复产，梁艳重任在肩。

除夕夜，梁艳接到上级指令：全力保障辖区日照三奇医疗卫生用品有限公司安全生产！当天夜里，梁艳带领5名战友进驻三奇，连夜开始安全隐患排查工作。"任务重大，不能有一点疏漏！"他们走遍厂区的每个角落，排查整改安全隐患26处。为了做到24小时实时安全巡查，梁艳紧急联系监控设备厂，在三奇厂区内补充安置了22个摄像头，并将全部监控设备链接入派出所，随时开展视频安全巡查。

护航安全生产，助力复工复产。在梁艳的带领下，河山派出所组建了一支警企共建服务保障队，将全镇划分为4个片区，民警带领辅警各自分工负责一片，结合"百万警进千万家"活动，对全镇已经或者拟复工复产的185家企业进行地毯式走访，从防疫防控、流动人口管理等方面为企业提供"一站式"直通公安服务。截至3月19日，梁艳和战友们共解决辖区企业复工复产中遇到的困难问题90余次，辖区107个企业顺利复工复产。

她有带好队伍的"方"

河山镇派出所共有民警5名、辅警13名。战"疫"以来，梁艳注重党建引领，发动所里党员和入党积极分子成立了"青年党员先锋突击队"，成为战"疫"一线急先锋。同时，设置了"党员先锋岗"，带领党员民警全身心投入疫情防控一线。

为了让队伍保持良好的工作状态，梁艳不断加强队伍思想政治工作，帮助大家解除后顾之忧。辅警孙鑫怀孕的妻子要去医院做产检，担心被传染。梁艳立即帮忙购买了防护手套、护目镜等防疫用品，帮助她做好安全防护。在同事执行任务时，她总是细心地帮忙准备防护物品，叮嘱注意事项。

"无论多棘手的案件，到梁教导手里总有办法解决。""多年来，她和男民警一样轮流排班，24小时值班，几乎没睡过一个安稳觉，没休过一个完整的节假日。""生活中，她心疼我们，就是温暖的邻家大姐！"战友们你一言我一语诉说着自己眼中女教导员的印象。在这些描述中，梁艳既有汉子的一面，又有温情的一面；既有带动队伍的能力，又有管好队伍的方法。

朱孟飞

临沂市看守所五大队大队长

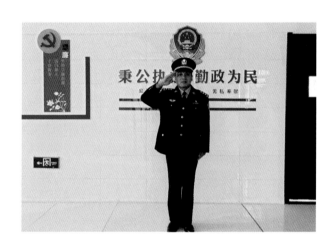

疫情一线的特殊守护者

新冠肺炎疫情发生以来，临沂市看守所五大队大队长兼临沂市人民医院监管医疗区负责人朱孟飞深知身上担子的分量，在连续封闭驻勤值班50多天里，他恪尽职守，以所为家，安全隔离收治在押人员，为守住监所防疫的第一道屏障尽心尽力，确保监所疫情防控阵地安全。

有一种使命叫冲锋在前

春节前后，新冠肺炎疫情来势凶猛。省厅提出监所疫情防控"两个高于"的要求，制定了一系列战时应急措施：封闭驻勤、集中隔离、轨迹查询、核酸检测，确保监所疫情防控阵地安全。

1月23日，临沂市看守所先后收押了两名涉疫区犯罪嫌疑人，由监管医疗区负责收押。疫情就是命令，朱孟飞冲在最前面，他全程跟踪收治过程，认真细致地对两人进行体温检测、轨迹调查、病史询问、体表检查，及时联系疾病预防控制中心对两人进行核酸检测。时值春节，两名在押人员情绪波动很大，朱孟飞不怕传染风险，穿戴好防护装备后，数次到隔离病房门口，面对面地与两名在押人员进行谈话教育，耐心开导、安慰两人，消除了他们的心理压力，让他们安心隔离观察。次日，市疾病预防控制中心传来好消息，两名嫌疑人的核酸检测结果均为阴性，大家悬着的心终于放下了。

有一种担当叫勇挑重担

2000年10月，从部队转业的朱孟飞，凭着对警察的热爱，来到临沂市看守所工作，在高墙内一干就是20年。监管医疗区关押的均为患有高度传染性疾病的在押人员，面对这项传染率极高的工作，他都是身先士卒，任何急难险重的任务他都冲在一线，站在排头。

在压人员陈某患艾滋病，并且有多年的吸毒史，身体虚弱，经常出现发烧症状。陈某从新闻上了解到感染新冠肺炎的基本症状，怀疑自己被感染，心情极度抑郁，心理压力也大。了解这个情况后，朱孟飞第一时间安排驻所医生和市人民医院值班主任对陈某的病情进行会诊，对症治疗。同时亲自和陈某谈心谈话，普及新冠肺炎和艾滋病相关知识，消除他心里的顾虑。

有一种责任叫事无巨细

同事眼里，朱孟飞是个事无巨细的人，监管医疗区的锅碗瓢盆、民警辅警的情绪变化、在押人员的吃喝拉撒，他都了如指掌。这种细致入微体现在他忙碌的身影中，也体现在他每天的日记里，更成为朱孟飞抗"疫"的"利器"。

在他的日记本里记录着每天的"抗'疫'日志"：2月5日，邀请临沂市人民医院主任给大家上课，题目是《新型冠状病毒肺炎预防知识》，通过授课让大家对新冠肺炎有了更加直观的了解；2月6日，邀请临沂市人民医院护士长组织防护服穿脱培训，防护装备穿戴越来越规范；2月7日，去监室安全检查，艾滋病在押人员刘某突然癫痫发作，在抢救的过程中，把我的口罩抓掉，好险；2月8日，今天所里配送防护服、口罩、护目镜、医用手套、酒精、84消毒液一批；2月9日，民警王友茂孩子摔倒，胳膊骨折，家属也在抗"疫"一线，主动协调医院协助治疗……事无巨细，一样不落。

有一种奉献叫毫无怨言

作为监管医疗区"当家人"，朱孟飞从封闭驻勤开始就没有走出过监管医疗区门口一步，始终坚守在自己的工作岗位上。但是，对于家人，朱孟飞有太多亏欠。早在封闭驻勤之前，他的岳父就因病住院，正值春节假期，单位的战备值班需要他安排，除夕的工作岗位需要他坚守，他一直没能抽出时间到医院陪陪老人、尽尽孝心。2月7日，噩耗传来，他的岳父不幸去世。老人没有儿子，作为女婿的他，理应回去送老人最后一程，但当时是疫情防控最关键的阶段，他深知自己肩上的担子有多重，身上的责任有多大，考虑再三，他默默地把失去亲人的悲伤放在心底，转身又投入到抗击疫情的战斗中去。

疫情还未结束，战斗还在继续。朱孟飞依然坚守在自己的工作岗位上，战"疫"中的他用自己的执着坚守、无私奉献，践行一位共产党员的忠诚，诠释一名监管民警的担当。

王宪成

临沂市公安局罗庄分局食药环侦大队民警

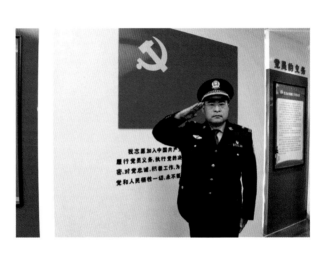

坚守"疫"线，把夜色披成战衣

"有人在制售假冒口罩，案情复杂！"接到市公安局疫情防控指挥部推送的线索后，他从一个微信号入手，南征北战，行程千余公里，端掉造假窝点2个，抓获犯罪嫌疑人4人，缴获成品半成品近10万个，侦破山东省疫情防控阻击战以来首起假冒3M口罩案。

他，就是临沂市公安局罗庄分局食药环侦大队民警王宪成。疫情当前，他冲锋在前，成功侦办"1·26"假冒3M品牌口罩案等一批案件；疫情如火，他主动请缨，深入社区村居，随访千余人，筑起疫情防控的铜墙铁壁，为罗庄区始终保持新冠肺炎"零病例"做出了贡献。

昼夜奋战，他把夜色披成战衣

1月26日，王宪成收到市公安局疫情防控指挥部推送的一条线索，有人从罗庄发货销售假冒3M品牌口罩。疫情紧迫，事关重大。假口罩势必严重影响战"疫"一线人员及人民群众的身体健康，侦破案件刻不容缓，罗庄分局第一时间成立专案组，王宪成也被抽调作为该案主办民警。

通过日夜不休的走访调查和大数据查询，王宪成锁定嫌疑人为藏身于沂水县沂水镇某村的薛某夫妻，查实薛某夫妻于1月22日以来，从上线购进20余万个假冒3M品牌口罩，通过网上店铺和微信朋友圈，于26日前以3.5—5.5元不等的价格全部售完。为了躲避打击，嫌疑人从外地进货，从网上销售，从罗庄发货，从不透漏真实姓名和住址，交易结束立即删除信息。

1月28日晚19时许，专案组民警赶赴沂水将薛某夫妻抓获，但夫妻俩拒不供述。"零口供"之下，王宪成再次通过对夫妻俩网上交易的资金流、信息流进行研判，连夜赶赴枣庄，查证10余名下线，精准画出犯罪成员架构图，矛头直指上线嫌疑人常某。

1月29日，专案组民警连夜奔赴高密。但常某关闭手机，藏匿交通工具，下落不明。由于疫情期间宾馆、饭店都未营业，王宪成与参战民警啃着方便面，住在警车里，在其经常出没的地点蹲点守候。

星光不负赶路人，经两个昼夜的连续奋战，1月31日凌晨2点，常某在藏身的烟酒店落网，其同伙周某也同时被抓获。王宪成与参战民警顺线追踪，端掉生产窝点2处，中间销售环节3处，缴获假冒口罩10万个、生产工具1宗，全链条打掉这个制售假口罩的犯罪团伙。

一路真情，他把温暖送到群众心坎

借调到食药环侦大队之前，王宪成长期在派出所工作，人熟地熟情况熟。分局打响疫情防控阻击战后，王宪成主动请缨，加入分局工作最辛苦，也是最危险的随访核查专班。

2月2日，在电话随访中，一名到重点疫区运送蔬菜的本地货车司机情绪激动，听见"疫情防控"四个字就挂电话。对方已经卸完货启程返回临沂，随访核查必须尽快落实到位。王宪成主动将难题接过来，电话不接，他就给对方发短信："兄弟，冒着生命危险送菜，你是咱们沂蒙老区的好汉子，真英雄！"随后，又多次尝试加对方微信，十多次后，对方终于通过了好友申请。在微信里，王宪成真心实意地劝说："助力武汉，沂蒙人真情付出，保护家人，沂蒙人也责无旁贷。"终于，一个小时后，货车司机非常痛快地听从了民警劝说，下高速后直接进行隔离。

作为随访核查民警，只有设身处地地为群众着想，把话说到群众的心坎上，才能在疫情防控这场硬仗中得到群众的支持和理解。疫情防控期间，王宪成没白没黑，协助辖区村居、社区建立疫情防控检查站，严格落实疫情防控工作机制；通过"拉网式、入户式"排查，对辖区外地返乡人员逐一排查，建立台账，确保"村不漏户、户不漏人"。

日夜连轴转，超负荷的体力和脑力劳动让年近50岁的王宪成血压高、偏头疼的老毛病加重了，同事都劝他："休息一下吧，这样下去身体会承受不住的。"他却坚定地说："疫情就是命令，防控就是战场，我作为一名有着21年党龄的老民警，更要处处带头，轻伤不下火线。"

每天工作到凌晨2点，王宪成驻守在每一个安宁的黎明，把夜色披成战衣，把灯火装进心里，甘做一颗永不生锈的"螺丝钉"，把自己牢牢钉在疫情防控的最前沿。

郭本勇

乐陵市公安局京沪高速鲁冀公安检查站站长

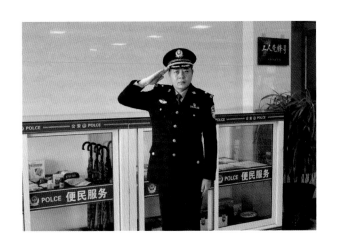

疫情阻击战中的"硬核担当"

在这场新冠肺炎疫情阻击战中，没有一座城是孤岛。

当人们隔离在家，为疫情防控付出一己之力时，也许很多人都不知道，在山东省的北大门，首都的南大门，有一个京沪高速鲁冀公安检查站，位于"环京"防护圈的重要位置，是进出京鲁的最后一道防线。

这个元宵节是泡面味儿的

2月8日14时许，在乐陵市公安局京沪高速鲁冀公安检查站上，民警正在对过往车辆例行检查，一辆私家车引起了民警们的注意。车主自称姓黄，来自重点疫情地区，要通过检查站回家。民警根据疫情期间相关政策对他劝返时，这名男子表现得十分激动。

民警耐心劝说，这名男子仍不停抱怨，情绪沮丧。郭本勇闻讯赶来："这位老兄，怎么了，听说你不愿意离开，有什么顾虑？"一身防护服，一米八的大个儿，一站之长，出现在这位落魄的想回家的男子面前时，竟让这位黄先生感到一种凛然，还有一丝亲切。

"我想回家，你就帮帮我吧！"黄先生说。郭本勇顿了顿，说："确实不容易，但是疫情期间，我们一切都要按规定办，现在疫情防控正是关键时候。"

"根据政策规定，疫情期间，从重点疫区出来的一切车辆一律劝返。这样吧，在我们这里先吃一碗泡面、暖和暖和，我现在就给你联系那边的检查站，说明情况让你回去。"说完，郭本勇就打起了电话。

半个小时后，郭本勇来到黄先生面前，告诉他，工作已做通，他的相关信息已经发给对方，回去没问题，不会发生滞留现象。吃过泡面，听到这个消息，黄先生焦躁的情绪减了大半，对郭本勇笑了笑，说："也只能这样了，今天是正月十五元宵节，吃了这碗泡面，我就当过节了！谢谢你！"经过2个多小时的沟通，17时许，黄先生驾车离开了检查站。

我们站长很暖

作为一名有着多年刑警工作经历、在公安岗位上屡建战功的"全省优秀人民警察"，郭本勇本能地成为"逆行者"中的排头兵。提起站长，大家都说："没有休过一天班。""站长可坐不住，总是跑前跑后，到处转。""他看到伙食单一重复时，就去找厨师商量改善伙食，让大伙吃饱吃好。""他总是喊话，看到起风了，就提醒大伙穿暖点，戴上厚帽子。""我们现在分三个队，哪个队人少，他就打补丁，参与到哪个队里面，尽量保证大家休息好。"

民警董世才推迟婚期后，一天也没有回过家，郭本勇主动找到他，跟他商量替他值班，让他回趟家修整一下，2个多月未见面的未婚小夫妻这才见上了一面。

民警王翰林值班时，突然接到家人打来的电话，2岁的儿子误服了一口84消毒液，妻子在家急哭了。郭本勇了解后，立即催促队上不值班的民警陪着王翰林回家，赶紧把孩子送医院诊疗。直到孩子诊断无碍后，才放下心来。

没能见上爷爷最后一面

检查站的人都知道郭站长疫情期间没休过一天假，以站为家，吃住在检查站，坚守在抗"疫"一线50余天，重复着一个又一个的白加黑，坚守着一个又一个的不夜岗，每天坚持工作16小时以上，然而却没有人知道郭本勇88岁的爷爷长期卧病在床，弥留之际，最惦念的就是见上自己的孙子一面。

郭本勇一直都是爷爷的骄傲。"我孙子以前是一名出色的军人，现在是一名优秀的警察，最喜欢听我孙子给我说唱快板，现在不知道还能不能听到，孩子忙，别让他惦记我。"郭本勇听到家里人含着泪念叨爷爷讲过的这些话时，爷爷已经撒手人寰，永远地离开了他。郭本勇再也控制不住眼中的泪水……

想在前、走在前、干在前，扎实的工作态度和作风让他屡获殊荣，荣获"全省公安机关破案能手""全省优秀人民警察""人民最满意政法干警"等荣誉称号，2017年被山东省委省政府记个人一等功。鲁冀公安检查站在全体民警、辅警的共同努力下也屡获殊荣，连续两年荣获"公安工作先进单位""工人先锋号""人民最满意政法单位"等荣誉称号……

相明普

聊城市莘县公安局朝城派出所副所长

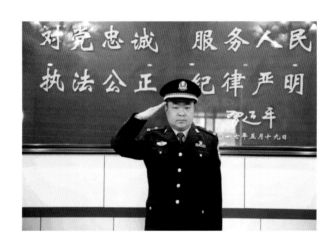

构筑辖区疫情防控防护墙

　　有人说，他是一个很执着的人，不管是同事还是群众遇到了困难，他总会想方设法帮助解决。新冠肺炎疫情发生以来，莘县公安局朝城派出所副所长相明普带头冲在一线，落实在一线，配合党委政府及检疫人员做好疫情防控工作，及时打击违法犯罪行为，构建起辖区坚固的疫情联防联控工作防线。

守初心接续奋斗

　　朝城镇地处山东、河南、河北三省交界处，是整个莘县的交通中心。辖区内建有省级环鲁公安检查站，且地处重要出省通道，车流量大，防疫任务重。朝城辖区97个行政村，人口59000余人，外出务工人员众多，人员流动大，外防输入风险较大，摸清返乡人员底数和情况任务繁重。

　　新冠肺炎疫情暴发后，为有效阻断疫情的传播，确保辖区人民群众的生命安全，相明普带领人员配合镇政府下村开展入户排查，巡逻商铺，杜绝人员集聚和对防疫不利的事情发生；一方面向公安检查站等重要卡点派出警力，严格按照"拦、消、测、登、查、录、劝、送"八字要求规范检查过往车辆，有力发挥了公安检查站的查控作用，坚决守好入聊的南大门。

　　1月24日晚，相明普接到线索，在朝城镇南街村有一名返乡人员出现发热症状，相明普主动要求前往其家中进行消毒，与其家人沟通，做思想工作。南街村村民居住分散，走访摸排工作难度大，他细致摸排，确保全村不漏一户一人，第一时间掌握外来返乡人员情况，并逐户通知群众在家隔离。

相明普说，作为一名人民警察，又是一名老党员，关键时刻就该先上，必须为人民的生命安全负责。他和战友24小时轮流在村内路口值班，警报不消除，防疫工作不懈怠。对不理解、有恐慌心理的群众做好安抚，告诉群众，只要保护措施得当就没有问题，疫情并没有那么可怕。他从自身做起，给群众做示范，最终稳定了村民的恐慌心理，赢得了大家的理解和支持。

担使命砥砺前行

"不为困难找理由，只为成功想办法。"看似平凡的一句话，却是字字千金。为了全面掌握人员信息情况，朝城派出所采取了精细化摸排方法，建好外出返乡人员等三本台账，确保"一人一档"，做到村不漏户、户不漏人，利用村庄、社区的宣传栏、大喇叭和媒体集群系统进行全面化宣传。同时，相明普带领人员与交警、交通、卫健等部门联防联控，实行网格化防控，全面启动治安检查站和临时查控点，守好"入城、隔离、村居"三层关卡。

1月29日，接到将相关人员转移至宾馆统一隔离的任务后，相明普耐心劝说，打消了宾馆负责人的畏惧心理和抵触情绪。短短半天时间，4家宾馆70余张床位迅速提供到位。相明普带领人员在宾馆大厅值班看守，为隔离人员提供了一个良好的隔离环境。

重情义铁汉柔情

"谁不爱自己的父母与妻儿？实在是时间紧、任务重，家里的牵挂再多也只能忍下来了。"这，才是他的心里话。警察和医生，这是为生命担当的两种力量，职业不同，却又相通。当警察遇上医生，警医家庭的奉献远超常人想象。

相明普的妻子在莘县人民医院工作，从大年三十起，他们同在一线奋战，只能通过网络隔空喊话，互道平安。他们家中还有两个年幼的孩子需要照顾，但是夫妻二人只能把孩子暂时交给老人照看，毫无怨言地奋斗在抗击疫情的第一线，虽然岗位不同，却是同样坚守。每当孩子想爸爸妈妈的时候，他们就通过视频看看孩子，每次相明普都是匆匆几句话就挂掉视频，家人也给予了理解和支持。"家里交给我们，你们放心！"听到老人这么说，相明普和妻子的心里更是一阵阵的辛酸和愧疚。

50多个日日夜夜，24小时不停歇。相明普把疫情防控工作作为践行初心使命的主战场，战靴不脱，战袍不褪，恪尽职守，以实际行动构建起辖区疫情联防联控的防护墙。

李 强

滨州市公安局滨城分局政治工作室副主任

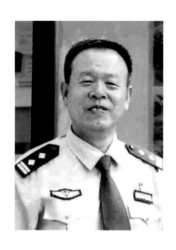

战"疫"一线，一家三口齐上阵

在这个没有硝烟的战场，有这样一群人，冲锋在前，逆风而行，用血肉之躯对抗着疫情的传播和扩散。这其中，就有滨州市公安局滨城分局政治工作室副主任李强。55岁的他连续8天奋战在疫情防控一线，突发脑疾，累倒在工作岗位上。

8天，他争分夺秒与疫情赛跑

疫情就是命令，防控就是责任。新型冠状病毒肺炎疫情扩散以来，滨州滨城公安立即启动应急机制，闻令而动、听令而行，全体民警、辅警放弃春节轮休，全警全力坚守岗位，持续奋战。

作为局里的老同志，李强本可以在后方留守，但疫情当前，他主动请缨充实到一线，到疫情防控的前沿阵地全力参与随访排查工作。大年初一（1月25日）一大早，他便配合办事处、卫生防疫部门人员深入辖区进行走访，送达告知书。工作中，他主动到最危险的岗位，积极承担对隔离人员入户登记、测量体温等工作。随访工作远比想象的复杂，面对部分被访人员的不理解，他总是微笑面对，耐心解释，讲明利害，因此逐渐消除了他们的顾虑，赢得了辖区群众的认可和配合。

2月1日一早，李强像往常一样来到市东派出所辖区。为了加快进度，争取工作主动性，他从早上9

点开始便马不停蹄，紧锣密鼓，连续5个多小时先后到11个居民小区，给22名居家隔离对象登记体温。这期间，他脚步匆忙，连口水也没顾上喝，加之工作节奏快、强度大，他逐渐感觉体力不支。

带着第一手资料，他急于反馈登记，但在进办公室准备消毒时，他顿感双腿像被灌了铅一样，十分沉重，迈步困难，就连最简单的转身动作也无法完成。身边同事看出了他的异样，此时的他面色苍白，没有应答，身体僵硬。同事们立即拨打了120，同时通知了派出所民警。这时的他，即使面对同事们关心的问询和急切的呼唤，也只能勉强用眼神回应，并逐渐失去了意识……"他到医院时已经开始抽搐休克，情况十分危急，随时会有生命危险。"参与救治的医生说。同事们发现，李强的手机"运动计数"仅半天时间已经接近12000步。参加随访几天来，都是如此。虽然脱离了生命危险，但病情危急，不久后他接受了开颅手术。

34年，"老黄牛"树起一面党员旗帜

李强的父亲是共和国第一代人民警察，也是一名老党员。在家庭的熏陶下，李强毅然决然选择了警察行业。这一干，就是34年。在他身上，传承了老一代滨州公安人的优良传统——任劳任怨，冲锋在前，不计回报，勤勉踏实。

疫情暴发后，他还一力承担了分局112名老干部和家属及分局宿舍院的随访排查工作。在老干部眼中，李强是他们贴心周到的"管家"，虽然李强已经年满55岁，但他们仍然亲切地叫他"小强"。老人们把他当自家人，刚买的智能手机不会用，第一个求助的不是自家儿女，而是把他叫到家里，让他手把手地教。抗击疫情期间，他更是尽心尽力担起责任，逐一问询，细心叮嘱，详细了解老人们接触人员情况，认真记录，每天回访。单位宿舍院楼房多被转卖、出租，人员构成十分复杂，他错时上门，逐一登记，没有漏下一人一户，并排查出2名密切接触者，落实了相关措施。

一家三口，警医家庭"疫"线并肩

李强妻子徐殿红是滨医附院的医生，儿子李志灏是市公安局特巡警支队的民警。疫情暴发后，他们深知天使白和警察蓝是老百姓最信赖的颜色，这个警医家庭的所有成员一致选择了盯靠在战"疫"一线。李强和徐殿红一直是儿子李志灏的榜样，尤其是这次抗击疫情期间，一家三口经常连面都见不上，但他们相约每天在家庭微信群中报个平安。李强发病当天，正值李志灏在单位24小时驻勤，为了不让儿子担心，母亲选择了暂时瞒着他。第二天交班后，李志灏才赶到医院，没想到忙碌的一家人以这种方式，在这个春节"团圆"了。

李志灏说，爸爸一直盼着赶紧好起来再回去工作，他说疫情不退，我们一家坚决不退！

成委谚

菏泽市公安局定陶分局杜堂派出所杨店警务室专职社区民警

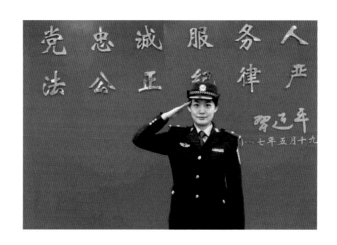

日均3万步，她用双脚编织社区防疫网

"各位居民朋友，近期多个地区发生新型冠状病毒感染的肺炎疫情，该病毒具有人际间传播能力，我们建议广大居民朋友在日常生活中做到：坚持勤洗手……"每天上午8时，这样的广播声就会在杨店社区的大街小巷响起。拿着扩音"小喇叭"的，正是菏泽市公安局定陶分局杜堂派出所杨店警务室社区民警成委谚。成委谚是一名90后姑娘，2017年从警校毕业后主动要求从城区下沉到农村警务室成为一名专职社区民警。疫情发生后，她一直坚守在战"疫"一线。

杨店警务室包括两个行政村，七个自然村，是典型的城乡接合部。常住人口4797人，企事业单位25家，宾馆10家，人员流动性大，入户排查难度也较大。作为社区民警，杨店社区就是成委谚的抗"疫"阵地。"没事少出门，出门一定要佩戴口罩，关注警务微信群实时动态，不要随意相信谣言。"在社区村居、街尾巷口、小镇商圈等关键防疫部位，这样的提醒话语，成委谚在每天的走街串巷过程中，都要向沿路的村民说上几百遍。

疫情防控工作中有不少困难。比如与群众的沟通中，说轻了，群众不重视；说重了，就有可能带来恐慌情绪。成委谚深知此间的不易，一次不成功，就两次、三次……读报纸，讲政策，不讲明白决不罢休。"关键时期，大家就不要聚集在一起，这是对他人负责，更是对自己及家人负责。"走访中，成委谚看到有群众聚集聊天，一番劝解后，现场人员逐一离开。

疫情不等人，社区民警做的是最基础最前线的工作，要想实现早发现、早报告、早隔离、早治疗的目标，就要尽最大努力做好疫情检测、排查和预警工作。她先后对1400户进行了"全覆盖、无缝隙、地毯式"摸排，为阻击疫情保障人民群众生命安全筑起了坚固防线。刚开始，村民对疫情传染的认识程度还不高，也有少数不太配合的。成委谚顶着不被理解的压力，耐心细致地开展工作。

针对辖区里的外来返村人员，她尽量做到见面核查，或者打电话核实情况。特殊时期，一丝一毫都容不得马虎。在成委谚看来，现在没有什么比防控疫情更加重要的事，对工作一定要小心再小心，细致再细致。为了给辖区居民提供更安全的居住环境，她每天都会背着喷雾器在小区的角角落落喷洒消毒液。刮大风的那几天，消毒液经常会飞溅到她的脸上、眼睛里。

现在，村民们进出都会主动配合工作。即使这样，每天信息核查，辖区执勤、居家隔离点巡查等工作，还是需要她从早忙到晚。每天她都要走20余公里的路程，微信运动步数都在3万多步。

"谢谢成警官！""知道啦！""我保证不出门。"……为了提高疫情防控宣传效果，成委谚经常在"平安杨店联防群"里面发红包，群里的300名村民都积极起来了，有些还成了"话痨"。成委谚很机智，发了红包，马上用防疫知识"刷屏"。

每天起床，成委谚做的第一件事就是浏览社区居民微信群。8个组团，15个微信群，她是管理员，一觉醒来上百条信息等着成委谚去看，她总会一条条耐心浏览，了解居民的诉求和动态。

2月9日，有村民在群里转发了一条有关疫情的信息，成委谚马上核实信息，发现是网络谣传。她立刻在15个微信群中发布辟谣公告，消除了住户们的恐慌。

"谢谢你，真的麻烦你了。"2月6日12点41分，成委谚提着一大袋药出现在李大娘家中。受疫情影响，有几位行动不便的独居老人得不到家人照顾。村民台大爷常年卧床，老伴李大娘腿脚不便，但是日常服用的药已经吃完，无奈之下，李大娘拨通了成委谚的电话。放下电话后，成委谚立刻跑到附近药店购买，又为李大娘购置了一些新鲜的蔬菜和馒头，送到了李大娘的家中。2月12日下午，成委谚了解到患有胃病的张大爷需要进行中药调理，但是无法出门使他对居家隔离措施有了抵触情绪。成委谚得知后，找到了一直为张大爷看病的戚医生，根据过往药方配好中药，送到了张大爷家中。

疫情发生以来，像这样的跑腿活儿便成了社区民警的家常便饭。"有啥事就打我电话，我一直在。"这是她对所有独居老人的承诺，也是对所有杨店群众的承诺。

王建彬

滨海公安局滨北分局胜苑派出所民警

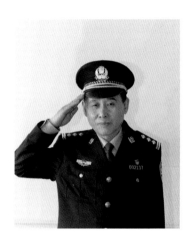

战"疫"中，像一颗螺丝钉钉在辖区

和之前的39天一样，3月3日是滨海公安局滨北分局胜苑派出所55岁老民警王建彬战"疫"工作中平凡的一天。核查数据、排查走访、宣传防范、调解纠纷……从早上8点到下午6点，他一刻不停地忙碌着，但这一天，也是王建彬战"疫"征程按下暂停键的一天。

突发疾病倒下，那天他的日程很满

1月24日除夕，山东省启动重大突发公共卫生事件一级响应，全省公安民警停止休假、全员上岗。王建彬主动请缨战"疫"，全身心地扑在工作上。连续一个多月超负荷工作，2月28日，王建彬开始出现胸疼、胸闷、食欲不良的症状。同事们都劝他去医院检查检查，他却总是说忙完这阵就去。所领导考虑到王建彬的年龄和身体情况，几次找他谈话，劝他少干点儿工作，多注意休息。可老王说："我是老民警老党员，辖区里人和事我都熟，开展工作更便利，大家都是白加黑、5+2地连轴转，我要是少干了，其他同志就要多干，不能因为我拖全所工作的后腿。"

直到战"疫"征程按下暂停键那一天，王建彬的行程也是满满的。3月3日，胜苑派出所教导员孙青松发现，工作完后回所的王建彬脸色蜡黄，身体佝偻，在他的一再"逼迫"下，王建彬才前往胜利油田中心医院就诊，被诊断为急性心肌梗死。经医院专家全力救治，当晚成功完成心脏支架手术。

战"疫"40天，他像一颗螺丝钉牢牢钉在辖区

王建彬所在的胜苑派出所辖区，集社区、油区、工矿企业于一体，情况复杂，疫情防控难度大。战"疫"以来，王建彬与辖区单位和居委会工作人员加强摸排走访，逐人落实辖区涉疫情重点地区人员来源地、交通出行方式及身体状况等基本信息，并逐一建立完善的随访档案，为后期居家隔离工作开展提供了第一手资料。2月23日，胜苑派出所接到一天内紧急核查辖区417户620名流动人口的任务，全体民警立刻投入紧张忙碌的随访工作中。在完成自己的任务后，王建彬没有休息，又主动协助内勤民警将当天的随访结果和同事们的核查情况进行梳理汇总上报，直到深夜。

1月30日，王建彬在辖区走访排查时得知，社区一名外地返回人员出现发烧症状，王建彬在将情况及时上报的同时，立即协助社区工作人员将其送医，并联系疾控中心为患者做核酸检测。王建彬担心患者心理压力大，时常打电话疏导关心，经检查诊断患者为普通感冒，王建彬这才放下心来，拖着疲惫的身躯赶回派出所继续值守。由于高度的责任感、扎实的防控措施，胜苑派出所辖区的涉疫区25名居家留观人员已全部解除隔离。

他的心里装着所有人，唯独没有他自己

在胜苑派出所，王建彬不光是出名的"拼命老王"，也是辖区群众公认的"好人老王"。

为了让每一名居民了解疫情形势，积极引导辖区群众做好防控，织密辖区防控宣传网络，老王在辖区药店、超市、农贸市场、居民区单元门、小区主要出入口等人流量大的区域张贴发放疫情防范相关通告指南。小区封闭管理后，王建彬每天与居委会工作人员开展实地回访，将居家隔离人员生活所需送到家门口，并利用视频通话方式及时了解人员身体状况，耐心细致讲明注意事项，及时开展心理疏导。他还主动与劝返点值勤人员一起测量体温、登记外来车辆，对于居民的不理解，耐心向群众讲清楚、讲明白、讲透彻，用温暖的话语和规范文明的执勤方式赢得群众的理解和支持。

在做好疫情防控工作的同时，王建彬靠前一步，主动作为，拓展服务渠道，积极为辖区企业复工复产提供优质高效的服务。在一周的时间里，他跑遍了辖区30多家油田单位和改制企业，深入了解复工现状和工作瓶颈，逐单位做好登记，及时汇总上报有关部门。在了解到辖区有的公司技术人员返工难题后，他第一时间与辖区居委会协调垦利区有关部门办好返工、复工相关事宜，解了单位燃眉之急，为企业及时复工复产提供了坚实的保障。同时，为减少人员聚集，进一步提高小区出租房屋登记和外来人员办证效率，他和同事到居民小区现场办公，将管理和服务延伸至居民家门口，最大限度简化复工办证程序，将便捷高效的公安服务带给了复工人员，让群众在这个寒冬感受到了来自公安机关的温暖。

金宝峰

齐都公安局东区分局蜂山派出所民警

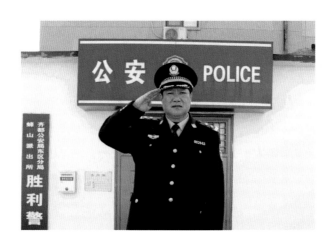

坚守战"疫"一线的真"金"

3月9日上午，齐都公安局东区分局蜂山派出所民警金宝峰在返回劝返点途中突发心脏病，服药后仍坚守岗位，被同事强制送医。经检查，金宝峰因长期劳累，心脏管动脉严重堵塞，必须住院治疗。

冲锋在抗"疫"一线

金宝峰，57岁，是群众眼里闲不住的老金。从疫情阻击战集结号吹响的那刻起，老金就一头扎进社区防控一线，不是在劝返点执勤，就是与居委会对接核实返回人员情况，摸排辖区出租房屋、流动人口底数，然后不断核对录入台账，确保抗"疫"工作"情况清、底数明"。每天加班加点，老金忙得团团转。

社区群众对老金都非常熟悉和信任，一有什么异常社情动态都会去找他。2月9日上午，胜炼居委会董书记十万火急地找到老金："社区隔离人员景某某联系不上了！"原来，景某某常年在外"跑大车"从事货车运输，春节前回老家探亲返回后一直在家自我隔离，目前还没到解除隔离的时间。金宝峰不敢耽搁，马上打电话联系，接通后虽然景某某自称在家，但电话中声音嘈杂，老金隐约感到景某某在隐瞒情况。随后，金宝峰又打电话找到景某某妻子张某。面对询问，张某支支吾吾，再次印证了老金的判断，立即对张某开展说服教育。通过耐心劝说，张某最终承认景某某私自驾驶大货车外出了。掌握了景某某行车具体位置后，金宝峰立即通报居委会，落实防疫措施。

老金和社区的居民处得更像朋友，散步途中解决邻里纠纷，老人家水管坏了他去修，遇到陌生人发打款信息就给他打电话……疫情工作开展以来，许多群众看到老金日夜忙碌，赶到社区劝返点，主动加入志愿者队伍，像老金一样为社区平安值守。

扎根在社区大家庭

从警20年，服务基层20年。金宝峰所管辖的社区，涉及50余栋居民楼，近500套平房，2000多家住户，上百处九小场所、小学和幼儿园，金宝峰对各处情况都了如指掌。因社区老旧、流动人员多、老年人多，走访社区时他经常夹着一个小记录本，看到路边广告牌上贴着的出租信息，就把信息记在本子上，然后电话询问出租情况。

为确保信息无误，金宝峰经常一户跑好多趟，白天没人晚上去，哪户亮灯就先去哪户。跟着金宝峰一起走访的民警李拥军说，常常别人家做饭他们开始工作，别人家关灯睡觉，他们回值班室吃泡面。金宝峰膝盖常年积水，爬上楼去容易，下来就吃力了。每每李拥军想替他多做点时，金宝峰从来都是说："没事儿，我能行。"经过不懈的努力，金宝峰所在社区入户登记率达到100%。

2019年齐都公安局组织讲述民警故事活动，70多岁的凤某某老先生上台感谢金宝峰帮他找到失联多年的家人，当时的情景让在场民警无不动容。原来，金宝峰在社区走访的过程中发现，有一名流动人员凤某某在临淄打工二十年，没有本地的居住证，身份证也丢失了，便带回警务室进一步了解情况。凤某某介绍自己是陕西省宝鸡市人，他也很想找到自己的亲人。根据凤某某提供的家庭地址，几经周折，终于联系上了凤某某家人，并陪同凤老先生到火车站接赶来的儿子，实现了老人回家与亲人团聚的愿望。

心有多大，舞台就有多大，对于金宝峰来说，社区就是他的舞台，他并没有因为身体不适而放松工作，再有几年退休的他，仍然工作在社区管理这个平凡的岗位上，勤勤恳恳，默默奉献。他没有做出什么惊天动地的大事，但是他用一颗金子般爱民的心，树立起了公安民警在人民群众心中的良好形象。

刘 伟

山东省公安厅机场公安局副局长、直属分局局长

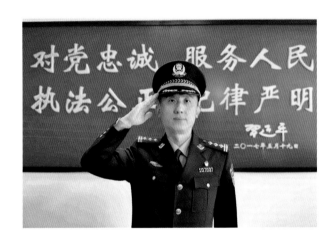

构筑机场疫情防控的坚强"堡垒"

乍暖还寒时节，一场由新型冠状病毒引发的肺炎疫情防控战役在全国紧急打响。在这场突如其来的"大考"面前，山东省公安厅机场公安局副局长、直属分局局长刘伟挺身而出，带领干警冲锋在一线、战斗在一线，构筑起济南机场疫情防控的坚强"堡垒"，以实际行动书写了共产党员的忠诚与担当，践行了人民警察的初心和使命，向党和人民交上了一份合格的答卷。

提前谋划，主动作为，第一时间打响疫情防控保卫战

机场作为公共交通枢纽，人流、物流、车流集中，疫情防控形势异常严峻复杂。作为一名在公安战线摸爬滚打多年的老警察，刘伟以其特有的职业敏感觉察到疫情防控工作的分量。

1月21日一早，他主持召开直属分局疫情防控会议，研判疫情发展形势，安排部署疫情防控工作。在他指挥下，直属分局成立了疫情防控领导机构，制定了工作方案，安排专人筹备防疫物资，第一时间打响了疫情防控保卫战。1月22日，N95口罩、一次性医用口罩、防护手套、免洗手消毒液、测温仪、84消毒液等防疫物资发放至候机楼派出所等一线单位；1月23日，全面启动候机楼警务大厅、候机楼出入口人证核录闸机、治安执勤岗亭等窗口服务单位和一线执勤点的"一小时一消毒"、人员体温检测机

制。由于前期谋划早、行动快、准备充分，机场疫情防控工作有条不紊地展开，收到了良好成效。

勇于担当，敢打必胜，坚决打赢疫情防控保卫战

"疫情就是命令，防控就是责任。"在关键时刻，刘伟以高度的责任担当意识，以身作则、以上率下、冲锋在前、敢打必胜，从严从实从细狠抓措施任务落实。他密切与机场海关、客服、安检等部门配合，实行战时勤务，安排警力24小时在岗执勤，积极协助机场、航空公司、疾控部门开展进出港旅客体温检测、登记核验等工作。安装使用人证核录闸机，提升机场安全管控水平，带领派出所、交巡警、特警等执勤人员，划定隔离区域，开通"绿色通道"，有力服务了留观、隔离和医疗救治工作。

随着疫情形势发展，境外输入风险日趋增大，济南机场防控工作面临更严峻考验。刘伟适时调整工作方向，就入境航班民警防护、查验现场秩序维护、旅客隔离转运等做出明确安排，进一步梳理和细化检查进境入关、地市接站服务、中转乘机等工作流程，严格落实疫情防护规定，耐心细致做好落地旅客说服教育引导，切实发挥了"外防输入"的屏障作用。

他还牵头制定机场公安保障复工复产的9条措施，优化证件办理流程、人性化交通管控、辖区治安整治等，全力保稳定、促生产，确保山东省新旧动能转换重点工程——济南机场扩建北指廊、北站坪、新工作区建设工程顺利复工，完成外省抵济复工包机人员接送等保障任务。

急事急办，特事特办，圆满完成援鄂医疗队和应急物资空运任务

刘伟安排组织我省援鄂医疗队出征返回安全保障工作，带领民警认真做好候机楼及周边治安秩序维护、出征仪式保障、交通秩序疏导、车辆分类停放和随行物资装卸看护等工作，圆满完成我省12批次援鄂医疗队和医疗物资运输任务，以最高礼遇迎接了2批次山东援鄂医疗队凯旋。

1月28日下午，一批援助湖北公安机关的防疫物资急需空运，当时济南与武汉间已经停航。刘伟积极联系争取，在相关部门的大力配合下，于当日18：20将紧急援助物资空运武汉，保证了湖北公安系统防疫工作的正常开展。

戴党徽，抓党建，始终让党旗高高飘扬在防控一线

"防控疫情抓党建，抓好党建战疫情。"他充分发挥党员的模范带头作用，组织直属分局党支部开展挂党旗、戴党徽、亮身份活动，让鲜红的党旗在防控一线高高飘扬。他既当指挥员又当战斗员，与民警共同奋战，没有休息过一天。他十分重视参战民警的心理健康，安排编写了防护知识使用手册，开展防护知识技能培训，缓解民警战时心理压力，并主动为涉疫旅客提供心理疏导服务。

作为一名警察，面对疫情，刘伟挺身而出，冲锋在前，用实际行动诠释了一名共产党员、公安民警的赤子初心、铮铮誓言。

宫宝琪

济南铁路公安局济南公安处济南西站派出所客运
执勤二大队副大队长

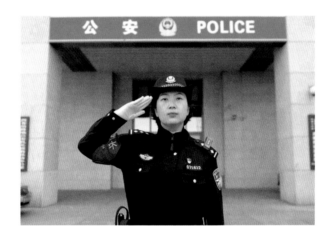

坚守站台，静待花开疫散

"老宫"，全名宫宝琪，今年34岁，是济南铁路公安局济南公安处济南西站派出所客运执勤二大队的副大队长。因为在济南西站派出所女警中较为年长，工作经验丰富，有颜值、有魄力，又有担当，被大家亲昵地称呼为"老宫"。疫情防控期间，宫宝琪始终奋战在疫情防控一线，守高铁、战疫情，先后配合处置发热旅客105人，办理扰序类案件31起。由于表现突出，受到通报表彰和战时火线嘉奖。

防，不漏一人

2020年的这场疫情让老宫的工作变得与往常不同。

偌大的济南西站少了几分人头攒动的热闹，变得安静了许多，来来往往的旅客脸上即使戴着防护口罩，也难掩神色匆匆，处处弥漫着紧张严峻的气息。

宫宝琪深知，济南西站是京沪高铁的枢纽要塞，即使客流骤减，严防疫情输入扩散的工作也必须越做越细，绝不容许丝毫松懈。期间济南市在济南西站对外地入济人员进行分流登记、统一送达。宫宝琪全力协助地方工作人员进行政策宣讲、法制宣传，协助引导并做好秩序维护工作，协助地方化解涉疫情矛盾纠纷6起。三班倒的工作模式，常常被她上成白班到深夜，夜班到第二天上午，几乎连轴转。老宫说："疫情就是命令！女警也是战士，守住自己的岗位，就等于守住了战'疫'的阵地。"

1月23日，济南西站派出所接到上级指令，离汉通道封闭前发出的两趟列车上，共有53名旅客在济南西站下车，为确保绝对安全，万无一失，要求公安机关配合车站、卫生防疫部门做好相关工作。一时间，派出所所有在岗力量全部向站台集结。刚下夜班的宫宝琪二话不说立即换回警服，以最快的速度和同事一道奔向站台，接车防护、疏导客流、帮助医护人员测量体温，详细询问和记录旅客出行轨迹和接触人群。在宫宝琪和济南西站派出所全体干部民警的共同努力下，确保了近30万旅客的出行安全。

责，不怠一秒

2月6日，正在执勤的宫宝琪收到旅客报警求助。地下通廊处，一个20多岁的姑娘靠在服务台前，神色焦急。女孩诉称自己坐车来济南见朋友，不小心丢失了手机。话说了没几句，女孩突然浑身颤抖、手脚抽搐，甚至不能发声。老宫找来糖和热水喂给女孩，仍不见好转，便立即拨打了120。急救人员赶到后，女孩体温检测达38℃，跟随急救人员前往医院。而老宫的双腿早已蹲麻，一个趔趄差点儿摔倒。

尽管在当晚接到医院反馈，确认女孩身体目前无异常，但为了确保派出所干部民警的绝对安全，所支部还是决定让宫宝琪进行为期14天的居家隔离观察。老宫的爱人在司法系统工作，疫情防控期间工作也十分繁重，年幼的孩子也只能"全托"在爷爷奶奶家。老宫说，冲锋是她的责任，服从命令隔离观察也是她的责任，不仅是对自己，更是对家人、对同事、对社会的责任。

情，是一种力量

老宫在生活中爱美丽，懂生活，钟情于美食，也能就育儿心得侃侃而谈，如果你不知道她是一名警察，也许她平凡得就像邻家姐妹。但熟识的人都知道，老宫有点与众不同。在她身上，充满着勇敢独立、豁达坚强，和她在一起，总能让人觉得温暖，充满力量。

疫情初期，派出所防护物资紧缺，老宫主动将家中备用的口罩、手套全部带到单位和大家分享；年轻民警面对疫情存在担心顾虑，老宫主动与其聊天交流，解压疏导；旅客群众物品丢失，她自掏运费快递到失主手中。隔离期间，她担心一线战友的安危，大家也都挂念着她，只能通过视频互致关怀，倍加叮嘱。老宫说，近十年战斗在西站，新战友老战友，一场无情的疫情，让大家的距离反倒更亲更近了。

刘　婧

青岛海关缉私局流亭机场海关缉私分局民警

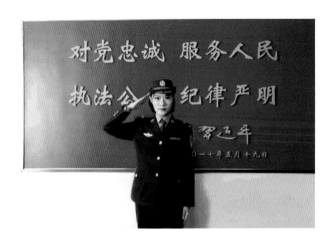

铿锵玫瑰　花开"疫"线

女本柔弱，遇战则刚。在严防疫情输入的战场上，有一抹坚韧之柔始终奔走在战"疫"最前沿，有一颗剑胆琴心始终守卫着国门安全的第一道防线。

她就是青岛海关缉私局流亭机场海关缉私分局民警刘婧，32岁，党龄12年，警龄13年。自疫情防控阻击战打响以来，她迅速进入战时状态，逆行向前、迎难而上，是大家公认的警营"花木兰"。

旅客眼中：这个女警官比我自己都负责

当国内疫情态势趋向平稳的时候，亿万国民只待春来，然而国外陆续进入高发期，外防输入刻不容缓，必须对全体进境旅客全面开展流行病学调查。国门压力陡然飙升，卫检人力告急！

增援令一下，刘婧巾帼不让须眉，积极向党组织请战。工欲善其事，必先利其器。为了更好地做好卫检专业工作，刘婧临战前紧急补课，观看内部培训视频讲座、现场请教卫检专家并模拟实操。晚上回家，她一遍遍反复演练，迅速完成了到流行病学调查新专业的漂亮转身。

青岛流亭国际机场是全国海关空港口岸的主战场之一，开展流行病学调查需要和进境旅客面对面交流、审查，其中不乏疑似病例和发热症状的旅客，工作危险、责任重大。面对汹涌的"高危"人潮，刘婧与海关关员并肩鏖战国门！她暖如春风，一声"欢迎回家"，关怀安抚紧张不安的归国旅客；她心细如发，仔细询问，不放过一个风险隐患；她严谨规范，近距离面对面问话高度疑似感染旅客，也时刻不忘做好防护，确保防控工作安全。在一次流行病学调查中，一位高风险进境旅客，面对刘婧关于旅行史、居住史等情况的循循善诱、步步追问，感慨道："你这个警察比我自己都负责！"刘婧回答道："我们不但要对你负责，更要对我们身后的父老乡亲负责！"

同事眼中：干起工作雷厉风行的警营"花木兰"

受命投身战"疫"一线后，面对医学排查等高风险任务，她从不畏难推脱，一直冲在最前面。每天人员分类核查、防疫知识宣传等工作让她如同陀螺一般转个不停，也不知说了多少话，走了多少路。穿防护服不便于上卫生间，同时也是为了不耽误筛查防控，她在岗时一天都不敢喝水、几乎不去洗手间，一天下来嘴唇都干裂了。防护装备厚重闷热，连续十几个小时的"重装在身"，脸上是一道道勒痕、耳朵后压出了血痕，警服也一遍遍地被汗水浸透。面对这些，她从不叫苦叫累，总是谦逊地说"哪里比得上一线医务工作者的艰辛与不易"。

从白天到黑夜，人流如梭，筛查防控的间隙就是她宝贵的休整时间；从早晨到晚上，匆匆几口盒饭，成为她紧急停靠的加油站。把守国门的她始终保持着工作激情，和战友们日夜奋战在国门"疫"线，做到了守土尽责。大家都说："这个干起活来风风火火的女警官，真不简单。"

孩子眼中：天天见不着面的妈妈

家，是人生的温馨港湾，也是刘婧亏欠最多的地方。身为国门防疫卫士的同时，她也是一个6岁孩子的妈妈。青岛流亭国际机场入境航班架次多、旅客人流量大，流行病学调查工作量大、耗时也长，子夜、凌晨的红眼航班也是常态。有一次加班到深夜，孩子打来电话委屈地问："妈妈，今晚回来吗？我想你了……"刘婧听着孩子的稚音，瞬间泪目。挂了电话，刘婧顾不上牵挂，又投身到流行病学调查中。工作结束，抬眼已是凌晨2点，忍着思念，刘婧踏上了去集体宿舍的路。不是不想归家去看看孩子熟睡的脸庞，身处风险环境，不能将隐患带到其他地方，只能对孩子说一声抱歉。

刘婧夫妻是机场海关双职工，她的丈夫是一名海关关员，也奋战在国门防疫一线。夫妻俩经常只能用微信视频"见见面"，或者偶然擦肩而过时，靠防护服的标记辨认出爱人，用最"时尚"的"触脚尖"礼打个招呼，同事亲切地称他们是"抗'疫'夫妻档"。夫妻同出征，刘婧从不后悔自己的选择。"我们是夫妻，亦是战友，虽顾不上自己的小家，但能携手并肩，共同守护国门的平安，我们很心安！"

薛 钊

济南出入境边防检查站执勤四队队长

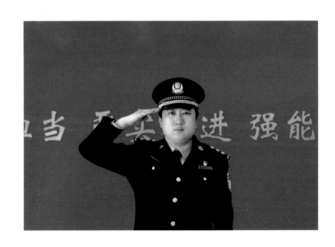

我先上！冲锋在前的"国门卫士"

作为新时代移民警察，在坚决打赢这场疫情防控的人民战争中是什么样子？山东出入境边防检查总站济南出入境边防检查站执勤业务队队长薛钊，给出了答案。

"你的样子"，是闻令而动、冲锋在前的"国门卫士"

"有没有风险？需不需要我？我是党员，我是队长，我先上！"越是重要关头，越显责任担当。在战"疫"一线，经常萦绕耳旁的一声声"让我来""我先上"正是他的肺腑之言。

在初期防疫"弹药"紧缺的情况下，薛钊主动放弃调休，连续在国门防疫一线奋战20余天，一人肩负起全队查验监护出入境发热疑似病例旅客的危重任务，吹响济南国门口岸一线战"疫"民警"跟我上"的冲锋号。"我不回家，就是对家人最大的保护！我坚守岗位，就是对人民群众最大的负责！"为主动、稳妥应对口岸入境疑似旅客，济南边防检查站第一时间开辟"专用通道"，设立高风险航班特检队。得知这一安排后，薛钊自告奋勇兼任特检队队长，多次组织勤务演练，身先士卒承担起防疫专用通道检查，在国门防疫"战场"上展现了边检民警的"最美逆行"。

"你的样子",是亲切细心、不辞辛劳的"服务先锋"

"守护你的平安快乐,国门的祥和……"一首边检民警为国门抗"疫"所创作的歌曲《坚守》经常被薛钊哼唱,他说这首歌传递着边检民警与地方群众休戚与共、守望相助的力量和温情,以及心手相连、决胜战"疫"的信念与决心,所以他很喜欢。

"这么多箱子你们几个人搬运?需不需要我们帮忙?"1月31日,一名热心旅客从韩国购买了10万只口罩入境济南口岸,薛钊获悉情况后主动询问,帮其搬运口罩,事后该旅客发来感谢信。"你怎么不戴口罩呢?把我的口罩都拿给这小男孩!"2月1日凌晨时分,一名小男孩在飞机上丢失了口罩,排队通关时焦虑不安,被正在引导旅客的薛钊发现,随即他将自己的医用口罩赠送。

为更好地服务疫情期间出入境中外旅客,助力驻地用人企业复工复产,他主动查阅资料寻找资源,印制了《有关国家入境管制措施提醒》和多国语言对照版《复工防疫指南》分发给旅客,并且在出入境口岸向旅客解答国内疫情相关问题,向他们普及防疫知识和相关注意事项。防疫战中,来自海外的防疫物资源源不断运输入境,薛钊带领队员,主动靠前服务,统筹做好清仓检查、边检手续办理等工作,为海外防疫物资专包机设立"零等待"通道,全力保障100余吨防疫物资顺畅通关,第一时间运送到国内各地防疫一线。

"你的样子",是并肩作战、无微不至的"守望手足"

"口罩捏一捏看看漏不漏气,护目镜带子别勒得太紧啊,防护服检查一下有没有漏洞的……"这是他不厌其烦的叮嘱。"大家晚安,养精蓄锐,明日再战!"这是他每晚入睡前的温馨问候。"叮叮,叮叮……"钉钉群里发来各种疫情重大决策部署、各地区联防联控措施成效信息、新冠肺炎防控知识,还有薛钊最后一条留言:"大家都看看,帮助很大。"正是他的这种细致,让队员们在不知不觉中增强了战胜疫情的信心。

为避免潜在的疫情传播风险,大多数边检民警勤务结束后会选择自我隔离,薛钊深知队员们的心理压力,为此他四处寻找拥有国家心理咨询师资格证的同事为队员们进行心理辅导,传递乐观豁达的生活态度。疫情初期,医用防护消杀用品供应严重紧张,单位采购困难,在得知有公司捐赠防疫用品的消息后,薛钊第一时间"拜访",顺利为单位争取到了200多瓶消毒液和200余副护目镜。

在国门防疫战中,薛钊并不是一个特例,他身边有千千万万坚守国门的战友,哪里有需要,哪里就有他们奋斗的身影;哪里有困难,哪里就有他们忙碌的脚步。他们身上,体现了当代移民警察赤胆忠诚、无私无畏、敢于担当的样子!

杜 慧

青岛机场出入境边防检查站执勤四队教导员

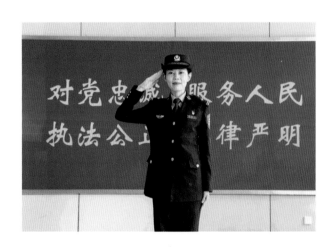

坚守国门，撑起战"疫"半边天

年出入境客流量450余万人次，约占全省出入境客流量45.2%……这里是全省出入境客流量最大的对外开放口岸，这里是全省严防海外疫情输入的主战场。疫情防控阻击战打响以来，担负青岛空港口岸出入境边防检查任务的山东边检总站青岛机场边检站全体移民管理民警们英勇无畏、忠实履职，与海关、卫健等多部门协同联动，共筑起国门前抵御疫情的"钢铁长城"。杜慧，就是他们中的一员。

党徽红，闪耀在战"疫"先锋的荣誉和追求上

"我身后是强大的祖国，我所站立的地方就是我的中国。我们在，国门在！"这是杜慧经常鼓励自己的一句话，也是青岛机场出入境边检站每位党员的心声。对杜慧来说，这是她驻守青岛空港国门的第15年。从禽流感、甲流、登革热，到埃博拉、中东呼吸综合征，再到这次新冠肺炎疫情，这位抗"疫"战场上的"老兵"从未缺席，面对急难险重，永远冲在第一线。这位"全国巾帼建功标兵"、省"三八红旗手标兵"一次次扛起了国门卫士的责任与担当，用巾帼坚守为党徽增辉添彩。

在应对疫情中，杜慧既是操作者又是实施者，作为执勤队党支部书记，她总是义无反顾冲锋在前，无怨无悔坚守岗位，带领所在的党支部全部25名党员在第一时间向站党委递交了请战书。同时，她以党员干部、业务骨干的身份主动加入特勤小组，带领小组同志检查涉重点地区及有发热旅客80余人次，以真言实行、担当作为践行初心使命，守护人民群众健康安乐。

疫情防控初期，青岛口岸出现一例新冠肺炎确诊病例，杜慧主动请缨，带领特勤小组到隔离等候区对疑似症状旅客进行证件比对，办理边防检查手续，以实际行动展现忠诚与担当。春节、元宵、"三八"……每个节日，她都在国门一线，在出入境旅客最需要的地方，以瘦弱的肩膀撑起抗"疫"半边天。

警察蓝，凝结在"国门卫士"的职责和使命里

"我们的初心和使命就凝结在这身蓝色警服中，关键时刻我们更要坚守岗位，为国家严防境外输入尽自己的力量。"疫情的全球大流行不断拉响口岸防疫警报，杜慧和无数的移民警察全力构建大数据防线，对疑似发热症状旅客进行全闭环查验，及时准确将相关信息向海关检疫等相关部门和政府主管部门推送，做好防控措施，最大限度减少感染扩散风险，用责任筑起了口岸防控疫情的堤坝。

查验要求不断升级，验放难度加大，经常一次勤务要连续近20个小时待在旅检现场，针对出入境客流实际，杜慧把严密勤务组织，加快非涉疫旅客通关速度作为一项硬要求，通过设立蛇形候检区、1米隔离带，设立旅客候检安全距离等手段，最大限度降低旅客感染风险，与口岸联检单位共同构建了一条战"疫"坚实防线。

天使白，记录在"最美逆行"的担当和奉献中

随着疫情的发展，执勤现场防护措施一再升级，眼罩、面屏、防护服……一线移民警察成了口岸的"大白"，看不到警衔，遮住了警号，特殊时期白色的防护服成了移民警察的"制服"。

杜慧身担一线防控责任人重任，既要牢牢抓好勤务安全，又要扎实做好队伍内部安全防护，平时她就成了队员心中爱"唠叨"的慧姐。杜慧怕执勤民警的防护不到位，每天耳提面命穿脱防护服的要点："小陈，防护服的拉链再往上拉紧点。""小马，回家一定把衣服和鞋子脱在门口，好好洗洗再抱孩子。"……她记得提醒队里每个人每一个小细节，却总错过和孩子约好的视频。两个月没有见女儿了，连女儿9岁的生日礼物都是在视频里和妈妈隔屏的拥抱。

"接下来的任务还很重，我将牢记第一代移民警察的职责使命，全力投入严防疫情输入的战斗中，投入这份平凡而伟大的坚守中，向祖国和人民交上一份满意的答卷。国门有我在，请党和人民放心！"

邱 彬

山东省公安厅疫情防控工作专班维护稳定组组长、
治安警察总队纪委书记

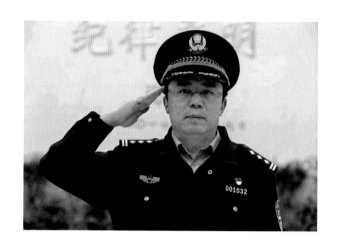

坚守"疫"线保安全的幕后英雄

新冠肺炎疫情发生以来，山东省公安厅治安警察总队纪委书记邱彬临危受命，担任省公安厅疫情防控专班社会稳定小组组长。两个多月以来，他带领小组全体同志严格落实"一手抓疫情防控、一手抓维护稳定"的部署要求，全面加强对全省疫情期间维护安全稳定工作的组织、协调、调度，超前谋划制定出台工作方案，主动作为分析研判各类风险因素，确保了全省社会治安大局的持续平稳和疫情防控阻击战的顺利推进，在抗击疫情中践行了初心使命，交出了合格答卷。

超前研判，主动作为

疫情发生后，为维护社会治安秩序，确保社会大局稳定，山东省公安厅第一时间成立疫情防控专班。邱彬临危受命，被任命为社会稳定小组组长，负责全省疫情期间维稳工作的组织、协调、调度。为迅速打开工作局面，寻找破题之举，1月27日小组组建当天，邱彬就召集所有人员召开会议，全面分析预测疫情期间可能发生的影响社会安全稳定的情况，研究制定工作方案。为确保工作举措能涵盖疫情防控的方方面面，他还主动与省卫生健康委员会联系，与卫生防疫专家充分交流意见，逐条梳理涉及疫情的关键环节和点位。

经过邱彬和同事们四天四夜的紧张工作，1月31日，《山东省公安厅新型冠状病毒感染的肺炎疫情防控期间维护社会稳定工作方案》制定出台，明确了强化社会面整体巡逻防控、打击扰乱疫情防控秩序、打击制售假劣疫情防控物资和涉疫情诈骗等各类涉疫情违法犯罪行为的工作要求。

为加强对疫情期间社会稳定工作的调度和情况反映，在邱彬的带领下，社会稳定小组迅速建立起了上下贯通、左右联动的工作体系，坚持每日调度各地工作情况，汇总分析编发工作专刊，为抗击疫情决策提供了可靠依据。

靠前一步，精准指导

疫情防控工作伊始，各地纷纷加大疫情防控力度，个别地方出现了一些执法不规范苗头性问题。为确保规范执法，邱彬主动作为，带领社会稳定小组研究出台了执法执勤指导意见、制假售假防疫物资案件办理工作指引等规范性文件，为基层公安民警更好地执法办案提供了翔实指引。

随着疫情防控形势的发展变化和防控工作的深入推进，邱彬带领大家及时调整工作重心，牵头组织省教育厅等10余个省直单位制定工作方案，对疫情防控期间各重点行业、领域存在的突出风险隐患进行全面分析研判和预测预警，提出了防范应对措施和工作要求，为推动防范应对措施落实起到了重要作用。

2月6日，山东省高级人民法院、省人民检察院、省公安厅、省司法厅联合发布《关于敦促新型冠状病毒感染的肺炎高危重点人员如实登记申报的通告》，要求对不如实登记申报的人员进行严厉打击。邱彬联合法制部门制定出台了执法工作指引，为基层公安机关执法提供了规范性的指导。

夙夜奉公，勤勉担当

疫情发生两个多月以来，邱彬面对没有先例、时间紧、任务重等疫情防控的巨大压力和困难挑战，主动担当作为，坚持高标准、严要求，带领小组10名同志加班加点、攻坚克难，按时出色完成了各项工作任务，先后起草、审核各类工作材料140余件，为领导决策和基层民警工作提供了参谋意见和工作指引，得到了领导和基层公安民警的一致好评。

顾大家就难免遗忘小家。2月2日，邱彬女儿要乘机返回学校，忙于工作的他却连送女儿的时间都抽不出来。一直忙到晚上十点多才回家的邱彬看到妻子独自坐在家中，才想起女儿今天返校了。他满怀愧疚地给女儿打去了电话，电话那头的女儿一句抱怨也没有，因为这些年，她早已习惯了父亲的忙碌。

疫情不退我不退，劲敲战鼓夺春回。"疫情当前，岗位就是我的阵地。头顶警徽，抗击疫情，我责无旁贷！"邱彬誓言铮铮，继续奋战在战"疫"路上。

吴　滨

山东省公安厅疫情防控工作专班交通管控组组长、
交通警察总队副总队长

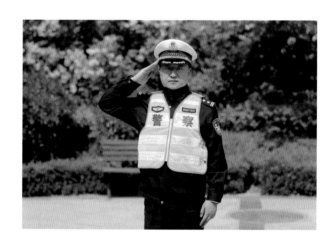

战"疫"中永不停歇的"荧光绿"

　　自1月23日加入山东省公安厅新冠肺炎疫情防控工作专班以来，省公安厅交警总队副总队长吴滨作为交通管控组组长，两个多月来，平均每天工作近15个小时，他像高速运转的"陀螺"，"白加黑"和"5+2"已成为常态；他是处理问题的"高手"，成功应对各类重大突发警情50余次；他是勇敢向前的"急先锋"，急难险重的任务主动上！吴滨用全力奋战诠释着一名公安交警的赤胆忠诚。

　　"这场疫情阻击战对我来说是一次前所未有的考验，作为一名共产党员，哪里需要我，我就要到哪里去。"新冠肺炎疫情暴发以来，面对道路管控与运输保障任务交织的紧急、复杂、特殊局面，吴滨和战友闻令而动、攻坚克难。

　　疫情防控期间，个别地方出现了简单封路、阻断交通的做法，导致应急物资运输不畅，影响了抗击疫情工作的开展，引发群众不满。为尽快解决这一问题，吴滨和他的战友们迅速展开调查研究，主动协调卫健、交通运输等部门，组织制定出台"十项措施"，结合路网实际情况，合理调整检测站点位置，设置"绿色通道"，最大限度避免因卫生检疫造成长时间、长距离拥堵排队。短时间内，全省公安交管部门就累计为应急物资运输车辆办理临时通行证14.9万个，保障应急物资运输24.4万次，安全护送、迎接山东支援湖北医疗队14批次。

"疫情期间对公安道路交通管理工作提出了更高的要求，既要做好防控工作，又要保证道路的安全畅通。"为确保疫情防控期间道路交通安全畅通、应急物资运输及时高效，省公安厅在交警部门建立交通保障服务机制。自公布保障服务电话以来，累计接听涉及疫情的咨询服务电话2681起，吴滨和他的战友们全部予以答复、办结。此外，吴滨和战友们还承担着道路交通管控督办任务，2月13日建立督办机制以来，他们共书面督办16次、电话督办7次，所有任务均在规定时限内完成整改。这期间，吴滨还带队参加山东广播电台《阳光政务热线》直播节目，介绍疫情防控交通管理工作措施，解答群众咨询。

目前，山东各地复工复产工作正在有力推进，吴滨和他的战友们也随之调整了工作重心，建立疫情防控货运车辆检查单制度，累计为货车发放检查单16万张，简化了检疫站点检查登记流程，有效解决了物流运输重复检查的问题。为了打通物流运输"始发一公里"和"最后一公里"，全省公安交警部门积极消除公路梗阻，打通物流通道，畅通运输链条，确保生产原料进得来、产品出得去。

此刻，吴滨仍坚守在新冠肺炎疫情阻击战的最前线，用实际行动诠释了人民警察的铮铮誓言，用无私奉献捍卫着人民群众的生命防线，用忠诚担当守护着百姓的平安。

王兴杰

山东省公安厅出入境管理总队六支队副支队长

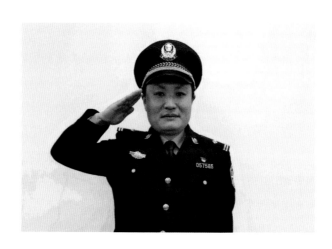

外防输入，阻病毒于口岸

面对新冠肺炎疫情，省公安厅出入境管理总队六支队副支队长王兴杰积极响应号召，主动报名，积极参加执行赴京疫情防控工作专班任务，出色完成入境来鲁人员转运工作，登记旅客信息400余人，接送转运、妥善安置旅客350余人，现场答复咨询近1000人次，防疫情之蔓延，守万家于平安，固疫情之防线，阻病毒于口岸，得到同事和转运旅客的高度评价和充分认可。

闻令而动，关键时刻挺身而出

2020年年初，新型冠状病毒肺炎疫情暴发，王兴杰主动放弃春节和周末休息时间，积极协调做好相关证件调拨制作，全力做好疫情防控工作；他发挥党员民警先锋模范作用，主动要求到疫情最严重、最危险、最艰苦的地方工作，用行动践行"疫情不退、警察不退"的誓言；作为家里的顶梁柱，他舍小家、顾大家，无怨无悔坚守疫情防控岗位，守护人民生命健康。

进入3月份，国内疫情防控取得明显成效，但境外疫情快速蔓延。关键时刻，王兴杰再次主动请缨到防止疫情输入的最前沿战斗。3月14日晚，他随疫情防控工作专班赴京，放下行李便赶赴旅客转运现场投入工作。

忠诚履职，不畏艰辛筑防线

在疫情防控第一线和防止疫情输入的最前沿，与入境人员近距离接触在所难免。测温的时候，不时会发现发热人员，首测发热人员要再次进行测温，每增加一次检测，就意味着工作人员增加了一次危险；信息核录的时候，由于现场嘈杂，需与入境人员近距离沟通，以确保信息准确；转运的时候，为排队点名、维护秩序，需要与转运旅客同乘一辆车，共坐一排座椅，沾染风险很大。在艰巨任务面前，王兴杰不畏艰辛，不惧风险，全力构筑起一道牢固的境外输入防线。

3月18日凌晨，一名旅客前来登记信息，反复测量3次均显示体温正常，于是协助他填报信息，核对后交给转运人员。1个多小时后，转运人员打来电话称该名旅客体温逐渐上升，超过37.3℃，触发警报，被当地医护人员接至定点医院做进一步留观。闻讯，王兴杰和战友们立即进行全身喷洒消毒和工作区域消毒，这样的情况，每天他们都会遇到。

热情服务，真情付出赢赞誉

工作中，经常遇到数名旅客在转运后确诊新冠肺炎或因发热做进一步医学观察的情况，他依然选择恪尽职守、热情服务，对入境中老幼和行动不便的残障人士，主动做好服务，帮助办理信息登记、行李托运、上车下车、票务服务等，发现长时间没有喝水进食的旅客，主动提供热水、零食等服务，让每一名回家旅客感受到家的温暖。

为了尽快帮助旅客办理转运手续，身穿防护服的他穿梭在各个工作岗位，不一会儿就全身冒汗，护目镜也起雾了，口干舌燥。他顾不上喝水擦汗，继续全身心为旅客服务。他和转运旅客同乘一辆车，全程站立，随机应变，想尽一切办法安抚旅客。热情服务让入境旅客感受到家的温暖和祖国的强大，真心付出也换来旅客的真诚感谢！

甘于奉献，无愧警徽献忠诚

王兴杰的父母患有三十多年的慢性病，常年吃药。收到支援北京通知的当天，他正打算去给父亲拿药。"现在这么严重的疫情，赶紧回单位，不要担心我们。国家好了，我们才好！"母亲朴实的话语透露出大爱，鼓励他及时返回工作岗位。他是两个孩子的父亲，疫情发生以来，天天早出晚归，每次视频孩子总是说："爸爸，你什么时候回来？"听闻济南血库告急，他积极响应号召，主动到济南市血液供保中心献血200cc。

"守得云开见月明"，"没有一个冬天不可逾越，没有一个春天不会来临"。经过数十个昼夜的连续奋战，王兴杰圆满完成疫情防控各项工作任务，用自己的付出彰显了共产党员的责任与担当，为打赢疫情防控阻击战、坚决防止疫情输入贡献了自己的力量。

山东战『疫』最美新闻工作者

初心不改

脚步不停

新闻在哪里

他们就在哪里

见证时光

记录历史

哪里最危险

他们就冲向哪里

他们是信仰坚定的战士

是迎难而上的最美逆行者

山东战"疫"最美新闻工作者（25人）

中央驻鲁媒体（7人）

侯琳良　人民日报社山东分社采编中心主任

邵　琨　新华社山东分社农村部副主任

赵秋丽　光明日报社山东记者站站长

王金虎　经济日报社山东记者站副站长

王成林　中央人民广播电台山东记者站记者

李　欣　中国新闻社山东分社采编主任、总编辑

赵瑞雪　中国日报社山东记者站负责人

省直媒体（10人）

王　凯　《大众日报》行业新闻采编中心记者，山东省第一批援助湖北医疗队队员

赵　丰　《大众日报》应急报道组记者，山东省第六批援助湖北医疗队队员

贺　辉　山东省互联网传媒集团大众网记者，山东省第一批援助湖北医疗队队员

李　钢　《齐鲁晚报》齐鲁壹点经管会委员、行业新闻中心主编，山东省第三批援助湖北医疗队队员

孔冠军　山东广播电视台融媒体资讯中心聚合新闻部主任，山东省第一批援助湖北医疗队队员

宋京伟　山东广播电视台融媒体资讯中心农业新闻部主任，山东省第六批援助湖北医疗队队员

刘　凯　山东广播电视台《生活帮》栏目制片助理，山东省第三批援助湖北医疗队队员

吴金成　山东广播电视台齐鲁频道《拉呱》栏目制片助理，山东省第二批援助湖北医疗队队员

刘　洋　山东广播电视台融媒体资讯中心社会新闻部记者，山东省第一批援助湖北医疗队队员

刘庆英　《山东商报》记者

市直媒体（8人）

刘宏刚　济南市广播电视台电视新闻综合频道主持人、记者

栾　靖　青岛市广播电视台新闻中心记者

渠玉峰　枣庄市广播电视台深度报道副主任

史学聪　潍坊市广播电视台主持人

杨国庆　济宁日报社摄影部记者

靳　岩　泰安市广播电视台新闻中心外宣部副主任

孔令华　《临沂日报》卫生健康事业部副总监

杨　硕　滨州传媒集团融媒体中心时政新闻部记者

侯琳良

人民日报社山东分社采编中心主任

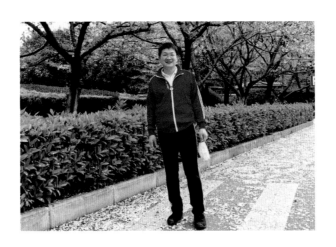

2月1日，侯琳良从湖南老家赶赴武汉，加入人民日报社武汉前线报道组。2个多月以来，侯琳良和同事不畏风险，深入一线，在《人民日报》头版推出"实地探访"系列报道，直击湖北省各地抗击疫情现场，例如《战斗"吃劲"，还得铆劲！》《守土担责，肩膀不能松！》《多一分担当 多一件"战袍"》《疫情防控，人民有力量！》等。与此同时，采写了一批整版报道，如《致敬，为城市正常运行而奋战的人们》《黄冈战"疫"：防控更严更实更细》《打好武汉生活物资供应保障战》等。在3月10日，习近平总书记来到武汉考察疫情防控工作之时，推出《人民日报》头版头条报道《不获全胜决不轻言成功》。这些报道得到中央指导组领导肯定。

与此同时，侯琳良把笔和纸对准山东医疗队，采写了《山东医疗队员："患者的笑容，就是奋战的动力"》《山东医疗队先后派出十二批医护疾控人员驰援湖北——"坚守岗位不后退，直到最后胜利"》《山东支援湖北医疗队重症科医生纪洪生："国家需要，就要冲到一线"》等报道，报道在《人民日报》刊发，有力地传递了战"疫"一线的山东力量。侯琳良和山东分社同事推出《天未亮，送妻"出征"武汉》《八组数据，读懂山东对湖北深沉的爱》《过水门礼遇、省委书记省长接机！看山东怎样迎接白衣战士》等报道，在人民日报客户端山东频道、东岳客微信公众号率先推出，成为刷屏之作。

置身抗击疫情一线，侯琳良努力践行"四力"，不断增强"四力"，牢记融合意识，在做好文字报道的同时，还拍摄了大量现场图片、现场视频，在人民日报客户端推出图文报道、视频报道，每篇点击量都超过20万。

抵达现场，锻炼脚力

出示证件、登记信息、测量体温、汽车消毒……疫情防控期间，每次抵达新闻现场都要经过这些流程，十分不易。有时需要和工作人员沟通交涉半天，才能通行。侯琳良和同事一行，驱车跑遍湖北省17个地市，穿梭在荆楚大地的定点医院、方舱医院、农村（社区）、企业车间、田间地头、农贸市场等一个个新闻现场，不畏风险深入一线，锻炼采访"脚力"。

契合中央，淬炼眼力

侯琳良采写的报道紧紧围绕习近平总书记重要指示批示精神和党中央决策部署，聚焦湖北各地的基层实践，到现场抓"活鱼"。每一篇报道都以最新中央精神的一个关键词为"文眼"。例如"实地探访系列"：黄冈篇，呼应总书记提到的"抓实抓细"；孝感篇，呼应总书记谈到疫情防控阻击战到了"最吃劲"阶段；咸宁篇，呼应总书记提到的"守土有责"；荆门篇，呼应总书记提到的人民战争；襄阳篇，呼应总书记提到的"后勤保障战"。

抓取细节，增强脑力

在湖北各地出差，采访路途遥远，采访时间紧迫。抵达现场，需要眼、耳、嘴、手并用，最大程度捕捉关键信息。听故事、问细节，一刻不能耽误。问题导向和现场细节怎样穿插，报道主题和故事怎样共振，需要记者在现场做出思考和判断。有时抓住一个细节场景，文章就完成了一半。侯琳良注意抓取细节，讲好故事，力争写出精品力作。

时间紧急，提升笔力

当天采访，当天成稿，当晚发回北京，是一线采写报道的特点。在采写实地探访系列报道中，采访结束回到驻地酒店，一般都是晚上8点左右，侯琳良和同事这才开始摊开电脑敲字，和时间赛跑。在如此短的时间内写稿，这在考验团队合作精神的同时，也能提升记者笔力。例如仙桃篇——《多一分担当多一件"战袍"》，当时侯琳良采访结束从仙桃回到武汉已是晚上9点，他首先完成了一篇舆论热点回应稿，然后从晚上10点开始写这篇1800字的报道，报道刊发于第二天报纸头版。

邵　琨

新华社山东分社农村部副主任

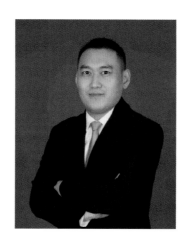

　　在抗击新冠肺炎疫情期间，新华社记者邵琨深入宣传山东省委省政府贯彻落实党中央决策部署的各个方面，参与策划、组织、采写反映一线医务人员、志愿者、基层干部、普通群众的感人事迹，展现山东省战"疫"工作、支援湖北情况、复工复产工作情况，报道疫情最新动态，传播疫情防控知识，报道具有代表性、感染力，公众认可度高。

不畏艰险，策划、采写一批稳民心、暖人心的新闻作品

　　新冠肺炎疫情发生初期，全国部分地方发生囤菜、抢菜现象。邵琨驻地山东，了解山东是农业大省、全国重要的蔬菜生产供应基地，蔬菜产量占全国11%以上。今冬气候条件适宜，雨水光照充足，蔬菜生长旺盛，节日期间正值大棚蔬菜大量上市季节，山东省不仅省内供给充足，还能保障武汉以及全国的蔬菜供应。为了尽快向全国人民传递蔬菜供应充足的消息，体现山东作为农业大省的担当，农历正月初六（1月30日），邵琨克服重重困难，冒着风险，深入寿光蔬菜大棚、村庄、蔬菜交易市场等，调研蔬菜供应情况。仅蔬菜供应问题，从宏观到微观，从公开到内参，从纸刊到新媒体，邵琨共采写内参稿件3篇、公开稿件6篇。其中，4天内连续播发的《市场供给充足 部分菜价走低——中国蔬菜之乡寿光走访见闻》《中国菜乡：请放心，你碗里的菜，在地里长着》等稿件，体现了山东作为农业大省在疫情防控中的贡献和担当，让大家吃了保证蔬菜供应的"定心丸"。

疫情期间，山东各地涌现出许多默默奉献的小人物，或捐口罩，或捐款，或做志愿者。邵琨将他们写进《中国"凡人善举"共同织就抗"疫"之网》，向海内外群众展示山东人民在中国抗击疫情中的担当作为，这对在非常时期凝心聚力、温暖民心起到了良好引导作用。

践行"四力"，策划、采写一批聚民心、筑同心的新闻作品

与此同时，邵琨参与组织、策划一批稿件，全面反映山东作为经济、农业、工业大省，在做好自身防疫工作的同时，全力支援湖北以及全国抗"疫"的贡献和实力担当。春节期间，在全国医疗物资特别是口罩紧缺的情况下，邵琨了解到青岛、日照、滨州等地已有部分企业加班加点生产口罩，正月初四（1月28日）即策划采写《争分夺秒不停歇——山东青岛口罩生产企业见闻》等稿件。此外，他参与策划采写的《蔬菜产地供应充足 菜价在合理区间——来自蔬菜生产大省山东的一线调查报告》《又见人民"小推车"——工业大省山东全力供应医疗等物资支援全国战"疫"》等稿件，体现了山东作为农业大省和工业大省的贡献和实力担当。

另外，邵琨整合医务工作者、农民、警察、工人等不同群体为抗"疫"贡献力量的图片，以寿光菜农摸黑在大棚摘蔬菜为主打图，创作《我有一颗心》新媒体稿件。稿件以疫情期间普通百姓的视角为切入点，将各行各业不同领域的人汇聚到一起，他们以统一的口号表达了各自对武汉和祖国的殷切祝福。稿件经新华社公众号播发后，公众号浏览量迅速达到10万+，媒体官方微博、微信及网站采用量超过100家。网友也因此开展了"我有一颗心"接龙活动。

深入一线，策划、采写一批强信心、鼓人心的新闻作品

邵琨还深入工厂车间、田间地头，策划、采写稿件，反映新时代的泰山"挑山工"正挑着春天的扁担，一头挑防疫，一头挑生产生活，将防疫工作与乡村振兴、复工复产、春季农业生产、脱贫攻坚等统筹推进，展现山东干部群众在抗"疫"中的责任和坚守，向社会传递信心，鼓舞人心。

疫情期间，山东部分地区出现农产品销售难问题，省内各级干部各部门各显神通，帮农民销售农产品，减少损失。邵琨采写的《滞销怎么办？山东助推农产品线上销售解难题》《县干部上网当起了"卖货郎"》等稿件从不同的角度向国内外讲述了山东各级干部在战"疫"中展现出的强烈的使命感、责任感和为民情怀。

脱贫攻坚、春季农业生产都是中央关注的重要工作。对此，邵琨又参与策划、采写了《别样的春耕——来自农业大省山东的春耕备耕见闻》等稿件，反映山东在防疫的同时不误春季农业生产、脱贫攻坚等工作进程，公众认可度高。

赵秋丽

光明日报社山东记者站站长

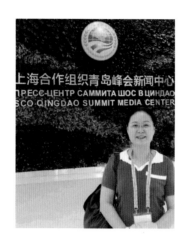

　　突如其来的新冠肺炎疫情，打乱了鼠年春节的节奏。疫情暴发以来，光明日报社驻山东记者站站长、高级记者赵秋丽，牢记党报记者的责任和使命，以笔为枪，连续作战，通过光明日报大报和全媒体矩阵发表了大量反映山东疫情防控、驰援湖北、复工复产、春耕春管等方面的报道和讴歌战"疫"英雄的新闻稿件。共发表山东抗击新冠肺炎疫情有关稿件1000多篇，其中3个头版头条、30多个其他版头条、3个整版。不少稿件被评为山东战"疫"好作品，并被很多新闻媒体和端微转载，为打赢疫情防控阻击战营造了良好的舆论氛围，同时也体现出赵秋丽作为新闻记者高度的敬业精神和专业能力，赢得了社会各界的赞誉。

始终把政治方向摆在第一位

　　从1月25日至3月18日，54天时间里中央政治局常委会召开7次战"疫"会议，都是全力应对一次前所未有的重大突发公共卫生事件——新冠肺炎疫情。3月6日中央召开决战决胜脱贫攻坚座谈会，总书记对舆论宣传工作作出了重要指示批示。赵秋丽认真学习贯彻习近平总书记重要讲话精神，在疫情战场、网络空间有的放矢、有所作为，及时、高密度地报道山东始终坚持以习近平总书记关于疫情防控工作的重要讲话和重要指示精神为统领，全省上下讲政治、顾大局、抓落实，团结一心、步调一致，在内控外援中铸就"硬核山东"的良好形象。

牢记党报记者职责使命

疫情就是命令，当新冠肺炎疫情防控阻击战的集结号响起，赵秋丽以强烈的社会责任感，用自己手中的笔引导社会舆论，树立主流媒体的权威性，为打赢疫情防控阻击战提供了强大的舆论支持。从除夕（1月24日）以来，赵秋丽带领光明日报山东站全部记者进入"战斗"状态，加班加点，每天在光明日报系统（《光明日报》、客户端、公众号、光明网、微博等）发稿至少20篇。这些稿件根据山东省委宣传部提供的新闻线索，结合光明日报的宣传报道计划，聚焦在疫情防控、驰援湖北、先进人物事迹、企业复工复产、农业春耕春管、停课不停学、备战复学等方面。这些报道里面既有头版头条，也有整版稿件；既有消息，也有通讯；既有文字报道，也有图片新闻；既有报纸刊发稿，也有融媒体H5作品。其中，仅光明日报头版头条就有3篇。这些立体式、全方位的报道，力度大，效果好。稿件在光明日报系统发稿后，很多新闻网站纷纷转载，引发广泛传播，不少稿件还被"学习强国"平台推介转发。其中，《在黄冈战"疫"的答卷上书写"山东方案"》《单县古稀老党员："疫情不退，我不退！"》《山东泗水：道德模范战"疫"一线展风采》《沂蒙大地奏响高质量发展"春之声"》等多篇稿件被评为山东战"疫"好作品，并被全省各地市新闻网站在重要位置转发。

坚持围绕中心服务大局

随着疫情形势的变化，赵秋丽因时因势及时调整报道重点，但她始终坚持围绕中心、服务大局，做到和习近平总书记的重要指示、中央部署同频共振。这是赵秋丽采写的战"疫"报道的一大亮点。

疫情期间，赵秋丽刊发了头版头条稿《老中医的新春愿景》《健康码：让复工复产按下快捷键》，策划写出了整版通讯《为民生，把一切力量凝聚起来》等一批重大报道，在社会上引起强烈反响，营造了强信心、暖人心、聚民心、筑同心的浓厚舆论氛围。

王金虎

经济日报社山东记者站副站长

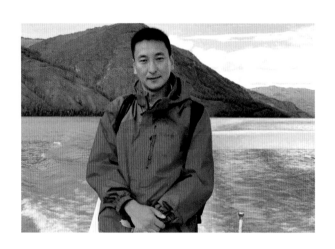

　　面对突如其来的新冠肺炎疫情，王金虎始终坚守岗位，密切关注山东从一开始"坚决打赢疫情防控阻击战"，到"统筹推进疫情防控和经济社会发展"的各个阶段的部署安排；深入报道面对来势汹汹的疫情，各地采取严密措施，全力以赴抓患者救治、抓疫情防控、抓物资保障，织密扎牢防控网络，推动疫情防控不断取得成效的战"疫"行动；用情、用心报道山东医疗队对口支援武汉、黄冈工作，同时间赛跑、与病魔较量，努力提高治愈率、降低病亡率的感人事迹。随后，他又跟进报道山东不失时机地为企业复工复产解难题、疏堵点、去痛点，"一对一、点对点"帮扶联络，推动产业链协同复工，确保招商引资不断链，按下重大项目建设"加速键"，以一系列实招硬招确保山东高质量发展，实现良好开局。

　　2月28日，王金虎与山东站站长管斌合作，发表了《山东：扩大有效投资"靶向"解决难题》《"大数据"为疫情防控配上"最强大脑"》等文，在中央新闻单位中率先以整版篇幅、全景式报道山东统筹推进疫情防控和经济社会发展的成功经验。此外，他先后刊发了《山东20条举措降成本增信心》《齐鲁企业战"疫"勇为敢争先》《山东：出实招助力外企渡难关》《山东："最好的蔬菜运武汉"》等省级层面的新闻报道。在此基础上，王金虎深入挖掘基层的鲜活典型、经验，相继刊发了《山东枣庄市峄城区吴林街道：260名党员干部当"快递员"》《兖矿集团：速解燃"煤"之急》等新闻稿件，反响良好。

　　新冠肺炎疫情发生以来，山东畜牧业受到较大冲击，大量中小型养殖户的生产资料供应受阻，禽类养殖不能正常生产；因交通管制、活禽交易市场关闭等原因，肉蛋奶等"菜篮子"产品销售渠道严重不畅；畜牧企业特别是饲料、屠宰加工企业受原材料供应和从业人员管控限制，不能按时复工复产。对此，王金虎克服重重困难采写了《物流受限、饲料断供，山东禽类养殖业遭遇"寒流"——禽类养殖业困境亟待破解》一稿，于 2 月 13 日在《经济日报》"关注版"刊发。稿件见报后，副省长于国安责成山东省畜牧局就稿件中涉及的养殖户面临的问题，要"一企一策"帮助企业解决困难，并要求借此机会推动山东畜禽规模养殖，创新生产经营方式，加快畜牧业转型升级，促进高质量发展。2 月 19 日，由山东省畜牧局负责起草的、以山东省人民政府办公厅名义印发的《山东省人民政府办公厅关于推动畜牧业规模养殖创新经营方式的若干意见》（鲁政办字〔2020〕22 号）出台。在这一问题的解决进程中，王金虎充分发挥了作为新闻工作者的笔杆子作用。

王成林

中央人民广播电台山东记者站记者

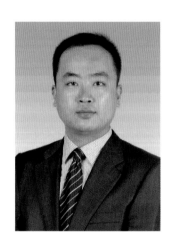

疫情发生以来，王成林一直奋战在抗"疫"报道一线，连续工作 2 个多月，在中央广播电视总台央广中国之声等各广播频率和央广网、"山东吱声"微信公众号等新媒体平台发稿 160 余篇，其中《从化工大省到口罩大省：是什么支撑了"齐鲁号超级工厂"？》《山东：让"跑一次"成为上限、"不用跑"成为常态》《春暖花开人归来》等多篇稿件被评为山东战"疫"好作品。

大年初二（1 月 26 日），面对全国各地陆续出现的疫情和山东省内日益紧张的疫情防控形势，王成林主动结束春节休假，从青岛返回济南，第一时间投入战"疫"报道。其间，多次赴省内各地采访报道基层一线防控工作、物资生产供应情况、先进人物典型等等。2 月 3 日，在了解到滨州公安干警李强连续工作 8 天，病倒在疫情防控一线的事迹后，王成林立即赶赴滨州采访李强同事、家属，次日在央广网和"山东吱声"公众号发布《8 天"连轴转"，民警倒在战"疫"一线》一稿，稿件在央广网山东频道的"头条号"发布后，阅读量超过 50 万，并被"学习强国"采用，李强后被山东省公安厅授予一等功。

针对全国各地口罩、防疫消毒用品、相关药品紧缺的情况，王成林赴德州、临沂等地的口罩和消毒用品生产企业和菏泽制药企业深入采访，用手中的话筒和笔记录和报道了企业在抗"疫"一线全力以赴、加班加点稳产保供的生动场面，并展现出各级党委政府在为企业排忧解难、全力保障企业生产供应方面所做的工作。《从化工大省到口罩大省：是什么支撑了"齐鲁号超级工厂"？》一稿在央广网发布后，引发良好社会反响,展现了山东作为工业大省和全国工业门类最齐全的省份,在疫情面前的"齐鲁担当",稿件被山东省网信办微信公众号"网信山东"采用,并被评为山东战"疫"好作品。

在抗击疫情这场没有硝烟的战斗中,医护人员是"最可爱的人",在日常报道中,王成林特别注重对山东支援湖北医疗队医护人员事迹的宣传报道,并与山东支援武汉、黄冈等多支前方医疗队保持密切联系,结合总台央广中国之声抗击疫情特别节目《天使日记》,推出山东大学齐鲁医院的宋飞、高帅,滨州医学院附属医院的张家栋,滕州市中心医院的周静等8名前方医护人员人物典型,中国之声微信公众号同步推送,展现了山东支援湖北一线医护人员的昂扬斗志和不畏艰险、敢打必胜的精神风貌,取得了良好的社会效果。

3月17日,山东第四批和第八批支援湖北医疗队圆满完成前方任务,首批返回济南,王成林到机场采访医疗队,当晚在央广网和"山东吱声"公众号发布《春暖花开人归来》一稿,稿件随即被央视新闻微信公众号采用,阅读量10万+。

全国疫情防控形势日趋稳定之后,企业复工复产成为当务之急。针对企业复工复产面临的现实问题和困难,王成林对济南、淄博、临沂、烟台等地进行了深入探访,尤其对中小微企业、个体工商户等急需关注的群体,进行了深入调查,对企业急需解决的人员返岗难、物流补偿、地区间健康证明互认等问题给予反映,从而助力企业解决困难,顺利实现复工复产。

疫情发生以来,山东各级各部门密集召开新闻发布会,介绍疫情防控工作,王成林始终高度关注发布会信息,在央广各频率和新媒体平台对山东各级各部门防控工作给予充分报道,展现了山东的"大省担当"。

李 欣

中国新闻社山东分社采编主任、总编辑

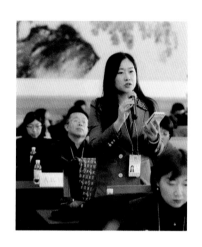

疫情发生后，李欣第一时间向中国新闻社总社报名，申请到湖北一线参加采访，并迅速反应，从潍坊返回济南驻地，配合分社领导进行分社采编协调和值班签审等工作。

深入一线，践行"四力"

疫情发生初期，李欣立即进入采访报道和值班的工作状态，最早在山东首批援助湖北医疗队启程当晚（1月25日），就联合前方记者发布了《山东首批医疗队深夜集结 "勇士出征"支援武汉》。在1月27日（农历正月初三）返回济南的路上，她联合分社在各地记者写了见闻稿件《记者回乡采访手记：山东各地严防新型冠状病毒感染肺炎 做好自己就是贡献力量》，向海内外传递山东各地严阵以待的防控决心。1月28日（农历正月初四）回到济南后，李欣立即投入现场采访，同分社其他3名记者首先深入济南市新冠肺炎定点医院济南市传染病医院进行采访，采写了《济南抗"疫""主战场"医务人员：用我所学 护你周全》等稿件。

李欣积极参与各类新闻发布会，并详细生动地报道了山东的战"疫"情况，采写了《山东叫停野生动物相关一切交易和展演》《山东打响防止新型冠状病毒感染的肺炎扩散"歼灭战"》《山东严惩哄抬物价行为 罚到倾家荡产》《山东20条措施助中小微企业过"冬"》《山东将应急立法规范医疗废物收集处置》《山东省任城监狱新冠肺炎疫情事件已查清11人被立案调查》等稿件，全方位地反映山东各条战线上的抗"疫"情况。

作为分社港澳侨台外的专职记者,李欣在抗"疫"报道中,始终坚持对这些重点领域的报道和对特殊人群的采访,这期间采写了《在鲁留学生守望相助 冀武汉早日"痊愈"》《华人华侨携手战"疫":一方难 八方援》《山东设24小时服务热线为在鲁、返鲁港澳台同胞提供服务》《外国友人:"抗击疫情需要全人类携手应对"》等展现海内外共同抗"疫"的稿件。疫情进入稳定期后,复工复产成为全国各地的重点工作,李欣现场采访了在鲁的台资企业、侨资企业等重点企业的复工复产情况,传递山东经济发展复苏的新气象,先后写了《山东举行外资项目视频签约 涉66个项目共140余亿美元》《山东逾500家台资企业复工 携手同心纾困克难》《侨商施乾平的战"疫"转产记:休戚与共 危中存机》等稿件。

采访中,李欣还深入挖掘动人暖心的人物故事,向海内外传递山东人的古道热肠、一方有难八方支援的精神和凡人壮举,采写了《山东省副省长孙继业援鄂侧记:病毒何所惧,慨然赴前线》《山东援鄂医疗队自制"护患沟通本"克服方言障碍》《"兵妈妈"为火神山抗"疫"官兵送20吨山东饺子》《伉俪并肩逆行:你守彼处平安 我护此方周》《山东90后导演千里走单骑 一人一车驰援武汉战"疫"》等稿件。

疫情期间,李欣共采写中国新闻社电讯通稿14篇,采用率64.2%,稿件被美国、澳大利亚、巴西、菲律宾、马来西亚、印尼、泰国等国家和中国港澳台地区媒体采用;中国新闻网稿件21篇,平均每篇被转载10家次。

坚守初心,慎终如始

作为分社采编工作的负责人,李欣肩负协调分社采编资源的工作。她坚持拥护党的路线方针政策,牢固树立"四个意识",坚定"四个自信",坚决做到"两个维护",响应党的号召,把握舆论导向,坚持原则,营造团结抗"疫"、齐心协力的舆论氛围。

当武汉红十字会未收到山东捐赠的370吨蔬菜一事在网上掀起舆论风波时,李欣以最快的速度采写了《山东回应一场"菜"的误会:蔬菜已交由武汉按情况分配》一稿,正面积极厘清这场"误会",引导舆论走向,维护了山东形象。李欣与山东分社同仁还通过采访获悉的信息,为山东省的防控工作提供了有效的建议,例如《假如我是病毒携带者,就这样轻易混进了济南》《追踪:济南大规模督查整改入城监测,防疫体系再度升级》2篇稿件,对山东济南的防控体系升级起到了有效的舆论监督作用。

在工作中,李欣严格坚守党性原则和新闻职业规则,协调团结分社团队在疫情报道中共完成总社、分社各平台各类稿件千余条,积极向海内外传递中国声音、山东声音,向世界展示了中国人民团结一心、众志成城的精神风貌和必胜信心。

赵瑞雪

中国日报社山东记者站负责人

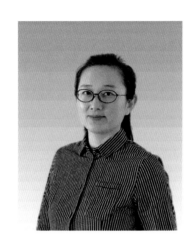

　　新冠肺炎疫情发生以来，国际社会高度关注疫情发展，舆情紧随疫情而至，国际传播愈显重要。在这两个没有硝烟的战场上，中国日报山东记者站记者赵瑞雪用行动践行共产党人的初心与使命，发挥中国日报国际传播的特色优势，开展全媒体宣传报道，积极向国内、国际社会讲述山东抗击疫情故事，为展现真实、立体、全面的中国贡献力量。

　　疫情发生后，赵瑞雪终止春节假期，及时返回记者站驻地，承担起与总社沟通协调、策划选题及采访报道等工作，践行脚力、眼力、脑力、笔力，对接防控部门，参加新闻办发布会，赴社区、超市、市场等地调研采访。在报社的统筹指导下，积极策划选题，围绕山东省防控措施及其成效、山东人民积极应对疫情、防控一线的感人故事、复工复产、春耕备耕、科技防疫等选题采写了一批有深度、有温度的作品。自春节至3月25日，赵瑞雪在包括《中国日报》客户端、微信公众号、脸书（Facebook）和推特（Twitter）等在内的中国日报全媒体平台（全媒体用户总数超过2亿）刊发稿件86篇。不完全统计，其所刊发的稿件被30余家国内外媒体平台转发转引，国际传播效果突出。

小故事折射山东疫情防控大选题，增强报道可读性和公信力

　　赵瑞雪在采访报道中始终坚持党性原则，与群众坚定地站在一起，用独特的视角挖掘抗"疫"一线及广大人民群众在抗击疫情中的感人事迹，努力以"情"打动人，以"理"说服人，从反映人性的小故事切入山东省疫情防控大选题,增强报道的可读性和公信力,强化国际传播的有效性。

2月29日,赵瑞雪从山东省疫情防控指挥部了解到山东支援湖北黄冈的第一批医疗队在休整期间收到了160双由休整地罗田县三里畈镇村民手工编织的棉拖鞋和鞋垫,她迅速采访相关人员、组织材料,刊发《暖心暖身!山东医疗队收到黄冈市三里畈镇群众手工编织棉拖》一文,报道融合"情""理""德",以质朴真实的感人故事为题,报道了山东援助湖北医疗队经过不懈努力后取得的成就。这个报道为山东战"疫"故事增添了一抹平凡却真实感人的暖色,让世界看到了中国非凡的凝聚力,为外部世界了解山东、了解中国全民抗"疫"这一宏大图景提供了可共情的普通人视角,更好地展现了中国人民坚定信心、同舟共济的坚强意志。本篇报道被30余家媒体平台转发。

媒体融合,提升传播力和影响力

媒体融合,正发挥越来越大的传播力和影响力,为了形成更好的传播力,赵瑞雪创新报道形式,在策划平面媒体报道的同时,挖掘适合刊发于新媒体平台的内容。2月2日,武汉封城10天左右,防护用品最紧时,山东5位小伙子克服各种困难,自驾17个小时给黄冈送去口罩5万只。赵瑞雪对其进行了报道,稿件在中国日报中、英文网站及中国日报海外社交平台上刊发,被10余家外媒转发转引。这组报道形式丰富,传播渠道多样,覆盖人群更广,达到了很好的国际传播效果。

严谨报道态度,杜绝报道差错

赵瑞雪在选题策划、采写过程中始终秉持严谨的原则,认真阅读报社传达的报道精神,严把报道尺度,同时对新闻事实、数字、英文单词的使用反复核实,没有出现报道差错。新冠肺炎疫情发生以来,国内媒体的报道内容成为国际社会了解中国疫情动态的重要平台。中国日作为国家外宣的重要舆论阵地和境外媒体转载率最高的中国信息源之一,对报道内容和语言使用的准确度要求极高。赵瑞雪自疫情发生,便开始关注世界卫生组织等权威机构对新型冠状病毒的表述,首先确保在专业词汇的使用上精炼、准确、地道,不出差错;同时,对涉及的数字、人物姓名、工作单位等细节严加核实,反复校对,避免发生报道事故。这些充分体现出赵瑞需作为新闻工作者的专业素质和严谨态度。

王 凯

《大众日报》行业新闻采编中心记者，
山东省第一批援助湖北医疗队队员

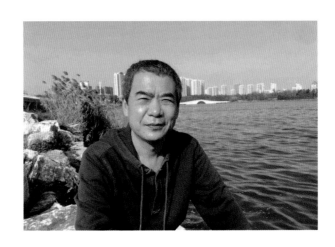

不辱使命，当好历史的记录者

1月25日（大年初一）下午，王凯在省卫健委值班时，接到通知，于当晚9时45分随山东省首批援助湖北应对新型冠状病毒感染肺炎疫情防控工作医疗队、乘政府包机，从济南出发奔赴湖北，于1月26日凌晨2时30分连夜到达指定地点——黄冈市。

王凯到达后，立即投入战斗，迅速了解黄冈市疫情防治情况，参加医疗队连夜召开的组织建设和专业协调会议，并迅速梳理线索，制订报道计划，为全面展开前线救治工作报道做好充分准备。2月7日，山东医疗卫生总队召开临时党总支扩大会议，王凯被任命为山东医疗卫生总队宣传组组长，全面负责统筹协调山东医疗卫生总队的外宣、与各级新闻媒体的对接联络，以及舆情防控、研判和处置工作。

不辱使命，深入一线采访，及时回应家乡人民关切

王凯在《大众日报》及大众日报客户端开辟"黄冈日记"专栏，坚持每天深入大别山区域医疗中心感染隔离病房，现场采访挖掘医疗队队员的感人事迹，以及患者对医护人员无私奉献的认识和对医护人员的情感变化，保持每天完成"1—2篇前线稿件+1篇图片报道"。近2个月来，在大众日报各平台共刊

发报道近200件。同时，王凯随队参与各项现场考察、决策论证等，及时制定新闻报道规划、传播策划方案，这有效提升了相关报道的传播效果，杜绝了舆情事件发生。

主动出击，积极开辟国家级媒体通道，打赢抗"疫"宣传战

讲好医疗队队员故事，树立山东良好形象。王凯凭借近年来对整个行业、领域的深刻理解，统筹考虑，周密安排新闻报道。2月4日，大别山区域医疗中心第一例治愈患者出院，王凯统筹策划协调黄冈市委宣传部、湖北电视台、湖北日报等新闻单位协同报道，向全国展示了山东医疗队的治疗理念、技术力量和人文关怀，为山东医疗队在黄冈高效开展救治工作创造了良好的外部环境。随后，王凯迅速拓展、开辟新闻报道渠道，先后与新华社、中央电视台、人民日报、健康报、湖北日报、湖南日报等20多家媒体建立了稳定的新闻合作与联动机制，及时拟定稿件定向分发方案，共发稿近60篇。

2月11日，王凯起草了湖北省人民政府新闻发布会山东医疗队发布词，并赴湖北省委新闻发布会现场指导有关工作。王凯从现场采访中提炼出了"开病房、治病人、防院感"三大工作重点，并总结出物资保障"计划性供给、责任性使用"的"山东经验"，获国家卫健委副主任王贺胜、国务院副总理孙春兰口头表扬，并在各医疗队推广，有效扭转了黄冈市自1月底卫健委主任撤职以来舆论的被动局面。

3月21日，《大众日报》以四个彩版的篇幅集中报道了山东省援助黄冈医疗队和前方指挥部部分人员返程回鲁的实况，王凯参与采写《答好人民满意的"黄冈考卷"》《山东支援黄冈大事记》《大别山与沂蒙山作证——来自黄冈的抗"疫"救援报告》等大型报道。

同时，王凯通过报道向全国展示了山东医疗队第一个成立临时党支部，第一个重温入党誓词，第一个入驻大别山区域医疗中心，第一个收治病人，第一个（当时唯一）开设重症监护病房，第一个治愈患者出院，第一个危重症患者脱机拔管等多项"第一"。山东医疗卫生队成功打造了多个"山东速度""山东模式"，成为全国援助湖北医疗队中的开拓者、引领者。这些重大报道，及时、突出地向全国展示了山东的良好形象，使山东医疗队的新闻宣传工作走在了全国前列，得到了省对口支援黄冈市疫情防控前方指挥部总指挥、省委副书记杨东奇同志两次批示。

拼搏奉献，当好历史的记录者

王凯自到达黄冈以来，每天都是白天采访和参与医疗队各类活动，晚上才能挤时间写稿、发稿，平均每天工作15个小时左右。同时，针对疫情报道，王凯还从新闻人的角度进行了深刻观察、分析、思考，完成业务论文《抗"疫"报道中主流媒体面临的三重挑战》并发表。

王凯认为，能作为前线记者，深入抗击疫情一线，从事新闻报道，是组织的信任，是家乡父老的重托；坚守好岗位，履行好新闻采访的职责，既是一名记者应尽的本分，也是一项神圣而光荣的使命！

赵 丰

《大众日报》应急报道组记者，
山东省第六批援助湖北医疗队队员

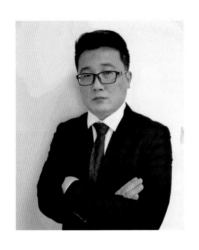

"拿笔的我一样可以上战场"

作为一名年轻的党报记者，赵丰义无反顾地随山东省第六批援助湖北医疗队出征武汉，共计52天。在疫情最严重的时候奔赴武汉，需要克服生活和人身安全等多方面的困难和风险。在赵丰看来，作为记者，就是要能随时出发，第一时间奔赴现场，这既是职业要求，也是能力考验。

勇于担当，闻命即行

疫情就是命令。2月9日中午11点，赵丰接到下午出发到武汉采访的通知。当时，正处于抗"疫"最紧张时期。武汉防疫困难重重，医疗队一开始时防护物资也不充裕。担心错过报道机会，赵丰和几位同行戴着普通外科口罩就进院区开始了采访工作。一进入报道环境，赵丰就被医护人员的英雄风采打动，被患者的坚强、感恩和武汉人民的奉献、配合打动，被党委、政府抗"疫"护民的政策和努力振奋。他决心要将这些感人的、有价值的故事和信息传播出去，给武汉人民传递信心和力量，给关注武汉抗"疫"的读者提供真实、准确、积极向上的报道。从2月10日起，赵丰共发稿60余篇，每天都有稿件见报。

报道英雄，鼓舞大众

赵丰的报道主题主要表现在四个方面。一是贴近现实，小切口着手，展现医疗队的付出和努力。当时，系带式口罩经常断供，队员们就把盒饭上的皮筋穿过挂耳式口罩两边带子，系在头后，用来替代系带式口罩。赵丰对其进行了报道，队员们纷纷点赞。二是摆脱肤浅，深入采访，展现鲁鄂、医患情谊。三八妇女节那天，绝大多数报道都是医疗队收到鲜花，或收到后转送患者。深入采访后，他发现山东医疗队队员将武汉人民送来的鲜花转送给患者时，几位患者又坚持要将鲜花转送给队员。一束鲜花两次转送，赵丰将这份朴实却又十分生动的情谊真实地传递给了社会。三是抓住趋势变化，传递振奋人心的硬消息。在山东省医疗队参加的湖北疫情防控新闻发布会上，赵丰在会议上发现"重症病区实现床等人"这一变化，一改过去"一床难求"局面，就重点采写，将这个最关键、最受群众关心的信息传递出去，也将国家疫情防控的信心、能力传递出去，鼓舞大众众志成城、共克时艰。四是树立全局眼光，兼顾多支队伍、多项工作。在武汉，山东省有7支医疗队。赵丰是随第六批医疗队赶到武汉的，但他从大局出发，通过各种渠道迅速与各医疗队负责人取得联系，时刻关注，抓住有限的机会，到汉阳方舱附近采访了山东省5位先进医务工作者，一展山东医务工作者的风采。

贺 辉

山东省互联网传媒集团大众网记者，
山东省第一批援助湖北医疗队队员

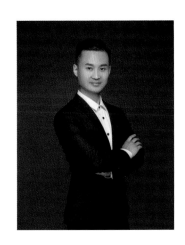

　　2020年1月25日至3月21日，贺辉作为山东省互联网传媒集团特派记者，随山东省第一批援助湖北医疗队出征湖北黄冈，成为山东省首批深入湖北战"疫"一线的新闻工作者之一。连续奋战57天，在大众网和海报新闻客户端两大平台合计发表稿件150余篇、直播6场，并发表多篇深度报道稿件。一篇篇鲜活的新闻报道、一场场视频图文直播，真实记录并多角度呈现了战"疫"一线的最新情况，讲述了山东医疗队在湖北抗"疫"一线的感人故事，生动呈现了全国抗"疫"中的山东担当。贺辉努力提升自己的脚力、眼力、脑力、笔力，践行了"鼓舞大众、团结大众、服务大众"的责任与使命。

　　初到黄冈，疫情凶猛，前方条件有限，危险不言而喻。冒着危险、顶着压力连轴转，持续地忘我工作，成为贺辉的工作常态，他经常忙到中午还没顾得上吃早饭。

　　为了采访到最生动鲜活的新闻素材，贺辉一次次深入病区采访拍摄，经常穿着厚厚的防护服与医生一起进病房，用手中的笔和镜头记录山东医护人员的奋勇担当。回到宾馆后，贺辉连夜赶稿，发表出一篇篇鲜活的新闻报道，并通过直播、短视频、图文滚动快讯、深度报道等全媒体形式，多角度呈现战"疫"一线的最新情况和感人瞬间。这些报道在记录这段珍贵历史的同时，也大大鼓舞了医护人员的战斗士气。

225

1月28日深夜，有着黄冈"小汤山"之称的大别山区域医疗中心开始收治新冠肺炎患者，贺辉记录下了第一批病患入院的"历史性"瞬间。随后他通宵写稿，并与后方视频记者配合，完成了多篇图文、视频报道。其中《山东医疗队战"疫"96小时》等优秀短视频，连续被省委网信办全网推送，重点商业媒体平台弹窗推送，全国各大网站纷纷转发。《两分钟胸腔插管！实拍ICU医生抢救气胸患者跟死神抢时间》，独家报道呈现了山东医疗队队员抢救黄冈重症患者的过程，并通过对话主治医师，还原了在这场战"疫"中，医护人员在生死之间面临的职业风险和挑战。"冒险"抢救这个细节，真实再现了山东医疗队的担当和实干，是对山东的"黄冈答卷"的有力支撑。该短视频报道凭借惊心动魄的一瞬间的画面，在抖音、快手等平台冲上热搜榜前10位，点击量超过1600万，被省委网信办全网推荐转载，受到省委宣传部领导的肯定。

随着医疗队救治工作的稳步推进，新闻报道也进入常态化。贺辉开始努力琢磨推陈出新，深度挖掘新闻素材。贺辉随医疗队出征之初，就要求自己与医疗队队员用心交流，和他们同呼吸、共进退。带着这种心态去采访，很多医疗队队员把贺辉这个记者当成熟悉的朋友，在镜头前敞开心扉、真情流露，聊到动情处，常常潸然泪下。在这样一次次用心交流中，贺辉采访到不少鲜活的新闻素材，记录下了医疗队队员最真实的救治工作和最赤诚的心路历程。例如《山东医疗队护士：您放心，老人最后走得很干净、很体面》通过平实的图文描述和动人的短视频，以全媒体的形式呈现了最能打动人的"人性"和医者仁心，感动了无数网友的同时，也打破了战"疫"报道中如何写死亡的难题。《新闻特写：山东医疗队三名医生的饭间闲聊》在不做任何安排的情况下，完全随机抓拍医生吃饭间歇的状态，真实生动地表现出山东医疗队队员扎根一线、以苦为乐的拼搏精神和乐观心态。《战"疫"全胜即将凯旋 山东医疗队员：很不舍，再看一眼病房》则深切地表达了医疗队队员对阵地的依依不舍。

在做好新闻报道的同时，贺辉也努力提高个人思想境界，积极向党组织靠拢，并于今年3月在湖北战"疫"一线火线入党，成为一名光荣的预备党员。贺辉坚定信念，用镜头和笔记录下这段不同寻常的历史，弘扬了医护人员的勇敢精神和高尚医德，有力鼓舞了战斗士气，凝聚了民族精神。在57天的战"疫"宣传工作中，他始终坚持团结队友，遵守医疗队制定的各项规章制度，得到山东第一批援助湖北医疗队上下一致好评。

李 钢

《齐鲁晚报》齐鲁壹点经管会委员、行业新闻中心主编，
山东省第三批援助湖北医疗队队员

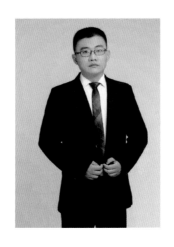

　　新冠肺炎疫情暴发后，李钢立即投入到抗击疫情一线的宣传报道和舆论引导工作中。2月2日，他跟随山东省第三批援助湖北医疗队到达武汉，在抗"疫"一线从事宣传报道工作近2个月。

　　作为一名曾经跑医疗口的记者，自武汉爆出不明原因肺炎后，李钢便一直在关注其动态。1月23日，得知武汉宣布"封城"，他立即放弃了回老家过年的计划，时刻在岗准备。1月24日当晚，得知山东将派出医疗队援助湖北后，他与健康事业部没有离济的同事立即分别联系采访各医院医护人员，及时报道医疗队出征的情况。在做好出征采访的同时，李钢还积极争取到湖北一线采访，并做好了随时出征湖北的准备。

　　自驰援武汉开始，齐鲁晚报·齐鲁壹点便迅速组成了前方报道后援团，为前线报道提供各种支持。李钢为采访到更多鲜活的新闻，宣传报道好山东省医护人员的英雄事迹，克服各住地距离远、交通不便、防护压力大等困难，深入多批援鄂医疗队中进行采访。在做好防护的基础上，还多次进入隔离病房，到最前线采访。

　　在后方的支持下，李钢开展了多种形式的报道。一是在做好常规动态故事报道的同时，先后撰写了《追光的18天——山东医疗队援助湖北纪实》《"生命方舟"中战"疫"的"山东实践"》《驰援，武汉抗

"疫"中的齐鲁力量——山东省医疗队援助武汉抗击疫情纪实》等多篇全景展示山东省援助湖北、援助武汉抗"疫"的稿件。二是拍摄了许多感人的视频，由后方制作成了多种形式的新媒体产品，《9岁女孩出院泪别山东医疗队："我替武汉谢谢你们！"》《为鼓励患者战胜病毒，医护"谎称"是轻症》《一封特殊的感谢信：武汉老人手写120人名单，记下防护服上的名字》等引发热议。三是与后方配合，发起了"如你所愿"等活动，既宣传了前线医护人员的光辉形象，也为部分医护人员完成了心愿，取得了很好的社会效果。在齐鲁壹点开设的"我们是钢——武汉抗'疫'一线报道专题"，单平台点击量超过2300万，为营造强信心、暖人心、聚民心、筑同心的浓厚舆论氛围做出了贡献。

到达武汉后，山东省第三批援助湖北医疗队临时党支部成立，李钢被选为临时党支部宣传委员。他时刻发挥党员先锋模范作用。在临时党委和临时党支部的领导下，他与医疗队宣传组同志一起负责医疗队的宣传工作，编辑审核了山东省第三批援助湖北医疗队工作简报10余期，与随队兄弟媒体一起，联系各类媒体，增加发稿量，扩大宣传面。据不完全统计，医疗队在各级各类媒体发稿6400余条次，这些报道很好地宣传了医疗队的工作，展现了山东省医护人员的光辉形象。

除宣传工作，李钢还积极参与党员发展等相关工作。他先后参加数次党小组会议、临时党支部支委会等，对党员发展工作提出了自己的意见和建议。最终，在按照坚持标准、严格把关、保证质量的原则下，多批同志"火线入党"。临时党支部还多次组织主题日活动，其中，李钢作为宣传委员，给大家讲解了疫情宣传的注意事项等主题党课，受到了大家一致好评。

在做好疫情一线宣传报道的同时，李钢还积极参与复工复产工作，及其他宣传报道工作。自1月30日起，李钢作为齐鲁晚报行业新闻中心主编，先后多次组织教育事业部、健康民政事业部召开视频会议，研究停课不停学、线上问诊等相关报道工作及线上服务开通工作。于2月1日推出了"壹点网课"服务专题，为广大学子提供了很好的学习平台，目前该系列专题的总点击量已经超过500万。在后方同事的努力下，"壹点问诊""壹点问考"等相关服务平台也陆续上线，真正做到了抗"疫"宣传与复工复产两不误。

李钢信念坚定，具有强烈的使命感和责任感，在疫情防控宣传工作中，不畏艰险、深入一线，奔赴抗击疫情主战场，采写制作了许多具有感染力和影响力的新闻作品。

孔冠军

山东广播电视台融媒体资讯中心聚合新闻部主任，
山东省第一批援助湖北医疗队队员

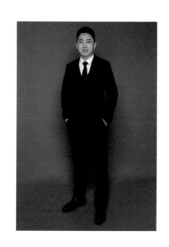

新冠肺炎疫情发生后，曾参加过四川雅安地震采访的孔冠军，第一时间报名"出征"。在湖北黄冈采访的57天里，他深入黄冈市传染病医院，进入大别山区域医疗中心隔离病房，用手中的镜头和笔记录下山东援助湖北医疗队的勇敢逆行和扶危度厄，向山东、向世界展现出齐鲁儿女的医者担当，以拼搏的敬业精神和扎实的专业能力，展现了山东广电人在疫情防控宣传大考中的责任与担当。

勇敢出发，做抗击疫情的逆行者

除夕之夜，在接到山东将派医疗队"出征"湖北的消息时，正在单位值班的孔冠军毫不犹疑地报了名。大年初一下午，来不及跟父母商量的他，简单收拾了行李，直奔济南机场。1月26日凌晨2时，孔冠军跟随山东首批援助湖北医疗队到达湖北黄冈，成为第一批到达疫情重灾区的记者之一。出发之前，他们在闪电新闻客户端发起直播——《逆行而往！山东首批医疗救援队138人赴武汉》，并与湖北广播电视台"长江云"联动发起"同舟共济 驰援武汉"特别行动，全网点击量1193万人次。在路上，孔冠军用手机记录下医疗队到达黄冈的第一手素材，《山东首批医疗队抵达黄冈 那里现在怎么样了？》网络阅读量过亿。飞机落地武汉天河国际机场时，第一篇用手机写出来的记者手记——《出发黄冈，致敬逆行者》也在闪电新闻发出。

挺进红区，做抗击疫情的记录者

战"疫"前线，哪里最危险，医务工作者就在哪里，记者就应出现在哪里。1月27日，在黄冈市传染病医院的门口，孔冠军第一次穿上了防护服，这是集中收治新冠肺炎患者定点医院之一。放下有可能被污染的摄像机，拿起手机，他用一镜到底的方式，记录下医院内部最真实的状况。在大别山区域医疗中心，从第一次进去，这里就成了他的主战场。每天他都要从驻地酒店到医院，少则一趟，多则三趟。戴上N95口罩、穿上隔离服、套上3层鞋套、戴上2层手套……孔冠军就这样进入了"大别山"里的病房。

3月18日，是大别山区域医疗中心"清零"的日子。孔冠军跟同事刘洋、孙希磊讨论之后，决定兵分两路，全方位报道。一路记录病房外的忙碌景象，一路记录最后一个治愈患者在隔离病房里的场景。当天，《大别山区域医疗中心最后两名患者出院》在山东卫视《山东新闻联播》及山东广播电视台各个频道播出，短视频《黄冈"四类人员"清零 记者深入隔离病房送别最后一个患者》同步上线。

践行"四力"，做媒体融合的实践者

刚到黄冈时，他还承担了与台广播各个频道直播连线的任务，成为打通电视、广播、新媒体等各平台的媒体融合的实践者。与此同时，他还积极与央视、湖北卫视、湖南卫视、青岛电视台等媒体联动，努力传播山东战"疫"好声音。他和同事共在央视《新闻联播》播发单条、组合单条10多条，在山东卫视和公共、齐鲁、生活、综合广播等频道播发稿件180多条，制作推出短视频200多条。其中，在央视《新闻联播》播发的单条报道《抗"疫"英雄谱：为生命的重生而坚守》，让亿万观众看到了山东援助湖北医疗队的医者仁心和齐鲁担当。

身体力行，做公益行动的参与者

除了做好采访工作，他还成为公益行动的参与者、实践者。疫情初期，当地抗"疫"物资急缺，山东潍坊5名小伙子通过朋友联系到孔冠军，想将5万只口罩捐给黄冈。外地车辆无法进入，孔冠军通过黄冈电视台的记者辗转联系到黄州区人民医院的工作人员，坐上救护车，前去接应。往返300多公里的路程，为防止感染，他没喝一口水，没吃一口饭。这一事迹报道，还被《中国日报》翻译成英文，推向海外。此外，他帮忙联系的13吨84消毒液、污水处理设备、一批生活物资等也顺利送到黄冈，支援当地进行疫情防控。

近2个月的时间，孔冠军深入湖北黄冈战"疫"一线。在大别山区域医疗中心、疾控中心，在武汉鄂州、浠水……处处都留下他和同事的身影。他们将镜头对准战"疫"一线的医护人员，传递了温暖和美好。

宋京伟

山东广播电视台融媒体资讯中心农业新闻部主任，
山东省第六批援助湖北医疗队队员

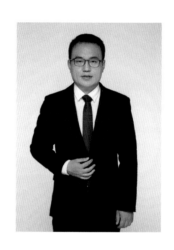

2020年2月9日，宋京伟跟随山东省第六批援助湖北医疗队抵达武汉战"疫"一线，并迅速投入战斗。从年前的新春走基层、省两会的报道工作到春节期间疫情防控的宣传工作，1个多月的时间里，宋京伟没休息过一天，但因为勇担使命和责任，他毅然踏上了逆行之路。

马承恩是宋京伟在采访报道中重点关注的人物，他是山大二院重症科主任，也是山东省第六批援助湖北医疗队的队长，他已经58岁，还患有高血压、糖尿病等多种基础疾病，但是他的经验最为丰富，所以这次由他担纲重任。在武汉的50天时间里，单单是马承恩，宋京伟就积累了1000多分钟素材。马承恩也被列为中央《新闻联播》《焦点访谈》等栏目重点报道的对象，采访重任也都由宋京伟来完成。他所采写的《马承恩：坚守到最后一名患者出院》在央视《新闻联播》播出。

同济医院光谷院区在所有定点医院中，最早成立了插管小分队，而这支12人的小分队，山东人就占了7位，体现了山东硬核式的医疗援助。宋京伟也在全国媒体记者中，最早将视角对准了插管小分队。他记录下了很多珍贵的气管插管镜头，并在《山东新闻联播》播出《冯昌：与死神赛跑的"插管突击手"》，节目播出之后，央视、新华社等中央媒体也纷纷跟进，将视角对准这群与死神赛跑的突击手。

宋京伟不仅关注国家医疗队，还时刻关注汉阳方舱医院的山东医疗队，那是一支由150家医院、303名医护人员组成的医疗队。他视角独特，最先关注到的不是医疗队的治疗工作，而是心理辅导工作。在病区里，挂在医护人员身上的二维码引起他的注意。经过采访他得知，新冠肺炎患者刚刚入住方舱，心理压力很大，由于大部分患者几乎全家人感染，随时面临崩溃的局面，为了缓解他们的心理压力，医护人员建立了心理疏导群，把二维码挂在防护服上，行走在病区里，把患者拉入群里，开展心理疏导。宋京伟采写的《方舱里行走的二维码》在央视《朝闻天下》和《山东新闻联播》播出后，受到强烈好评，还上了热搜榜，并入选山东战 "疫" 好作品。

在武汉的近50天时间里，宋京伟与医疗队一起并肩战斗，深入医院跟踪采访，推出了一系列深度报道。在《山东新闻联播》先后推出了《一场前后方接力的生死营救》《画笔下的战 "疫"》等多篇视角独特、有深度的重量级报道，在闪电新闻等新媒体发稿40多篇。此外，中央台发稿成绩也十分突出，在中央广播电视总台《新闻联播》《朝闻天下》发出7篇重头稿件，其中《齐鲁医院医疗队：握住手感受爱》《方舱里的志愿者》等5篇报道是2分钟以上的单条报道。他将山东援助湖北医疗队的先进事迹和患者自强不息的精神面貌，通过央视平台传递给了全国观众。

宋京伟在武汉期间，冲锋在前、不怕牺牲、忘我工作，通过了党组织最严格的考验，在战 "疫" 一线光荣地加入了中国共产党。

刘 凯

山东广播电视台《生活帮》栏目制片助理，
山东省第三批援助湖北医疗队队员

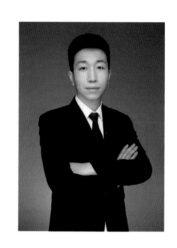

　　2020年春节，新型冠状病毒感染的肺炎疫情来势汹汹。在这场战"疫"当中，刘凯成为山东广播电视台《生活帮》与武汉广播电视台联动发起"守望相助 驰援武汉"行动的执行者，这次行动也是山东广播电视台最早发起的支援武汉医疗物资的援助活动。除夕那天，他先后赶赴日照两家医疗用品器械厂，进行5G电视直播，并在当晚共筹集2000套防护服，第一时间驰援武汉，在山东、湖北两地播出《爱心企业伸援手 驰援武汉》，引起广泛关注。他还与武汉电视台记者多次视频连线，了解武汉疫情最新的发展情况。春节期间，刘凯放弃假期，继续奋斗在抗击疫情一线，每天搜集大量的疫情新闻进行整理编辑。刘凯还与同事深入到山东省胸科医院，了解山东本地最新的疫情情况，采写了大量科普性新闻，并带着大家走进新冠肺炎重症隔离病房，让大家通过镜头近距离地了解患者病情，播出了《独家探访定点医院帮办走近隔离病房区》等疫情新闻。

　　得知山东将派出援助湖北医疗队的消息以后，刘凯主动请缨参战，2月2日晚，他随第三批援助湖北医疗队赴武汉防疫一线采访。为了将正能量传递给更多的人，让尽可能多的人与武汉人民共同战"疫"，他选择逆流而上，成为山东广播电视台第一位参与武汉疫情报道的记者。作为山东省第三批援助湖北医疗队中唯一的电视台记者，作为一名中共党员，刘凯深知自己肩负着责任与担当。

为了更加直观地展现医护人员的救治工作，同时近距离接触到新冠肺炎患者，了解到最新的信息，获取更全面的视频素材，刘凯冒着被感染的危险，进入到隔离区拍摄。他利用休息时间学习防护服的穿脱规范，并顺利通过院感专家的严格考核。在确保安全的前提下，他进入危重症患者的隔离区进行拍摄，由于摄像机等拍摄设备被禁止带入隔离区，刘凯便将自己的手机带入隔离区。为了更好更全更真实地记录下医疗队队员的日常工作，刘凯经常深夜跟随医务人员进入隔离区拍摄，并在当晚编辑好视频，写稿发回报道。最终，刘凯拍摄了病区科学快速改造、应收尽收新冠肺炎患者、插管救治、医护人员舍身忘我工作等大量新闻素材，播出了《山东医疗队在武汉治愈的首批重症患者出院》《战胜病魔走下床》《坚守"疫"线：病房里的夜行者》《从焦虑到恢复信心 写几十页"战'疫'日记"记录心路历程》等80多篇感人至深的新闻，展现出山东医疗队面对疫情迎难而上的工作氛围。中央电视台和山东广播电视台《山东新闻联播》、山东卫视《早安山东》、山东广播电视生活频道《生活帮》、山东广播电视农科频道《一切为了群众》以及齐鲁网等媒体平台先后对这些报道进行了播出刊发，将山东温度、山东力度展示给了全国。

除了对山东医疗队医护人员进行报道，刘凯还帮助医护人员和康复出院的患者拍摄照片、视频等，展示了一名记者过硬的职业素养和精神面貌，也为打赢疫情防控阻击战和宣传山东大爱，贡献了他的力量。

吴金成

山东广播电视台齐鲁频道《拉呱》栏目制片助理，
山东省第二批援助湖北医疗队队员

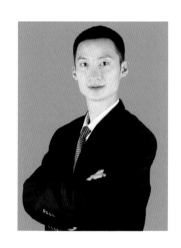

　　2020年1月28日，山东广播电视台齐鲁频道《拉呱》栏目制片助理吴金成，作为山东援助湖北第二批医疗队随队记者，赶赴湖北黄冈，共坚守了54天。他用敬业的精神诠释了一名优秀共产党员冲锋在前不怕牺牲的党性修养，用优秀的作品践行了"增强四力"的工作要求，展现了一名优秀电视记者的专业素养，在抗"疫"宣传工作中做出了突出的贡献。

　　作为一名年轻党员，吴金成同志一直奋战在新闻采编一线。他敢担当、有作为、敢打硬仗，作为山东广播电视台齐鲁频道的主力记者，多次前往条件艰苦、环境危险的区域，如黄海冷水团海域、贵州凯里山区等地，进行长期采访报道。

　　到达黄冈后，由于水土不服、精神高度紧张，吴金成出现持续低烧发热症状，体温一度高至37.3℃警戒线，老毛病溃疡性结肠炎也再次发作。祸不单行，就在抵达黄冈后不久，吴金成驻扎的酒店楼层被发现有武汉人员居住，他随即被领队告知暂时隔离，两天后，咽拭子检测为阴性后，才被宣布解除隔离。克服着疾病的困扰，吴金成迅速调整好状态，投入到了繁忙的报道工作中。在黄冈的54天中，除去被隔离的两天，他只休息了一天。

　　作为山东第二批援助湖北医疗队的一名电视记者，吴金成承担着拍摄、写作、编辑等全流程制作任务。他白天为各个频道及新媒体客户端提供新闻报道，晚上与一线医疗队队员交流，寻找先进典型，每天工作时间长达13个小时，整个2月，他都保持着每天都有电视新闻播出的高频工作节奏。在山东第一批援助湖北医疗队休整期间，吴金成还接替一队的三位同事，承担了大量主题报道任务。除了黄冈市市区，他还多次前往黄冈下辖的县市进行采访报道，并主动与前线省疾控队伍对接，对山东省派出的疾控防疫队伍进行宣传报道，受到领队的认可和好评。

在黄冈期间，吴金成的敬业精神和专业素养打动了很多医护人员，他们结成了感情深厚的"战友"。除了用镜头记录医护人员的感人事迹，吴金成也积极和"战友"们进行交流，为医护人员做些力所能及的小事，帮助他们解决一些后顾之忧。队员周蕾的父母身体病弱，儿女年幼，每年"二月二"，周蕾都会亲手为父母和儿女理发。听到这个消息后，细心的吴金成很快与后方栏目组取得联系，邀请专业的理发师上门为周蕾的父母、儿女免费理发。看到家人出现在视频聊天的镜头里，周蕾深受感动，事情虽小，却温暖人心。除此之外，吴金成还积极协调前后方，促成多项工作顺利开展。他与黄冈市红十字会对接，将济南热心市民李秀峰夫妇的1万余元善款定点捐献，把山东人民的深情厚谊带到黄冈；得知医护人员想念家乡味道，《小溪办事》栏目组与他前后方联动，协调山东爱心企业为医护人员捐献爱心馒头，让医护人员感受到了家乡人民的关爱。

在黄冈的54天里，吴金成在《山东新闻联播》《民生直通车》《生活帮》等栏目累计播发报道90余篇，在闪电新闻客户端等平台累计发稿70余条，作品四度入选省委宣传部组织评选的"抗'疫'好新闻"。其中，《党领导是坚强的政治保证 山东二队成立临时党支部》被央视《焦点访谈》栏目选用，独家挖掘的新闻报道《长大后我就成了你》感人至深，被央视《新闻直播间》、山东卫视《齐鲁先锋》等采用，并被国家卫建委微信公众号转载。《9月女婴与父母的特殊团聚》《大别山院区两位90岁患者出院》《医疗队员采用肺超为患者诊疗》《山东医疗队首次使用远程会诊》等新闻受到领导好评。独家发掘的全媒体报道《医疗队员与大金毛嘟嘟的故事》引爆全网，仅在齐鲁频道抖音平台，播放量就超过6000万。《队长李丕宝的眼泪》《医疗队员用牙刷刷马桶》等新媒体作品累计播放量超过1300万。

刘 洋

山东广播电视台融媒体资讯中心社会新闻部记者，
山东省第一批援助湖北医疗队队员

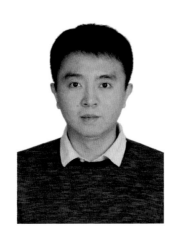

刘洋是山东广播电视台《山东新闻联播》栏目负责卫生领域的骨干记者，在山东出现首例新冠肺炎确诊病例，省里成立疫情宣传组之后，他是山东广播电视台第一个参与其中的记者，发出了山东战"疫"宣传的第一声。

疫情就是命令，山东援助湖北的消息一发出，他毅然放弃春节假期，让岳父把妻女接回老家，自己第一个报了名。大年初一（1月25日），刘洋代表山东广播电视台，跟随首批援助湖北医疗队奔赴黄冈战"疫"一线，开展对口支援的宣传报道工作。到达黄冈已是次日凌晨2点，顾不上休息，第二天一早他就及时播发了山东首批医疗队抵达湖北黄冈、成立临时党支部、深入黄冈传染病医院进行防控指导等前方消息。

黄冈一度是除武汉以外，湖北疫情最严重的市，他不顾安危，多次进入隔离病房，最先拍摄了大量医护人员救治病人的珍贵影像资料，挖掘出众多一线医疗队队员先进典型。在山东卫视《山东新闻联播》等主流新闻栏目开设"众志成城 抗击疫情"专栏，采写了《丁敏：8秒钟连通生命管道》等多篇人物报道，共播发300多篇稿件，全方位呈现山东白衣战士全力以赴地用爱心守护患者的齐鲁担当。他还先后与新华社、中央电视台等多家国家级媒体和相关省级媒体建立了稳定的新闻合作与联动机制。在央视累计播发报道30多条，仅央视《新闻联播》就10多条，包含组合头条4条、单条1条，其中《为生命的重生而坚守》，时长近2分钟，是山东在央视《新闻联播》最早播发的单条报道，这些报道使山东医疗队的救治工作得以在全国范围内传播宣传。

融媒体传播时代，优秀的记者必须是名多面手，这样才能让宣传效果最大化。刘洋充分发挥专业优势，在电视端、新媒体端发稿300多篇，并开展10多场直播连线。山东医疗队首例黄冈治愈病人出院时，他通过闪电新闻客户端和电视公共频道并机直播，山东广播电视台成为全省唯一一家进行直播的媒体。他还借助抖音等平台打造爆款短视频，其中《"想吃饭了"山东援鄂医疗队接收的一名重症患者撤掉呼吸机！》全网阅读量过亿，山东医疗队救治进展情况受到了广泛关注，几十万年轻受众留言点赞，给予正面评价。

为进一步做好对口支愿的宣传工作，刘洋牵头策划了"对口支愿看黄冈"专栏。县市医疗资源薄弱，防护较差，他不顾危险，利用近1周的时间，亲自到5个县市一线采访，挖掘出医疗队大量先进事迹，比如给武穴市留下了完整的远程会诊系统，医疗队进入浠水县后，救治过程实现零死亡等等，详尽展现了山东医疗队支援黄冈5县市的救治情况。

在黄冈，工作、生活条件十分危险和艰苦，他发挥党员模范带头作用，任劳任怨，坚守战"疫"一线57天，是山东医疗队随队记者中，坚守战线时间最长的一批人之一，圆满完成疫情防控宣传任务，为鲁鄂齐心协力、共同打赢疫情防控阻击战营造了良好的舆论氛围。

刘庆英

《山东商报》记者

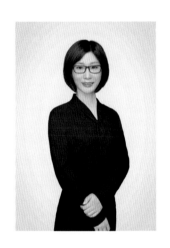

在新闻报道"疫"线,尽己所能记录难忘瞬间

庚子年初始,新冠肺炎疫情突如其来。疫情就是命令,防控就是责任。作为山东商报卫健领域的跑口记者,刘庆英的战"疫"报道从除夕就拉开了帷幕。50多天里,她奔波在新闻报道"疫"线,用文字和画面,为这一特殊时期做了注脚,为全民抗"疫"留下了一个个难忘的瞬间。

1月24日,山东省启动重大突发公共卫生事件一级响应,山东商报随即组建新冠肺炎疫情融媒报道组,刘庆英就是融媒报道组的重要成员。大年三十(1月24日)晚上7点多,刘庆英还在新泰老家,突然看到山东省中医院第一批医疗队组建完毕、待命出发的消息,她的神经立马紧张起来,首先想到的是联系医院,获悉准确消息。紧接着,各家医院医疗队待命的消息接踵而来。刘庆英抓紧采访,连夜赶稿,直至凌晨2点。而医疗队整装待发的消息一经新媒体发出,阅读量即达100000+。

大年初一(1月25日),山东省首批援助湖北医疗队从济南遥墙国际机场出发,138名白衣战士踏上抗"疫"征程。但因具体时间未定,刘庆英继续联系卫健委、各家医疗机构,通过微信、电话,一遍遍地询问,以确定医疗队出发的准确时间。直到下午3点左右,刘庆英才陆续得到出征的准确时间,她遂紧急联系在济南的同事赶赴现场,自己则通过电话采访出征队员,写稿、成稿、传稿、传图、传视频,整理出征队员全名单，等到医疗队到达武汉，传回落地照片，已是夜里12点多。

大年初二（1月26日），刘庆英从泰安老家紧急赶回济南，接着就是马不停蹄地奔波采访。1月29日，刘庆英到济南市疾控中心病毒检测实验室进行采访。为了让公众早日了解新冠病毒的真实面目以及检测过程，刘庆英毫无畏惧地走向实验室，首次与新冠病毒近距离接触。而像这样的采访，几乎贯穿刘庆英新闻报道的始终。2月7日，在山东大学齐鲁医院131名医护人员组成的医疗队的出征现场，她看着一幕幕告别的场景，看着沿途警车开道、交警敬礼，听着出征誓言……悲壮之情油然而生。

山东省胸科医院、济南市传染病医院是新冠肺炎定点救治医院，也是济南乃至山东与新冠病毒战斗的地方，这里有被新冠病毒折磨的患者，更有与新冠病毒战斗的白衣战士。这里也是刘庆英频频出现的采访现场。2月20日，在山东省胸科医院康复患者出院的现场，刘庆英近距离采访了一位来自淄博的孕妇患者，记录下了她和腹中胎儿平安出院的实况。在位于省立医院东院区的山东省血液中心的采血房舱前，她第一时间报道了康复者捐献血浆的过程。

湖北前线十分艰辛，抗"疫"战士的故事值得记录和书写，而这也是刘庆英新闻报道的方向之一。通过连线，她听前线队员讲述逆行向险的桩桩件件，向公众及时播报前线战况，留下珍贵的历史瞬间。在与前方一位重症医学专家连线采访时，当听对方说自己也有各种慢性病，在武汉湿冷的环境下关节出现疼痛，以及为了避免感冒晚上穿着羽绒服睡觉时，刘庆英忍不住哽咽，既为他们感到心疼，也为他们感动骄傲。而这也成了刘庆英报道的动力，她要尽己所能地再现抗"疫"白衣战士的经历，传递正能量。

见证了一批批医疗队前赴后继出征的场面，记录下一个个感人的故事；见证了一批批患者痊愈出院的场景，记录下其背后医护人员的辛苦奋战；见证了一批批一线勇士逆行的身影，记录下他们的坚守和默默付出；见证了一个个康复者撸袖捐献血浆的时刻，记录下他们感恩的心情和传递的希望……从除夕夜起，刘庆英就奔赴在战"疫"报道一线，她采写稿件100余篇，发布前线日记近200篇，其中有4篇稿件点击量达100000+，至少4篇稿件作为样稿被其他媒体转用。她采写的《实验室里，每个检测员都有一场"高危实战"——"只剩病毒和我，我只有打败它"》等6篇稿件，入选中共山东省委宣传部评选的战"疫"好作品。

刘宏刚

济南市广播电视台电视新闻综合频道主持人、记者

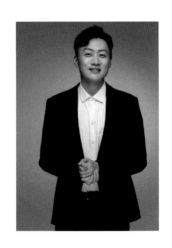

集多种角色于一身的"全能"记者

春节假期伊始，新冠肺炎疫情突发，电视新闻频道紧急启动应急响应，编辑、记者迅速集结，全员到岗，全天候及时发布权威信息，开启了济南广电的战"疫"行动。

由于正值春节期间，刘宏刚担任主持人的《有么说么新闻大社区》栏目组，有不少编导回外地过年，无法第一时间到岗，而预先准备的春节策划全部被叫停，所有节目转为疫情防控内容。面对人手少、时间紧、任务重的局面，刘宏刚主动请缨投入一线采编，每天扛着摄像机外出采访。从送走一批批赴湖北援鄂的医疗队队员，到深入社区报道一线志愿者，再到视频连线采访创作抗"疫"文艺作品的各个岗位的普通人……刘宏刚以实际行动践行新闻工作者"四力"，每天从外出采编拍摄、现场主持报道，到节目回传客户端、回台编辑配音，再到演播室主持直播节目，集采编播于一身，在摄像师、出镜记者、编辑、配音员、主持人等多种角色间从容转换，真正体现了一个全媒体记者的过硬素质和责任担当。

两大新闻直播栏目的"兼职"主播

2月初，济南广播电视台电视新闻频道整合全频道精锐力量，推出《济南战"疫"》疫情防控大型融媒体直播节目。现场直播连线密度大、要求高，新闻频道骨干出镜记者悉数上阵，刘宏刚也承担起了其中一路直播连线的任务。每天《有么说么新闻大社区》节目直播结束后，他匆匆吃两口饭，便马上由演

播室主持人变身出镜记者，和摄像师一起赶赴外采现场。从应急保障、疫情防治，到市场监管、物资保障，再到村居防控、企业服务，他全方位报道当前疫情防控形势。济南市疫情处置工作领导小组指挥的各个小组，以及各个通力协作、奋战一线的机关单位，他几乎跑了一个遍，每天晚上坚持在直播中现场采访市直重要防疫部门的主要领导，为全市人民传递最新、最权威的抗"疫"信息，为《济南战"疫"》栏目树立了及时、全面、权威的品牌形象。《济南战"疫"》开播以来，刘宏刚连续奋战40天，白天在采编一线，傍晚当主持人，晚上当连线记者，每天到深夜才结束战斗已成为常态。但无论多么疲劳，他总是尽力以最好的状态出现在采访和直播现场。

积极传递温暖正能量的有"心"人

在工作过程中，刘宏刚屡屡被抗"疫"一线工作者们无私奉献的精神感动，作为电视主持人，他在节目中也试图用饱含深情的言语，传递温暖正能量，以此给广大市民以温暖、信心和希望。整个疫情控时期，《有么说么新闻大社区》节目收视率节节攀升，刘宏刚亲切朴实而温雅沉稳的主持风格，得到了广大济南市市民的认可和喜爱。

舍小家为大家的合格共产党员

2006年入党的刘宏刚，是一个有14年党龄的"老"党员。疫情当前，他积极发挥共产党员先锋模范作用，舍小家、顾大家，自觉扛起疫情防控的政治责任和社会责任，不忘初心、不辞辛苦、不辱使命，以实际行动践行了一名共产党员的责任与担当，为全市打赢疫情防控阻击战做出了一名新闻工作者应有的贡献。

栾 靖

青岛市广播电视台新闻中心记者

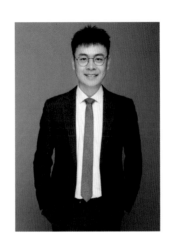

让青春在抗"疫"采访报道一线闪光

新型冠状病毒肺炎疫情发生以来，栾靖始终保持行业敏感度，密切关注疫情动态，冲锋在采访报道一线，以实际行动践行了一名共产党员的初心和新闻工作者的使命。

自从2020年1月21日凌晨青岛市卫生健康委官方微信公众号第一次发布青岛的疫情信息以来，栾靖每天无论白天还是深夜，都紧盯疫情信息，及时在蓝睛、广播、电视等媒体平台发布疫情动态。疫情防控阻击战全面打响后，栾靖始终冲锋在采访报道一线，每天不是在各大医院，就是在新闻发布会现场；不是在紧张的采访路途中，就是在忙碌的节目制作机房。他希望第一时间把权威的信息、专业的知识和防护的常识传播给受众。青岛疫情防控初期，从1月19日至31日，其中包括春节7天假期，他一天都没有休息，一直紧盯行业动态，关注权威信息，及时采访报道。这段时间，他平均每天在蓝睛客户端和广播、电视的不同时段、栏目发稿10篇左右。1月26日，他围绕青岛组建医疗队驰援武汉、专家现场连线、疫情动态发布等内容，分别为广播、电视的多档栏目和蓝睛客户端发稿13篇，创造了青岛广电一线记者当天发稿数量新纪录。

在这场没有硝烟的战争面前，摄像机是大炮，话筒就是冲锋枪，而记者就是冲在最前线的战士。1

月29日，一个特殊的时刻到来。为了采访山东省首例新冠肺炎治愈患者，栾靖不顾危险，穿上防护服，"闯"进了青岛市新冠肺炎定点收治医院——青大附院西海岸院区的隔离区，采访和拍摄了首例治愈患者出院的故事。就是在这一次采访中，他看到了隔离区里医护人员冒着生命危险救治患者，深受触动。第二天，栾靖与同事一起，带着摄像机和话筒，再次"闯"进了定点医院隔离区，通过现场报道的方式，深入探访了隔离区里医护人员的工作情况以及患者的救治情况。而促使他冲上去的，是内心深处对医护人员的敬仰，是一名新闻工作者的职责与使命。

疫情就是命令，防控就是责任。疫情发生以来，栾靖先后采访报道了青岛市多批次援鄂医疗队出征的感人事迹。2月8日深夜，青岛又紧急召集医护人员组建两支医疗队驰援湖北。栾靖彻夜紧盯相关动态，并于次日凌晨出发，赶赴医院和机场，采访报道医疗队紧急出征的情况。在整个采访报道过程中，他注重发现细节，第一时间通过蓝睛客户端和广播、电视发回最新报道，确保新闻时效性。他与同事联合采制了两支医疗队奉命出征、市主要领导亲切送行的新闻，新闻以组合报道的形式播出，场面震撼、感情真挚，引发强烈的社会反响。相关报道还被当晚的央视《新闻联播》采用，向全国展示了疫情防控中众志成城的"青岛力量"。

3月20日，山东省对口支援黄冈的医疗队顺利完成任务，576名队员乘坐包机返回济南，其中就包括山东省第一批援鄂医疗队中8名青岛市市立医院的医护人员，以及山东省第二批援鄂医疗队中12名青岛市中心医院的医护人员。由于青岛在黄冈前方没有记者，为了及时让青岛的观众获得前方最新消息，作为跑口记者，栾靖从前一天晚上7点开始联系前方多位队员，一直沟通到晚上10点。第二天，原本应该休息的栾靖从早晨7点多开始，就不间断地为蓝睛客户端提供前方视频素材100多个、照片50多张，并配以文字介绍，一直到晚上7点，队员们安全到达隔离点后，他才结束这场特殊的直播。这场新媒体网络直播共吸引18.1万人次观看，取得了很好的社会效果。与此同时，栾靖还克服困难，为广播午间新闻和晚高峰连线2次，让没有观看直播的听众，及时了解到青岛援鄂医疗队队员凯旋的实况。正是因为有栾靖的这种敬业精神，当天蓝睛成为青岛最先发起图文视频直播的新媒体，同时也是观看量最大的新媒体。

除此之外，栾靖还发挥自身与医疗卫生行业人员保持密切联系的优势，多次采访报道了青岛抗"疫"前线医护人员背后的故事，比如《新冠肺炎治愈记》系列报道，这些报道有温度、接地气，播出后都取得很好的社会效果。

渠玉峰

枣庄市广播电视台深度报道副主任

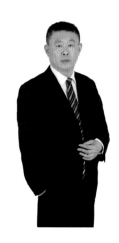

奔跑在战"疫"一线　奋斗脚步永不停歇

　　渠玉峰，枣庄广播电视台深度报道部副主任，1997年参加工作，2007年加入中国共产党，从事新闻工作20年。作为地市台的记者，在疫情防控宣传报道中，虽然没有机会到武汉前线去贡献自己的力量，他却坚持用更贴近的视角、更接地气的语言，做好每天的报道，与基层老百姓互动交流，采写推出了一大批来自现场、感动人心、鼓舞斗志的精品力作，有力彰显了新闻人的使命与担当，充分发挥了主流媒体的舆论引导作用，为打赢疫情防控阻击战营造了良好的舆论氛围，奏响了战"疫"最强音。

吹响号角冲在前

　　疫情就是命令，防控就是责任。作为一名从事新闻工作20年、有13年党龄的新闻记者，渠玉峰冲锋一线，主动放弃春节休假，以笔为"枪"，迅速投入疫情防控的战场，及时报道疫情信息，宣传防护科普知识，全面展示社会各界齐心协力抗击疫情的最新进展，生动讲述抗击疫情一线的感人事迹，讲述抗击疫情的枣庄故事，展现枣庄市人民团结一心、同舟共济的精神风貌。在这场没有硝烟的防控战中，渠玉峰主动担当、不畏艰险，迅速投入到抗击疫情第一线，用文字和镜头记录社会各界同舟共济、共克时艰的历史时刻。他身先士卒，扛起机器、提起三脚架、拿起话筒，奔赴疫情第一线，与时间赛跑、与疫情较量。作为一名逆行而上的一线记者，他心中明白，把全市上下抗击"疫情"一线最真实、最感人、最鲜活的新闻画面奉献给观众，就是在诠释和践行新闻工作者的初心和使命。

累累硕果结一线

从抗击疫情至今，他夜以继日地奔波在第一线，工作期间，渠玉峰通常是上午在城区大街小巷、乡村的农家小院、定点医院发热门诊、防控卡点、企业一线等地进行采访报道，中午编发当天新闻稿，下午除了需要剪辑自己采访的视频，还需要联系第二天的采访线索，每天工作超过12个小时，而这早已成为常态。深度报道部的记者们也都在渠玉峰的感召下，深入街道、乡镇、医院等抗"疫"一线，采集了大量鲜活的新闻素材，没有一个人叫苦叫累。从1月25日起，他先后采访报道了疫情防控、复工复产、先进典型、金融助力春季农业生产、重点项目建设、双招双引、疫情防控党员先锋等各类新闻，并在中央电视台、山东广播电视台和枣庄广播电视台播出。据统计，在中央电视台发稿6条，《新闻联播》刊发了重点稿件2条，央视新闻频道《朝闻天下》《共同关注》刊发稿件3条，央视2套《第一时间》刊发稿件1条；在山东广播电视台发稿96条，其中《山东新闻联播》发稿9条，《早安山东》《新闻午班车》《民生直通车》等栏目发稿87条；在枣庄广播电视台播发抗击疫情新闻40条。

用心用情谱新篇

为了让观众更快速了解疫情防控信息，渠玉峰不断创新节目报道方式，用心设计了"战'疫'日记""战'疫'一线党旗红"等丰富新颖的报道栏目，把枣庄市上下抗击疫情一线最真实、最感人、最鲜活的新闻画面奉献给广大观众。播发了《习近平总书记在统筹推进新冠肺炎疫情防控和社会经济发展工作部署会议上的重要讲话在我市引起强烈反响》《枣庄："金融活水"润春耕 春分时节农事忙》《疫情防控不放松 扶贫项目忙复工》《"点对点"接送 助力员工返岗复工》《重点项目有序复工复产 按下高质量发展"快车键"》《政府贴心服务 助力中小微企业复工复产》《防疫不放松 春耕备耕忙》等优秀作品，将枣庄疫情防控工作的经验做法传播到了全省全国，极大地鼓舞了枣庄市人民坚决打赢疫情防控人民战争的旺盛斗志，凝聚起了众志成城的强大力量。

作为一名记者，脚下沾多少泥土，心中就沉淀多少真情，笔下才能产生有力之文。17年前，他曾参与抗击非典，走进隔离病房；而今，他再次主动迎战。多年来，渠玉峰始终坚守初心情怀，凭着对新闻事业的热爱、对事实真相的执着追求，用心去采制新闻，并善于分析新闻事件的本质，发挥报道的最大价值。

史学聪

潍坊市广播电视台主持人

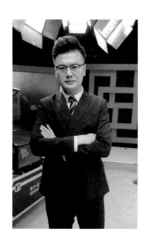

2020年的春节，对于所有中国人来说，都是一个不同寻常的春节，对于史学聪个人来说，也必将是他人生当中一次难忘的经历。

疫情发生后，史学聪和同事密切关注，在春节前就采访了相关呼吸病学专家，了解症状辨别方法以及防范注意事项，并第一时间在新媒体平台制作发出，打消大家的顾虑。春节刚过，看到确诊病例越来越多，刚刚在家休息两天的他，正月初三（1月27日）就跟同事主动前往潍坊高速公路、高铁站、市内商超等实地采访了解情况，并及时制作短视频，在潍坊电视台"快上云"移动客户端、今日头条等平台发布，提醒观众注意防范。

在结束了一天的采访、剪辑、推送之后，1月27日晚上，史学聪和同事接到了前往寿光采访蔬菜捐赠的任务，他们决定进行现场直播连线。简单准备之后，他开着自己的私家车和胡鑫、付强两位同事带着直播设备火速前往寿光。到达寿光时，是晚上的11点30分，已经到了预定的直播时间。可是，史学聪对直播内容、现场情况以及采访对象并不了解，此时的他心急如焚。在简单了解情况之后，史学聪跟同事进行了分工，决定先进行直播，由一名同事负责了解细节，并通过对讲机告诉他最新情况。直播开始后，他们就一路行进，途中辗转了多个不同的采访地点，获取了蔬菜采摘临时动员调度会、菜农连夜采摘等第一手资料，并进行了实时直播。当晚直播结束回到集结点，已经接近第二天凌晨3点，来不及休息，他就和同事商讨天亮后的直播流程，剪辑视频素材。早上6点，史学聪跟同事们出发前往蔬菜装车集结点，并进行直播报道，及时跟进最新的现场情况。在得知运送蔬菜车队中午就将集结出发前往武汉的消息之后，他顾不上一夜未眠、直播3个小时的疲惫，主动向领导请缨，跟随蔬菜运送车队，前往武汉直播采访。

在得到领导的同意之后，史学聪跟车队昼夜不停地赶赴武汉。为了能够第一时间将寿光新鲜蔬菜运送到武汉，车队一路不停，货车司机两班轮换，只在服务区做短暂休整，一心为尽早到达。终于在行进了近20个小时、跨越1000多公里之后，他们顺利抵达武汉，并前往指定地点进行卸货。从货车抵达武汉径河收费站到货车前往市区卸货，为了能将卸货环节实时直播，史学聪进行了3个小时不间断的直播报道，直播间的许多网友也在为他加油，提醒他注意休息。看到直播结束时有30多万人在线观看，并且点赞留言人数达10万人次时，他所有的疲惫都烟消云散。

三天三夜日夜兼程，行程2000多公里，历经50多个小时，蔬菜运送车队终于完成使命，返回潍坊。完成消杀工作之后，史学聪跟家人视频，为了不打扰工作，几天的行程中，他的家人只默默关注直播和报道，在得知儿子平安归来后，母亲终于忍不住哭了出来。

此次运送蔬菜支援武汉之行，潍坊电视台是潍坊唯一前往武汉采访的市级媒体，也是所有媒体中，直播报道累计时长最长的媒体。史学聪直播采访的内容，累计播放观看量达到5000万人次，有力地宣传报道了寿光爱心捐助、抗击疫情的情况，体现了潍坊电视台作为党的主流媒体的职责担当。

回来之后，史学聪主动接受了为期14天的医学隔离观察。隔离期间，史学聪依然每天坚持工作，让家人送来了电脑和录音设备，配音、写稿、剪辑一样不落，配合同事进行疫情防控的宣传工作。2月14日，隔离结束确认身体一切正常之后，史学聪婉拒了领导让他继续休息调整的建议，解除隔离第二天，就冒着大雪，凌晨6点前往临朐进行直播采访。之后，他与同事又一起策划了"共同战'疫'"系列直播报道，累计观看量达到200万人次。

杨国庆

济宁日报社摄影部记者

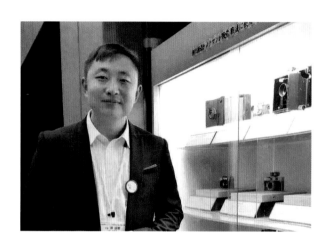

初心战"疫" 使命必达

庚子春节，注定是一个让人难以忘怀的新春。面对突如其来的新冠肺炎疫情，一批批白衣天使、新闻工作者、社区工作者、工程建设者逆风而行，火速赶往各自的工作岗位，疫情防控阻击战在各条战线迅速展开。疫情就是命令，无处不是战场。身为一名党报的新闻工作者，杨国庆与同事一道直面疫情，扛起责任，准确传递党委政府声音，及时报道抗"疫"工作动态，甘做一线"坚守人"，争做前线"冲锋者"，以勤恳奉献、踏实工作践行新闻工作者的初心和使命。

去现场，到离疫情最近的地方

作为党报，《济宁日报》在非常时期尽非常之责，承担着传递党委政府声音、及时报道疫情动态、发布权威信息的重任。作为一名年轻的党报记者，杨国庆平时就是一名扎实有为、能打硬仗的业务骨干。在抗"疫"战场上，他冒着被感染的风险，深入发热门诊、复工车间、社区一线，积极投身到疫情防控宣传工作之中，从春节开始，每天早出晚归，既服从单位统一调派，又主动联系对接，拍摄了大量鲜活的新闻，用镜头记录下这场特殊的战"疫"。在近2个月的时间里，由他拍摄提供给报纸和新媒体的新闻图片有100余幅、编辑设计图片专版3个。《致敬，奋战一线医护人员》《民警战"疫"》《全面复工复产订单纷至沓来》《惊蛰时节春耕忙》《冲刺高考停课不停教》等一批鲜活稿件先后见诸报端，他的镜头对准一线、聚焦现场，准确、及时、生动地报道了疫情最新情况。在杨国庆看来，离现场更近一步，就离真实更近一步。在医院、在社区、在企业，他用一张张图片，把真实鲜活的信息及时传递给大众，增强大家战胜疫情的决心和信心。

全民共战疫情，没有人是旁观者，每个人都是责任人。对于杨国庆而言，疫情开始的那一刻，属于他的战"疫"故事也开始了，他用心拍摄疫情之下城市里发生的景象与故事，也用镜头和笔记录下这场终将被历史铭记的战"疫"。每天吃过早饭，如没有指定采访任务，做好防护，拿起相机走街串巷"扫街"采访，成了杨国庆每天的必修课。连续2个月下来，杨国庆走遍了整个城区，见证和记录了这场全民战"疫"中各行各业一线防控人员倾情付出的感人瞬间，他用手中的相机为他们存照留念，用战"疫"影像为他们加油鼓劲，留存了大量呈现疫情与人民生活的关系的图片资料。

传强音，展示山东战"疫"正能量

疫情期间，一个个患者治愈出院，是最让人振奋的消息。2月12日，济宁市3名患者病情持续改善，各项检查检验结果正常，即将治愈出院。接到采访任务，杨国庆像往常一样提前赶到医院采访地点。第二天，由他采访报道的图片新闻《宝贝，回家！》被《人民日报》在要闻版刊发。小患者康复出院，激动不已地与家人相拥，感人的画面让人动容。随后，新闻相继被人民网、中青网等全国主流媒体官方微博转发，阅读量当天达200多万。在3月5日，这则新闻又被选入人民日报新媒体发布的《新生！9个治愈人心的战"疫"瞬间》中，新闻摄影作品《宝贝，回家！》也最终被《人民日报》收藏。

苔花如米小，也学牡丹开。杨国庆说，在疫情面前，虽然平台有大小，但责任一样重。作为新闻工作者，就是要急大众所需，尽自己所能，在疫情中加强政策解读，及时回应群众关切。在短短35天，他完成对上发稿近10篇，国内其他各类媒体采用他的新闻图片20余幅，相继报道了山东省及济宁市在全力救治患者、有序复工复产和助推特色农产品出口等方面所做的工作，向全国传递了山东上下同心战"疫"、共克时艰的正能量。

靳 岩

泰安市广播电视台新闻中心外宣部副主任

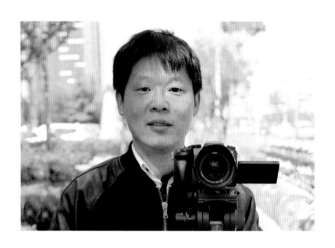

　　2020年春节，新冠肺炎疫情突然来袭，疫情在前，使命在肩，靳岩立即行动，主动出击，迅速组织策划宣传方案，并在第一时间赶赴泰安市疫情防控最前线展开采访报道，为泰安市人民提供最新的疫情防控动态和防护知识。当时，绝大多数人对新冠肺炎并不了解，更不知如何做好自身防护。针对这一情况，靳岩立即联系了泰安市新冠肺炎疫情防控专家组有关专家，采制了一系列关于如何预防新冠肺炎的科普性新闻，并在泰安市广播电视台多个节目中播出。随后，他又分别采访了疫情防控专家组副组长、山医大二附院呼吸科主任孟玲、重症医学科主任韩成河等权威专家，针对新冠肺炎不同阶段的症状表现和防护知识进行了全面解读。这些新闻的播出，有效地加深了人们对病毒的认知，及时地提醒了广大市民做好自身防护。

　　疫情发生后，全国支援湖北。从1月25日开始，泰安先后有8批次、74名医护人员随山东医疗队赶赴湖北武汉市和黄冈市开展医疗救援。在此期间，靳岩与医疗队的部分队员进行手机视频连线，利用他们短暂的休息时间，采访他们在当地的工作开展和生活情况，这种方式也成了疫情期间泰安广播电视台电视宣传的一道独特风景线。2月2日，靳岩在一次视频连线中得知，山一大二附院支援黄冈医疗队队员李成龙的妻子即将临产，他马上联系山东卫视在黄冈市的战地记者刘洋，分工合作，由刘洋在黄冈抗"疫"前线采访李成龙，靳岩在泰安采访他的妻子宋慧。2月5日，孩子顺利出生，两地记者同时拍摄下了李成龙与儿子在手机里第一次见面时的喜悦之情和夫妻二人对彼此的依恋和牵挂。这条题目为《你守护病人,我守护孩子,加油!》的新闻分别在当晚的山东卫视《晚间新闻》、山东齐鲁频道《每日新闻》和次日的《早安山东》播出,感动了无数观众。

面对来势汹汹的疫情,泰安市上下齐心协力、共同行动,广大党员干部、医务工作者、社区工作人员和群众志愿者凝心聚力、心手相牵,在党中央、省委省政府和市委市政府的坚强领导下,不避险、不畏难,自告奋勇走上抗击疫情的第一线。为了做好这方面的宣传报道,靳岩和同事每天都去医院、车站、社区、商场和村镇,采访拍摄疫情防控中这些逆行者的感人瞬间。没有防护服,没有护目镜,唯一的保护措施就是口罩。但新闻在哪儿,他们就在哪儿;最基层的地方在哪儿,他们就去哪儿;最危险的地方在哪儿,他们就去哪儿。经常是加班加点,不分黑白。2月2日下午,靳岩在岱岳区采访时得知道朗镇有一支由13名退伍军人组成的抗击疫情突击队,24小时轮流坚守交通干道,协助医护和公安交警对过往人员进行体温测量和车辆消毒。为了及时报道最新的信息,他顾不上吃饭,匆匆赶到现场进行采访,当晚气温−5℃,寒风袭骨,他在低温中咬牙硬抗,一直拍到深夜11点,半夜他又赶回台里写稿编辑,传送央视和山东卫视早新闻,忙完时已是凌晨3点多。这条题为《山东泰安:3860个党员突击队成为抗击疫情战斗堡垒》的新闻于2月3日在中央电视台国际频道《中国新闻》栏目中播出,向世界展示了泰安人民坚决打赢疫情防控阻击战的决心和信心。

有付出就有回报,在靳岩和同事们的共同努力下,这段时间,泰安市广播电视台对上宣传报道取得骄人成绩!他共在中央电视台发稿11条,其中《新闻联播》播发5条、《朝闻天下》《新闻直播间》《中国新闻》等栏目播发6条;在山东卫视《山东新闻联播》播发19条,山东卫视《晚间新闻》《早安山东》等栏目播发10条,齐鲁频道播发5条。这些报道有力地宣传了党中央重大决策部署,为泰安市抗击疫情增强了信心,温暖了人心,凝聚了民心,筑牢了同心,弘扬了社会正能量,讲好了泰山脚下的战"疫"故事。

孔令华

《临沂日报》卫生健康事业部副总监

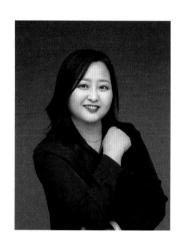

每一分钟都不能缺席

她，是一名中国共产党党员，党有号召她义无反顾，甘当先锋；她，是一名新闻工作者，关键时刻她从不缺席，无畏无惧……她，就是临沂日报报业集团卫生健康事业部总监孔令华！

亮明身份，让党旗在疫情防控斗争中高高飘扬

疫情就是集结号，党员就是旗帜。1月26日，农历正月初二，临沂日报报业集团吹响“疫情集结号”，在沂水老家陪老人过节的孔令华迅速返岗，投入战“疫”一线。在随后的日日夜夜中，24小时待命，闻令而动，每天的活动轨迹就是医院、病房、报社，连续50多天无休，每天对2位以上专家学者、医护人员进行采访、交流，不仅要给报纸写文字稿，还要给网站和新媒体拍视频。她出现在了临沂市疫情防控的第一线，出现在了发布会、负压病房、发烧门诊等最危险的地方，用手中的笔和镜头安抚人心，凝聚力量，在临沂日报报业集团旗下各大平台滚动推出重大主题报道，一篇篇真实、准确、及时的报道助临沂日报占据了舆论主动权，用实际行动把红旗插在了舆论宣传的主阵地上。

作为一名新闻工作者、一名党员，孔令华时刻牢记“我是党员，我先上”，也深知这是新闻人践行“四力”该有的责任、使命和担当。孔令华每天都忙于跟进病例数据，及时回发新闻，联系疾控专家……

每天从早上睁眼到晚上闭眼,手指触摸的不是电脑就是手机,连吃饭都要用一只手摸着手机。孔令华在平凡的岗位上,以实际行动诠释了对新闻事业的无限忠诚,展现了一名合格新闻人的担当。

牢记自身使命,投身战"疫"一线

孔令华不是医护人员,不能救治生命;但她是记者,她可以见证,见证用生命捍卫生命的伟大。孔令华多次冒着被新冠病毒感染的危险,深入各大定点医院、发热门诊、隔离病房进行深度采访,到县区直播采访全市第一例治愈患者;戴上口罩,穿上防护服,走进普通人唯恐避之不及的市人民医院呼吸科病房,拍摄抗"疫"视频,展示医护人员的执着和坚守;见证了临沂市两座负压病房高速建成;迎接一批批出仓医务人员;见证一例例治愈患者出院。作为跑健康医疗线的记者,她对一线医护人员接触得越多,了解得就越多,理解也就越多。随着形势越来越严峻,采访任务也越来越重,但在她心里,到疫情一线参与报道的愿望远远超过了对病毒的恐惧。

时刻待命,随叫随到。2月14日深夜11点,孔令华接到了紧急命令,第二天援助黄冈的市疾控中心医疗队队员要出发。早上醒来一看,外面白茫茫一片。临沂下了入冬以来的第一场大雪。因时间紧,任务重,孔令华简单清扫了一下车上的雪便出发了。水蒸气遮住车窗几乎看不清路,她凭着多年的开车经验,一路摸索着前进,好在最终及时赶到了现场。拍摄视频、回传文字、准备素材……在完成采访任务的那一刻,她长舒一口气,为自己是新闻记者而骄傲和自豪。对孔令华来说,像这样突然接到命令早已是家常便饭,时间已经不是自己的,随时做好战斗准备。

"疫"不容辞,奏响宣传强音

为了确保得到第一手资料,孔令华通过多次深入医院,通过现场采访、电话约访的方式,与专家学者沟通交流,与医护人员交流,她用录音机录下采访内容后,一遍一遍地听,一遍一遍地提炼。这期间她共采访、交流数百人,只为获得疫情前线最真实的新闻点。

放大临沂经验。孔令华积极主动对接中央、省级媒体,加大向上发稿力度。经过无数次的修改,她完成了《沂蒙再响集结号——临沂援鄂医护人员抗"疫"侧记》《临沂新冠肺炎患者治愈率85.42%背后的硬核力量》等深度稿件。文章一经《临沂日报》发表,在社会上引起了巨大反响,得到了各级政府的肯定和认可,先后被临沂市人民政府网、今日头条、大众日报、山东省政府要闻动态、人民网、新华网等转载,强有力地宣传了临沂市疫情防控的阶段性胜利。孔令华累计在临报融媒各平台发稿1000余篇,其中30多篇稿件被学习强国采用,数百篇发表在各大媒体平台,为临沂市的疫情防控做出了自己的贡献。

杨 硕

滨州传媒集团融媒体中心时政新闻部记者

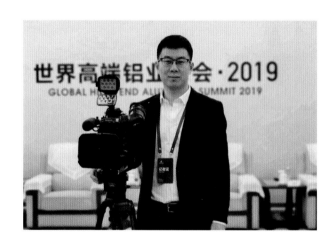

坚守抗"疫"宣传一线　展现新闻记者责任担当

今年伊始，突如其来的新冠肺炎疫情打乱了所有人的正常工作和生活。腊月二十八，刚刚完成省"两会"的新闻宣传任务的、滨州传媒集团融媒体中心时政新闻部记者杨硕来不及休息，便马不停蹄地返回工作岗位，投入到抗击新冠肺炎疫情的新闻宣传报道工作中。"疫情就是命令，防控就是责任。作为一名新闻工作者，尤其是作为一名党员，在这个特殊时期，更要冲锋在前，敢于担当，甘于付出。"作为本单位春节假期中唯一全勤的电视时政记者，杨硕是这样想的，更是这样做的，从腊月二十九到正月初七，杨硕放弃休假，每天都坚守在抗"疫"宣传一线，从市委、市政府召开的抗击疫情工作部署会议，到市委主要领导走访慰问春节值班人员、以"四不两直"方式调研疫情处置，再到援助湖北医疗队出征现场、集中隔离点、定点救治医院、建筑工地、车站、社区和村居，处处都能看到杨硕忙碌的身影。他24小时待命，只要戴上口罩、扛起摄像机、拿起录音笔，就随时可以投入战斗。直到疫情有所缓解时，杨硕才在部门安排下休息了一个周末。

高强度快节奏，不负职责使命

疫情防控是阻击战，也是信息战。党媒必须坚守责任和使命，时刻保持战斗状态，及时发布权威信息，回应群众的关切，引导群众增强信心。为了不负职责和使命，杨硕几乎每天连续工作10个小时以上，拍摄完时政活动一般都过了下班时间，但杨硕还是坚持将图像上载之后再吃饭，而方便面成了他这段时间最熟悉的午餐，匆匆吃过之后便继续投入工作，将上载完成的图像进行剪辑，完成这两项工作后，又到了出发时间，杨硕便提起摄像机再次奔赴"战场"……从腊月二十八到三月初一，杨硕共完成滨州市疫情防控、企业复工复产等各类新闻近70条，新闻播出时长超过200分钟，拍摄新闻素材并整理相关视频资料近1000分钟。

大屏小屏结合，全方位宣传战"疫"

如果说每天晚上的电视新闻是"集团军"，那么新媒体就是"突击队"和"先锋队"。在这次抗击疫情宣传报道中，杨硕不仅高标准高质量地完成电视新闻这一本职工作，还利用滨州电视台"消息牛"手机台，及时发布现场新闻动态，产生了良好的传播效果。1月28日，滨州市委书记佘春明为滨州市第二批援鄂抗击新冠肺炎医疗队送行；1月31日，佘春明调研医疗物资和生活消费品的市场供应及储备情况；2月7日，佘春明调研企业复工复产工作……这三天的时政活动中，杨硕均录制了领导讲话同期声，并在山东电视台"闪电新闻"、大众日报"海报新闻"和滨州电视台"消息牛"手机台等新媒体平台发布，将滨州市委市政府坚决抗击疫情、保障医疗物资、助力企业复工复产的强烈信号释放出来。报道在微信群和朋友圈引起大量转发，产生了非常积极的效果和反响。

累并快乐着，坚持源于热爱

"又出发吗？""怎么感觉好几天没看见你了？"这是同事们见到杨硕时经常会问的两句话。不是正在跑活动，就是在跑活动的路上，这成了杨硕最日常的工作状态。由于时政新闻记者的职业特殊性，在工作中不仅考验脑力，更考验记者的体力和耐力。每天肩上的摄像机就已20斤，加上三脚架更是接近40斤，每天穿梭在会场、企业、社区、项目建设工地等新闻现场，不可避免会对身体造成一定损伤，虽然才32岁，却已经有腰椎突出、髋关节滑膜炎等"职业病"，严重时甚至疼得无法睡觉。疫情期间，每当听杨硕说第二天要去定点收治医院采访时，杨硕的家人都感到担心和不安，但杨硕总是笑着说没事，不让进隔离病房，不会感染的。坚持源于热爱，杨硕平时非常注重学习，每天坚持收看中央电视台《新闻联播》和山东卫视《山东新闻联播》等中央、省级媒体的新闻报道栏目，学习他们的镜头拍摄、文稿写作、采访技巧和画面编辑等，来提高自身的政治修养和业务能力。

召之即来，来之能战，这是时政新闻记者的使命。在抗击新冠肺炎疫情的特殊时期，杨硕等一线时政新闻工作者同样也是逆行而上的战士，他们以迎难而上的状态和高强度的工作，向全社会传递出战胜疫情的信心与希望，展现滨州新闻工作者的责任与担当。

山东战『疫』最美家庭

家是最小国

国是千万家

战"疫"路上

他们是亲人

也是战友

危难面前

他们同心同行

相扶相依

他们把小家融入大家

把家庭梦融入中国梦

他们为战胜疫情

贡献了最美"家力量"

山东战"疫"最美家庭（10个）

张继东家庭

季宏志家庭

丁　敏家庭

朱呈镕家庭

邵翠云家庭

王　伟家庭

王　睿家庭

陈　娜家庭

刘清明家庭

郁殿木家庭

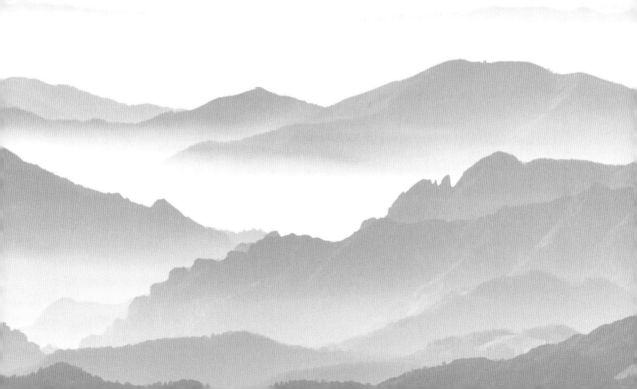

张继东家庭

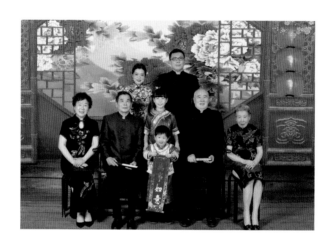

长大后我就成了您

张继东，青岛大学附属医院心血管内科病区副主任、副主任医师，青大附院援鄂医疗队队员。她的母亲舒志荣，青岛大学附属医院儿科教授，2003年曾任青大附院抗击非典专家组组长，为了抢救重病人，曾经几天几夜没睡觉。因有突出贡献，她被授予青大附院抗击非典先进个人。如今，虽已年过七旬，舒志荣仍坚守岗位，每周在医院坐诊四天，用自己半生的经验救治患者。张继东踏着母亲的步伐，走上医路。今年春节，张继东又接力主动报名参加了山东省援鄂医疗队。作为医生的母亲，舒志荣毫不犹豫地支持女儿驰援武汉。

抵达武汉后，张继东和医院131名医护人员组成的青大附院援鄂医疗队整建制地接管华中科技大学同济医学院附属同济医院光谷院区的重症病区。病区内收治的都是重症、危重症患者，他们病情最为危急，传染风险也最高。张继东和其他医疗队队员为每一位患者都制订了个体化的治疗方案，不惧风险，精准施治。在救治病人的过程中，先后运用了俯卧位通气、重症超声、有创动脉血压监测、血液滤过等技术，为危重症患者抢救及治疗提供了必要条件，并提高了救治成功率。在援鄂期间，张继东因表现突出，被青岛市授予十佳女职工建功立业标兵、五一劳动奖章。

张继东的丈夫宋宇是北京大学医学部口腔正畸学博士，青岛市口腔医院正畸科主任医师，2017年青岛市优秀青年医学专家。在张继东援鄂期间，宋宇克服重重困难，既承担起了照顾双方父母和一双儿女的责任，又像妻子一样穿上防护服，在高风险的口腔科为患者诊疗。宋宇为了鼓励妻子，让她能放心家里，全心全意救治患者，给妻子写了一封又一封战"疫"家书。

张继东在家里是公认的孝顺女儿、儿媳。她的公婆已到耄耋之年，她为了方便照顾公婆，把公婆从山东乳山接来青岛照顾，已10年有余。在女儿援鄂期间，张继东的父母主动承担起了辅导外孙女学习的任务。

平日里，张继东、宋宇夫妻俩非常重视女儿和儿子的教育。两人虽然工作忙，但是只要有空，就会和孩子们一起看书、学习、做游戏，让孩子有了一个快乐的童年。在张继东援鄂期间，孩子虽然无时无刻不在想念妈妈，但是他们知道妈妈是个医生，要救病人。每次和妈妈视频，他们都会喊出："中国加油！武汉加油！妈妈加油！"

一家两代三人从医，母亲曾奋战在抗击非典前线，新冠肺炎疫情发生后，女儿又坚定逆行，女婿在踏实做好本职工作的同时照顾好双方父母和儿女，他们传承的是医者初心，奉献的是医者大爱。

季宏志家庭

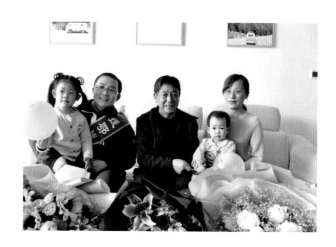

　　2020年年初，新冠肺炎疫情暴发，湖北告急，武汉告急！潍坊医学院附属医院呼吸科医生、中共党员季宏志，第一时间申请驰援湖北，终于他的名字出现在潍坊医学院附属医院第四批驰援湖北医疗队的名单中。号声就是命令，正在值夜班的他，立刻打点行装，准备出发，当时，他已连续10多个日夜奋战在潍坊的抗"疫"一线。来不及因脑出血昏迷的母亲道别，来不及亲一口一双女儿，他抱着决胜湖北的信心和勇气踏上征途。

　　2月13日，季宏志跟随山东省第十批援助湖北医疗队火速驰援湖北黄冈武穴市。天有不测风云，就在他来到黄冈的第六天，进入正式临床工作第一天，他的母亲去世了。因为当时疫情严重，形势严峻，怕自己的事情影响到医疗队的正常工作，经过一夜的思考，他决定暂时隐瞒，强忍悲痛，继续奋战在抗"疫"一线，全身心投入，精心治疗着别人的母亲、别人的家人。对季宏志来说，每天工作的6小时是忘记悲伤的6小时，他在抗"疫"工作中任劳任怨，工作扎实认真，得到医疗队其他队员及患者的一致认可，圆满完成了医疗救助任务。直到援助结束，其他队员才得知季宏志家发生了重大变故。

　　妻子张丽是潍坊医学院附属医院消化科医生。夫妻俩工作中比学赶帮、生活中互相支持、共挑家庭重担。新冠肺炎疫情出现后，张丽积极投入到医院的抗"疫"战斗中，虽然去不了前线，但她坚守在自己的工作岗位上，兢兢业业，在平凡的岗位上保一方平安。季宏志驰援湖北、婆婆生病卧床，这些突发事件让她更忙了。给婆婆换尿管、输液、洗澡……这些活她全包了下来。张丽留在家里照顾一家老小，默默兑现着对丈夫的承诺。

父母是孩子最好的老师。季宏志的母亲是一个非常善良的人，也是村里街坊邻居眼中的好媳妇，她孝敬公婆，为人和善。季宏志的父亲是一名教师，也是一名共产党员，他是一个乐观、积极、向上的人，同大多数父亲一样，不善于表达，但他的行为一直感染着家人。季宏志母亲生病后一直处于昏迷状态，当时小孙女刚出生，家里有如此大的变故，他也没有被压垮。因为儿子、儿媳都在医院工作，平时工作繁忙，家里的很多事情还都需要他来做。对于儿子出征湖北，他也很支持。

季宏志的大家庭和谐、融洽、质朴。为了能让季宏志放心，他的姑姑干脆住到了他家，帮他照顾孩子；还有他的舅舅、阿姨们，在他母亲生病卧床时三天两头前来看望照顾。对此，季宏志、张丽夫妇心怀感恩。

季宏志平安归来后做的第一件事，就是给母亲献上英雄归来的鲜花，挂上一枚平安符，向母亲报平安，并告诉母亲，他和一起去的队员们，圆满完成了任务。

"山河无恙，人间皆安。"在这场战"疫"中，季宏志、张丽家庭以实际行动诠释了医者仁心、大爱无疆的崇高精神，践行了共产党员的初心与使命、担当与作为。

丁敏家庭

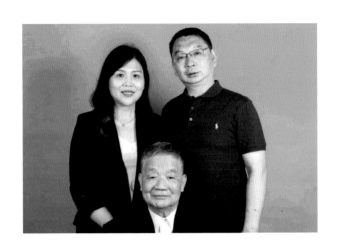

你驰援，我坚守，共建最美家庭

这是一个温暖幸福的大家庭。丁敏，山东第一医科大学附属省立医院重症医学科护士长，山东省知名的重症护理专家，曾获"山东省护理系统示范标兵"等荣誉。丈夫姜滨是医院规划建设部门的优秀骨干，医院的"十佳先进工作者"。公公姜汉仲退休前是一名法律工作者，也是有着50年党龄的老党员。生活中的丁敏是一个好儿媳，与公婆同住20余年，在婆婆生病期间，她伺候在床前，尽心照顾，送老人走完最后一程。在这个和睦家庭长大的女儿姜启迪独自在韩国上学，积极乐观，多次参加学校的公益活动，还是一名志愿者。

1月25日，疫情最危急的时候，有着29年丰富的重症护理经验的丁敏毅然主动请缨，作为山东省首批援鄂医疗队副队长、重症护理组组长逆行出征，奔赴湖北黄冈参加抗"疫"战斗。到达黄冈后，丁敏迅速展开工作。她带领护理团队攻坚克难，用不到30个小时的时间开辟出大别山区域医疗中心首个重症病房；她凭借精湛的专业技术，用8秒的时间为一位59岁无法脱离无创通气的重症患者置入胃管，建立起生命通道，被誉为"快手"护士长；她充分发挥个人管理优势，迅速提升护理团队的整体能力和水平，严格落实感染防控措施，让紧急组建的战"疫"护理队伍更加团结、富有战斗力，实现了团队零感染目标。

丁敏在前线为抗击疫情战斗时，同样在医院工作的丈夫姜滨也始终坚守在自己的工作岗位上。按照医院的工作部署，姜滨带领项目建设团队，在做好疫情防控和安全防护的前提下，加班加点地推进医院的规划建设项目，努力追赶被疫情延误的工期，力争医院的规划建设项目早日完工并投入使用。

家里家外都是顶梁柱的姜滨还一个人承担起家庭的重担。姜滨的老父亲和丁敏的父母都健在，三位老人年事已高，都需要儿女的关怀和照顾。在丁敏一心一意奋斗在抗击疫情一线时，姜滨克服各种困难，默默承包起全部的家务，尽心竭力照顾三位老人，买菜送饭，采购生活用品和防疫物资。其间，丁敏的父亲得了带状疱疹，疼痛难忍，姜滨连续两周每天接送并陪伴老人到医院打针治疗，为老人的病情想尽办法，无微不至地关心照顾。为了让妻子安心工作，姜滨一直瞒着妻子岳父生病的事情，直到老人康复才松了一口气。

同心战"疫"，让原本就和睦的大家庭成员之间彼此更加关爱。全家人都非常支持丁敏的抗"疫"之行，时刻关注着湖北疫情，牵挂着她的安危。自从丁敏到达湖北，全家人就约定，不论多忙，每晚必须视频连线。为了不打扰丁敏工作，家里人都会等她抽时间打过来，不管多晚都等待，哪怕看一眼就匆匆挂断。家人反复叮嘱丁敏照顾好自己，给她鼓劲加油！丁敏骄傲地说，家庭是她最坚强的后盾。

一玉口中国，一瓦顶成家。一心装满国，一手撑起家。丁敏和姜滨，夫妻二人在不同的战线上，为守护群众健康同坚守、共奉献，用实际行动诠释了"最美家庭"的真正内涵。正是丁敏、姜滨这样小家庭的坚守和付出，凝聚成了中国大家庭的众志成城。

朱呈镕家庭

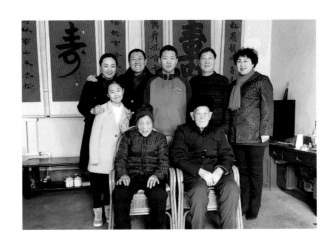

送20吨水饺驰援火神山的"沂蒙新红嫂"

在山东临沂，有一位"最美兵妈妈"。她有5000多个兵儿子，10余年来拥军行程几十万公里，送鞋垫8万多双，送水饺900多吨，做报告400余场，累计捐款捐物1000多万元。抗"疫"时期，带着20吨水饺，连夜驱车送到抗"疫"一线，她就是"沂蒙新红嫂"——朱呈镕。

疫情发生之初，"兵妈妈"朱呈镕正在"天池第一哨"——维东哨所，陪战士们过年。听到电视里播放新冠肺炎疫情的消息，她挂念子弟兵突击建设火神山医院，吃喝面临诸多不便，便立即动身赶回老家，联系员工生产水饺。由于春节放假，朱呈镕就安排人挨个打电话把本地员工叫回来，又以最快速度联系购买肉、菜等原料。她带着71名工人加班加点，三天三夜赶制出20吨水饺，速冻冷藏装车。

出发前，朱呈镕从新闻上了解到，到武汉的道路完全封锁了，必须出具物资运输通行证。临沂市妇联从中协调，帮忙办理了武汉通行证、介绍信，准备了酒精、口罩等防疫物品。2月2日下午，连夜驱车13小时，行程1000公里的朱呈镕一行人赶到武汉火神山医院建设现场，让奋战在战"疫"一线的人民子弟兵吃上了热乎乎的水饺。

家风是一面镜子，更是一面旗帜。年过花甲的朱呈镕已连续拥军19年，这早已不是她第一次给"儿子们"送水饺。对于朱呈镕的拥军路，家人由最初的不理解渐渐转变为大力支持。她多年未在家过春节，丈夫赵树明对此既自豪又心疼，由"忍痛割爱"变成贴身相伴，只要有空，老两口就会一起去部队看望那些人民子弟兵。在朱呈镕的带动下，儿女、侄子、外甥等10余人选择走进军营，报效祖国，孙辈们也从小树立起长大要当兵的理想。儿子赵跃得知朱呈镕要"逆行"送水饺到武汉抗"疫"一线，主动请战，承担驾驶运输车辆的任务，日夜兼程地将满载沂蒙老区人民深情厚谊的水饺送到火神山医院的子弟兵手中。

拥军是沂蒙"红嫂"永恒的话题。对这个团结友爱、奉献社会、充满温情的大家庭来说，"水乳交融、生死与共"的沂蒙精神，是家风，也是使命，朱呈镕一家的拥军路永不停歇。

邵翠云家庭

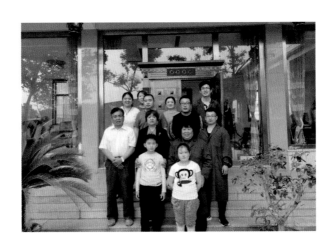

举家纾难乐于奉献的家庭

气清景明，万物萌发。花开了，草绿了，春风吹来玉兰的淡淡花香。2020年春节，新冠病毒感染的肺炎疫情发生后，邵翠云全家不惧风险站了出来。当四周黑下来的时候，这里却亮了。

回想疫情暴发初期的经历，当时的情景还历历在目。1月28日，当淄川区昆仑镇大昆仑村邵翠云家庭得知淄博市淄川区需要医学隔离点时，全家人没有丝毫犹豫，不计较个人得失，立即拨通相关部门负责人的电话："我自己有一家昆仑宾馆，改成集中隔离点易如反掌，不要国家一分钱。我这就把钥匙送过去！"当天晚上，就有两个新冠肺炎密切接触者被送到宾馆观察。邵翠云是集水产、宾馆、商贸于一体的淄博昆仑水产有限公司总经理。要把宾馆改造成符合标准的集中隔离医学观察点，不是一件容易事。邵翠云和丈夫当晚来到自家宾馆时，四下冷冷清清的，两人挽起袖子开始打扫卫生。邵翠云边干边快速思考，形势严峻，任务特殊，而且很可能短时间内不能了结，需要做长期打算。当时正值节日期间，整理房间、采购、做饭都需要专人负责，怎么办？她与丈夫王希义商量，只能动员自己家人帮忙了！她分别给女儿女婿、妹妹一家、侄女一家和外甥女打电话求援。不一会儿，亲人们陆续赶到宾馆集合。邵翠云这才长舒一口气，焦急的心渐渐平静下来。丈夫的全力支持、孩子们危难之时的挺身而出，无不体现了一种家国精神，有国才有家。邵翠云和丈夫王希义拿出当年创业时的担当和魄力，夫妻俩与侄女、外甥齐上阵，按照专家组提供的隔离点的标准，在走廊加装隔离门、为客房清扫消毒……最终，宾馆如期交付验收，投入使用。

全家分工明确。丈夫王希义负责统筹协调，女儿、女婿早上买菜，妹妹、外甥女、外甥女婿负责红案、白案，侄女、侄女婿负责采购……规范的流程、细致的护理，让住在隔离观察点的人深感不是一家人，胜似一家人。部分密切接触者因心理和环境变化，一度陷入焦虑和恐慌，出现肠胃功能紊乱、失眠症状，邵翠云全家及时调整食谱，为集中医学观察者煮面条、煮稀饭、切水果、送牛奶，照顾好孩子及每个人的口味，不断变化一日三餐花样。通过微信和他们聊天，及时做他们的心理咨询师；为使隔离点的人增强身体免疫力，还特别推送了强身健体的八段锦。

隔离病毒，不隔离爱；病毒无情，人有情。"来，吃点儿水果""喝点儿汤"，不失温暖的话语总是萦绕在隔离点工作人员和被隔离人员耳边。在外人看来，这个宾馆被病毒和恐惧笼罩着，但在宾馆里边，就好似一个大家庭，彼此之间充满着关爱与温暖，心与心的距离拉近了，而这都得益于邵翠云全家人的点滴付出。他们全家人的付出我们无法亲身感受，相信在隔离点度过的每个人都会将这段记忆铭记于心。

王伟家庭

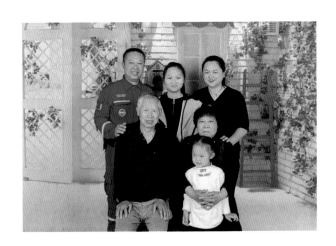

舍小家为大家，冲锋在抗"疫"一线

王伟，山东省枣庄市蓝天救援队队长。疫情暴发后，他带领枣庄蓝天救援队响应国家抗"疫"指令的号召，指挥枣庄蓝天救援队对滕州市、薛城区、市中区、台儿庄区等市（区）进行地毯式消杀。先后赴各镇（街）、村（社区）下辖的隔离封锁区、居民小区、火车站、机关企事业单位等场所开展消毒除菌作业。2月20日，王伟接到山东蓝天救援队驰援武汉的指令，迅速带领7名枣庄蓝天救援队的队员驰援武汉。

在武汉，王伟及其他蓝天救援队队员负责在中华慈善总会和湖北慈善总联合仓库，接收、转运和发放来自全国及海外地区的驰援武汉的抗"疫"救灾物资；同时担负对湖北省委党校方舱医院、江汉区老旧小区、武汉大学、汉口火车站等地方进行全面消毒消杀工作。在武汉的30天里，王伟和队员们工作积极主动，任劳任怨，不怕吃苦，无私奉献，为武汉抗"疫"做出了杰出的贡献。

吴芳芳，王伟的妻子，一位商人。疫情期间，吴芳芳看到小区物业保安每天在小区门口24小时轮岗执勤，日夜坚守，保护小区业主的安全，工作很辛苦，同时她还发现保安的防护口罩很短缺，于是，她在网上购买了200副手套、50个防护面罩，送给物业保安使用。

疫情期间，由于自己在社区内经营的母婴用品店不能开门营业，吴芳芳就主动把婴儿用品送到客户的家门口或楼道门口，客户可自行取走。这切实保障了疫情期间小区里在居家隔离中的孩子们有衣穿，有饭吃。

为了不让父母担心，吴芳芳守口如瓶，没有把王伟去支援武汉的消息告诉父母。王伟接到去支援武汉的通知时，吴芳芳坚定地对王伟说："你带队去支援武汉，我在家与你隔岸并肩作战。"得到妻子坚强有力的鼓励和支持后，王伟放心地踏上了去支援武汉的路程。

30多个日夜里，吴芳芳一边担心王伟在武汉的安危，一边照顾两位老人，还一边照看两个孩子和店里的生意，王伟支援武汉期间，家庭的重担全都压在了吴芳芳的肩上。每当孩子和老人休息以后，她便拿起手机搜索武汉的最新信息。由于工作原因，她和王伟的视频连线也都是在特定的时间段进行，每次视频时，她都鼓励王伟，并给王伟汇报家人的平安。

王伟的女儿今年上初中二年级，王伟经常把女儿比作自己的小棉袄。得知爸爸要去支援武汉的消息后，她感到特别骄傲和自豪，到达武汉后，王伟收到了女儿给他写的第一封鼓励信，信的题目是《我的超人爸爸》，女儿还亲手给王伟制作了一幅带有祝福语的版画。在特殊时期看到女儿写的信和制作的祝福版画，铮铮男儿的眼泪在眼眶里打了好几个圈。

天下兴亡，匹夫有责。这个普通家庭里的每个成员都用他们特有的行动诠释着初心和使命，这个普通家庭里的每个成员都用无私付出彰显着责任与担当，这就是一个普通家庭的最美故事。

王睿家庭

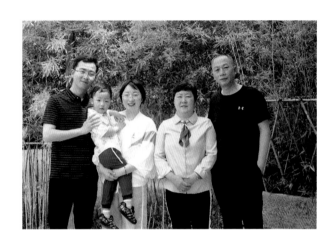

不忘初心担使命，齐心协力战疫情

在抗击新冠肺炎疫情这场没有硝烟的战争中，王睿一家并肩逆行，投身一线。妻子王睿主动请缨赶赴武汉抗"疫"一线，在方舱医院救治确诊患者；丈夫赵浩坚守乡镇疫情防控和复工复产最前线；公公赵安军昼夜奋战在社区疫情防控工作一线。他们用实际行动践行使命，用奉献、责任和担当筑起了一道保护人民群众身体健康和生命安全的屏障，成为战"疫"一线的"夫妻档""父子兵"。

武汉方舱医院的坚守者——王睿。2012年参加工作以来，王睿一直在医院从事临床护理工作，从妇产科的一名普通护士，成长为能够独当一面的护士长。2月5日，她主动报名赶赴抗击疫情第一线，到武汉客厅方舱医院开展新冠肺炎确诊患者的救治工作。她主动申请进舱，到最忙最累的岗位上去奋战。责护期间最多的时候负责92名病人，平均每班负责50余名病人。她每天进舱出舱前前后后10多个小时，其间不喝水、不吃饭、不去厕所，穿着厚重的防护服走在患者之间，饿了忍着、渴了受着、累了坚持着。她不计报酬，不顾生死，主动签写请战书："疫情不退，我们不回！"

王睿所在的山东省第四批援鄂医疗队受到国家卫健委、人社部、中医药管理局三部门联合表彰，被评为"全国卫生健康系统新冠肺炎疫情防控工作先进集体"，是山东省援鄂医疗队中，唯一获此殊荣的集体。山东省驻武汉医疗队首批共有6名同志火线入党，王睿因各方面表现突出得到组织认可，通过组织考察，成为其中一员。王睿的优异表现也受到当地党组织和方舱医院的高度认可，被授予"先进标兵"光荣称号。

"90后"乡镇干部——赵浩。作为一名"90后"党委班子成员，赵浩冲在前、干在先，彰显了年轻领导干部敢为人先的勇气、脚踏实地的执着和履行使命的担当。他始终坚守战"疫"前线，指导各支部迅速进入"战时"状态，精准施策，科学防控，筑牢疫情防控的"第一道防线"。他坚持每日带头深入各村，特别是重点防控村重点户，与群众隔门谈心，对其进行心理疏导，为其解决困难。当前，正值企业复工复产高峰期，他每天下沉到一线，服务辖区企业复工复产，全力保障防疫复工"两不误、两促进"。

"疫"不容辞的社区工作者——赵安军。在连续奋战的日子里，他全盘掌握辖区疫情动态，做到眼里有活、心里有数，合理调度，并随时紧贴上级指示，按时完成任务。每当遇到硬核任务，他就不分昼夜地冲在最前面，带头奋战，每天工作下班后仍陪同值班人员守卡到凌晨，为社区居民的健康和安全默默坚守一线。

"家是最小国，国是千万家。"正是因为有无数像王睿、赵浩家庭这样的夫妻档、父子兵，在各自的岗位上恪尽职守，才使一切艰难困苦都成为国家前行的又一个起点。

陈娜家庭

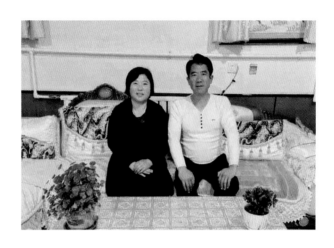

白衣执甲，共克时艰

陈娜是莱西市姜山镇从家寄马埠村妇联主席，她与丈夫丁显松是村里医务室仅有的两名村医，已工作20余年。儿子丁心皓是一名军人，也是一名医务人员，部队驻扎在武汉。新冠肺炎疫情发生后，一家三口不负医务人员的使命，一同冲锋上阵，为抗击疫情做出贡献。

丁心皓现年22岁。2017年，19岁还在大学学医的他决定实现自己一直以来的军旅梦想——参军入伍，部队就驻扎在此次疫情防控阻击战的主战场——武汉。因大学是药学专业，入伍后他便在部队医院服役。虽然是单位岁数最小的新兵，但是一有任务，他总是第一时间冲在前面，因工作勤恳，表现优秀，他于2018年获得了"优秀义务兵"的嘉奖，2019年转为士官。自当兵以来，丁心皓已有3年未回家。他原本打算今年春节期间休假，回家好好陪陪父母和爷爷，可是眼见武汉疫情暴发，丁心皓毫不犹豫地取消了休假，决定留在武汉抗击疫情，毅然决然地冲到了防控疫情的最前线。对于儿子的决定，陈娜与丁显松丝毫不感到意外。"与人方便，自己方便"，是陈娜、丁显松跟孩子聊天时最常挂在嘴边的，他们的一言一行也影响着孩子。看到儿子在部队的成长，知道抗责在肩、勇挑重担，陈娜、丁显松备感欣慰。

武汉的疫情形势愈加严峻，丁心皓所在的部队出现了确诊病例和疑似病例，防控形势不容乐观。部队开设了集中治疗点，丁心皓再次冲锋在前，申请前往最为危险的集中治疗点工作。在那里，他主要负责药房工作。一方面，是将部队大量的防疫物资和药品进行细致清点核对和登记入库；另一方面，是加强物资的管理和分发。每天清晨5点，丁心皓就起床了，提前去药库把这一天病房所需要的药品及物资备好，等大家都上班后，再有条不紊地分发给每一个科室。完成药品分发工作后，他又主动承担起营区消毒工作，仔细地为每一个办公室、病房、走廊和院子进行消毒，消毒水洒在身上，衣服上花花点点的斑痕就是光荣的印记。消毒工作结束后，就是给每个科室发防疫物资的时间，因为工作量大，有时忙得连顿简单的工作餐都不能按时吃。丁心皓的工作岗位是接触各类人群最多的岗位，这也意味着有更大的感染风险，但是他更清楚，作为军人和医务工作者，必须时刻冲锋在前，不怕牺牲，他也早已将自己个人的安危置之度外，为打赢打胜疫情防控阻击战倾尽全力。

作为从家寄马埠村村医，陈娜夫妇对武汉前线儿子的决定深感欣慰，并给予他鼓励支持。与此同时，他们主动向村委请缨，承担起村里繁重的消毒、宣传等防疫工作。从1月23日起，陈娜和丁显东便每天6点起床，简单洗漱后，天色还未亮，二人已经走出家门，到医务室开始一天的工作了。为了能尽快完成村庄消毒工作，他们必须赶在7点30分之前完成消毒液稀释工作，经常顾不上吃早饭。完成村庄消毒后，陈娜和丁显松还主动到村里的卡点执勤。在做好疫情防控的同时，夫妻俩还时刻挂念着村中患有高血压、糖尿病等慢性病的村民，为了不因疫情防控影响患病村民治疗，夫妻俩更是定期上门就诊送药，只为让村民少操心。当每天所有的工作结束，通常就已经是晚上10点了，这样的工作状态一直持续到3月底，其间陈娜和丁显松几乎一天没休。一个馒头、一碟咸菜和两根大葱，这是陈娜家的一顿午饭。

除了村医和兵妈妈，陈娜更为人称道的身份是村里的妇联主席。为应对此次疫情，她更是扩大了巾帼志愿服务队的职能，带领妇女姐妹们参与疫情防控工作，为村民发放消毒液、口罩等，同时也号召各家各户清扫庭院，在做好家庭防疫工作的同时进一步创建美丽庭院。

正是因为有这种爱岗敬业、家庭和睦、助人为乐的优良家风，所以才培养出儿子丁心皓勇于担当的精神。疫情期间，丁心皓捐出1000元，让父母给村里购买口罩，除此之外，陈娜夫妇也为村民们捐赠了感冒药、消毒液等防疫物资，在村庄的组织下发放给卡点执勤人员和困难群众。陈娜一家的所作所为，村民们看在眼里，记在心里，受其影响，也纷纷贡献力量，捐赠泡面、水果、口罩等物品。"我们不是什么模范，只是作为普通平凡的人，做好了普通平凡的事罢了，能给大家带来正能量我感觉很光荣。只要国家需要，我们一家三口随时待命，时刻准备战斗。"

刘清明家庭

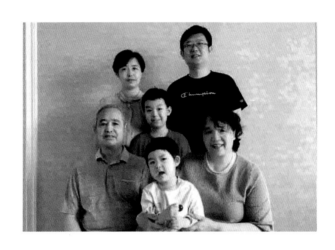

大爱担道义，并肩战疫情

这是一个因有着共同医学背景和志向爱好，走到一起的普通家庭。丈夫刘清明是山东省卫生健康委员会办公室一名普通公务员，妻子李雅慧是山东中医药大学第二附属医院保健科医生。结婚10多年来，夫妻两人相濡以沫、相敬如宾，悉心经营着幸福家庭。2020年春节，一场新冠肺炎疫情席卷中国，也打破了这个家庭原本平静的生活轨迹。夫妻二人全部参与到抗击疫情工作中，在不同岗位上承担着卫生健康人的责任与担当。

腊月二十七（1月21日），还在山东省中医药研究院挂职的刘清明，被抽调到省委新冠肺炎疫情处置工作领导小组（指挥部）办公室下设的综合协调组，开启了"白加黑""五加二"的工作模式。除夕夜，更是在单位办公室准备疫情防控有关材料，彻夜疾书，下笔成章，用一顿泡面火腿，迎来了新年的第一缕阳光。两个多月下来，也不记得加了多少个班，熬了多少个通宵，他先后参与起草了节后上班疫情防控30条、一线医务人员关心关爱12条、统筹疫情防控和经济社会发展52条、贯彻落实全国新冠肺炎疫情防控工作电视电话会议精神若干措施等一系列疫情防控政策措施，用笔耕不辍的坚守，践行着自己的初心，为抗击疫情奉献着绵薄之力。

277

　　抗击疫情，是一场没有旁观者的全民战争。疫情期间，作为妻子的李雅慧，一直在默默照顾着年迈的父母和年幼的孩子，支持丈夫的工作，成为家里的坚强后盾。其实，因为研究生阶段学的是重症医学专业，所以李雅慧也一直在关注着疫情的发展形势，并于春节期间就早早地在医院请战书上签了名，进入了医院援助湖北一线人员后备队员名单，并于2020年2月20日随山东省第十二批援助湖北医疗队驰援武汉，冲到了抗"疫"一线。作为第十二批医疗队中为数不多的中医药专家，李雅慧始终坚持运用中医药特色诊疗技术，为患者提供中药汤剂、中医推拿、穴位按摩等服务，受到了患者们的一致好评。援鄂期间，无论工作多忙，一家人都会通过视频倾诉思绪，分享喜怒哀乐。

　　由于夫妻两人忙于抗击疫情，两个孩子的照看任务就压在了67岁的孩子姥姥身上，尽管其间突发了严重的腰椎间盘突出和腱鞘炎，但她仍然坚持维系着家里的日常生活，身患中风后遗症的姥爷也承担起了更多的家务。好在省委、省政府出台了一系列关心关爱一线人员的政策措施，两人所在的单位都组建了关心关爱小组，定期开展送温暖活动，帮助家里解决了许多实际困难。

　　值得欣慰的是，在疫情面前，两个年幼的孩子快速成长起来。3岁的姑娘逐步适应了没有妈妈的日子，能够从容地通过视频和妈妈聊天。8岁的儿子每天都能够坚持自己下载网课内容，定时学习，自己写作业。在儿子心中，妈妈是人英雄，也是新时代的雷锋。因为父母都是医务工作者，耳濡目染中，两个孩子对医生这一神圣职业就有了比较切身的感受。在这场战"疫"中，"敬佑生命、救死扶伤、甘于奉献、大爱无疆"的精神之种，在孩子们幼小的心灵中悄然播撒。

郁殿木家庭

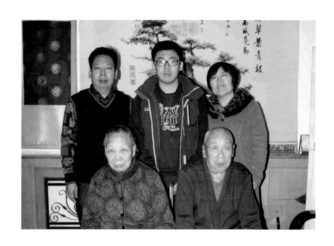

方寸屋檐下，爱生爱民心

在齐鲁大地上，有这么一个家庭：丈夫郁殿木，山东省曲阜市第一中学教师，中共党员，曲阜市"群众满意的人民教师"；妻子杜爱云，曲阜一中备课组长、班主任，济宁市高考先进个人；儿子郁志昂，在校大学生。疫情发生后，他们在这场没有硝烟的战场上并肩战斗，为抗击疫情、"复工复学"做出了自己的贡献。

疫情暴发后，郁老师积极响应曲阜市妇联号召，成为爱心心理援助服务热线的核心成员。他每天守在热线电话旁，随时疏导市民焦虑情绪，或通过微信，及时化解家庭矛盾，特别是陪伴援鄂医疗队队员的子女贾同学安心备战高考，获得好评。他编制学生心理防护手册，推送防控知识，发起了曲阜一中心理健康服务热线，为全校8000多名学生及其家庭服务。针对疫情期间亲子关系紧张问题，他利用晚上时间直播家长成长课"做温暖而坚定地陪伴者"，1188名家长在线观看；为解决家长普遍反映的学生网课学习动力不足问题，他主动设计心理赋能课"疫情之下，自律助梦"，点赞超25万，反响良好。他积极参加曲阜市教体局组织的热线、微课活动，为曲阜教育提供支持。为避免因学生宅在家里上网课而可能引发亲子冲突，他主动联系妇联，开办"疫情下的亲子相处之道"父母公益学堂，课程在曲阜妇市联微信公众号有声栏目上推出，历时45天，共10堂课，教给家长如何做温暖而坚定的陪伴者，有力维护了疫情下家庭和社区的稳定。

除此之外，他还积极参加中国心理卫生协会组织的千家机构送安心行动，作为一名志愿者，他每天坚持学习、接受督导。这些公益行为都得到了妻子杜爱云的支持，因为她知道丈夫做的都是正确的事情。爸爸的公益之心深深影响到儿子郁志昂，当他看到小区疫情防控人员忙不过来时，他主动申请在小区门口做"疫情防控志愿者"，虽然很辛苦，但是他用实际行动诠释了爱心家庭的担当与传承。

疫情期间，开学延期，为做到停课不停学，杜爱云积极参与网课教学。网上授课技术对杜爱云是一个挑战，但是她不服输，直到掌握得非常熟练才肯罢手。作为备课组组长，她主动请缨先上示范课，然后与当天的授课老师沟通分享自己的教学资源，交流作业的布置流程，然后她再把课程内容一一发到平台38个班级群里，并汇总作业完成情况，确保学生每天学习到位。为确保万无一失，她组建了备课组疫情群，关注每一位教师的教学、出行和健康情况，同时在群里转发学校通知和要求，分享生活乐趣、锻炼技巧和防控知识，让老师们感受到工作的幸福和快乐。

儿子是他们俩最好的帮手。除了完成自己的网课，郁志昂还兼职信息员，提供最新的信息资源；他也是技术员，为父母能上好网课提供技术支持；他还是勤务员，烧水做饭，分担家务，确保父母有充足的工作精力。

疫情之下，每一个人都是战士。郁殿木家庭虽然不能像白衣战士一样奋斗在抢救生命的第一线，但是在这方寸屋檐下，他们每个人都做到了战士的无私无畏，用自己的职责守护一方安宁，在自己平凡的岗位上，为抗击疫情，做出了不平凡的贡献。

山东战『疫』最美基层干部

他们来自基层

厚植家国情怀

肩负使命担当

他们来自人民

一切为了人民

一切依靠人民

身体力行

争当"领头雁"

他们用实干聚拢民心

用奉献诠释最美

山东战"疫"最美基层干部名单（20人）

赵冬梅　济南市历下区姚家街道党工委书记

马晓兵　济南公交集团中部公司一队党支部书记车队长

谭思军　青岛市市南区珠海路街道辛家庄社区党委书记

李　强　青岛西海岸公用事业集团市政管理有限公司清运二队队长

张继波　淄博市淄川区寨里镇党委书记

庞　伟　枣庄市薛城区常庄街道党工委书记

隋长杰　东营市东营区交通运输局党组成员副局长

崔国栋　东营市利津县盐窝镇市场监管所负责人

王永进　烟台市栖霞市松山街道公山后村村委会主任

张民庆　潍坊高新区新城街道十甲股份经济合作社党支部书记

魏明华　生前任济宁市任城区阜桥街道菜市社区党委书记、居委会主任

张东晟　泰安市东平县人民医院院长

邱　卫　国网威海供电公司威海海源电力工程有限公司总经理

李宗善　日照市岚山区巨峰镇辛庄村党支部书记

房庆良　临沂市兰山区兰山街道党工委书记

潘振合　临沂市费县费城街道党工委书记

李洪明　生前任德州市陵城区徽王庄镇徽王管区书记

张玉芝　聊城市东昌府区古楼街道党工委书记

王洪田　滨州市惠民县交通运输局辛店交管所管理员

徐安国　菏泽市巨野县太平镇人大主席

赵冬梅

济南市历下区姚家街道党工委书记

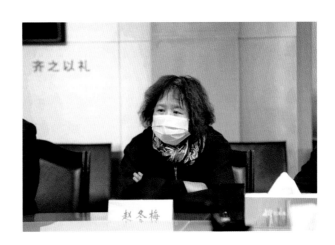

2月28日，赵冬梅临危受命，火线调任姚家街道党工委书记，尽管换了环境、变了战场，但她始终做到克己奉公，以民为本。

1月23日晚，全省一级响应还未启动，意识到问题严重性的她，就在千佛山街道成立了疫情防控领导小组，第一时间建立起人员排查、科普宣传、疏散管控等14个工作组。她亲自起草了致辖区各级党组织和共产党员的一封信，并精心指导各社区、各包居科室党员成立11支党员先锋队，设立19个党员先锋岗，极大地充实了防疫一线的人员力量，进一步发挥了基层党组织战斗堡垒作用。

针对姚家街道辖区面积大、人口多、情况复杂的现状，她在原有208个网格基础上，调整了领导包挂村（社区）责任分工，明确了机关各科室下沉网格的具体划分和考勤要求，进一步理顺了防疫工作架构，增强了基层工作力量，扎牢编密了外防输入、内防扩散的"防控网络"。

疫情期间，她常常从清晨工作到后半夜，从年初二（1月26日）开始，连续10多天没有回家。为了使各类信息一目了然、便于研判，她结合实践，动手设计了6种数据采集汇总表格，制定了3套相关工作预案，摸索建立了"六五四三二一"工作法，实行重点人员一人一档一策管理，确保基础数据统计上报及时、准确、无误。

调任姚家街道的当天，她又马不停蹄地直奔基层、直插现场，仅用3天时间，现场督查了27个村

（社区）以及浆水泉水库等30个点位，对发现的基层党组织作用发挥、信息登记、"九小"场所管控、群租房治理、特殊人群关爱、无物业管理小区管控等方面六大类问题，要求尽快明确责任人，在规定时限完成整改，并多次组织暗查复核，用严、紧、实的工作作风为姚家街道全体党员干部树立了榜样。

姚家街道经济体量大、重点项目多，为把疫情带来的影响降到最低，她带领党工委一班人，凝聚共识，将今年确定为"重点项目攻坚年"，成立了重点项目拆迁建设领导小组，并下设9个专班，有力保障了重点项目顺利推进。她坚持一手抓防疫，一手抓复工，走访了土发集团、云天科技、拉加代尔等20余家重点企业，大力宣传房租减免、人才奖励等优惠政策，为意向企业提供辖区闲置载体信息，牵线促进校企合作，这些为企业复工复产提供了有力支撑。

马晓兵

济南公交集团中部公司一队党支部书记、车队长

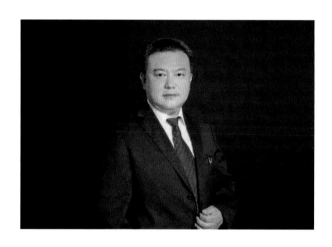

用坚守演绎公交"大义"

用无私诠释公交"大爱"

　　一个支部就是一座堡垒，一名党员就是一面旗帜。疫情面前勇担当，越是艰难越向前。中部公司一队党支部书记、车队长马晓兵，关键时刻挺身而出，始终带头冲锋在疫情防控一线。

　　突如其来的疫情以洪水之势占领了全国的大街小巷，打破了本应阖家团圆的节日氛围。这个春节，对于马晓兵来说，忙碌又难忘。疫情就是命令，从大年三十（1月24日）开始，他始终坚守在疫情防控的第一线，带领车队171名职工严格落实集团公司防疫举措，每天做好6条线路和80余辆车辆的消毒防疫工作，确保乘客乘车安全。疫情期间，他共发放36548班次，运送乘客668226人次，实现了驾乘人员零感染、乘客零感染。

　　作为车队带头人，马晓兵严格按照集团公司防疫工作要求落实好各项工作，精心组织、周密安排，全程在岗，亲自指挥。他多次组织召开车队管理人员会议，无数次进站房面对面叮嘱驾驶员做好防护工作，及时传达上级下发的相关文件。

　　疾风知劲草，危难显担当。在做好防疫和营运工作的同时，车队还承担了火车站和大明湖站的

旅客应急疏散任务。马晓兵充分发挥领头雁作用，日夜无休，24小时严阵以待，不畏风雪和零下十几摄氏度的恶劣天气。他周密部署，合理调度车辆，主动与各区县精准对接，每天马不停蹄地辗转于火车站和集散点之间，共发放70余车次，完成1200余名旅客无缝隙接驳中转，为火车站旅客统一接站任务的顺利完成做出了重要贡献。

为调动职工的积极性和战胜疫情的信心，马晓兵安排专人制作了《岂曰无衣，与子同袍》小视频，传播车队感人事迹，记录下每个人的精彩瞬间，这更加鼓舞了士气，进一步凝聚起全体职工的力量。在为武汉抗击新冠肺炎疫情捐款活动中，马晓兵积极动员，号召大家一方有难、八方支援，短短半天时间，就筹集善款近万元。

知责任者，大丈夫之始也；行责任者，大丈夫之终也。马晓兵用自己的行动诠释初心和使命，用自己的付出彰显责任与担当。

谭思军

青岛市市南区珠海路街道辛家庄社区党委书记

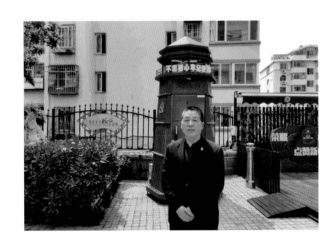

大年初一（1月25日）下班刚到家，谭思军便接到街道疫情防控通知，没吃饭就返回社区。他牢记使命、不惧风险，坚持入楼院、到楼宇商铺摸排，接收境外返青人员，随访隔离人员，始终坚守在一线；他坚守初心、默默奉献，在一个开放式楼院多、公司商铺多、群租户多、流动人口多、外籍人员多的"全地形社区"，做好封闭楼院、设卡值守、巡查督导等防控措施，牢牢地筑起了疫情防控的社区防线。

疫情就是命令，防控就是责任。他履职担当，以实际行动践行使命，在全区最为复杂的"全地形社区"，不畏"五多"管理难题，冲锋在前，制订挂图作战联防联控计划，做好群众的主心骨。

他无所畏惧，以舍我其谁的担当忘我奋战，始终坚守在社区。40多天，24小时吃住在社区，哪里最危险，他就在哪里。他举重若轻，以突破创新的管理方法运筹帷幄，在社区4963家居民户中，因地制宜用活用细17个"红色网格"，创新"1+4+N"防控工作方法，实现了居民、企业商户"双清零"。

他初心如磐，守土尽责，构建社区楼宇疫情防控工作责任体系，建立处级干部包楼包企的"企业专员制"，及时宣传政策，引导企业有序复工复产。

李 强

青岛西海岸公用事业集团市政管理有限公司清运二队队长

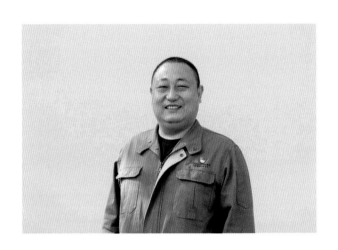

坚守战"疫"一线环卫人的家国情

面对严峻的疫情防控形势，李强忍着腿伤引发的疼痛和亲人去世的悲痛，舍小家为大家，每天带领5辆专线垃圾收运车出现在西海岸新区医疗机构、疫情点，分类收集1700余个垃圾桶的生活垃圾、废弃口罩，日均收运量近6吨，建立起一道疫情防控的"隔离墙"，保障了市民生命安全和身体健康。

从大年初一（1月25日）开始，每天晚上10点30分，一辆垃圾收运车准时出现在青岛西海岸人民医院，清运这里的60余个垃圾桶，这是西海岸新区新冠肺炎防控清运专线最大的一个清运点，收集完毕后，清运专车驶向了下一个目的地——静脉产业园，对收运的垃圾进行无害化处理，这是李强一天中最后一项工作，回到家中已是深夜。

2019年年底，李强刚做了膝盖韧带撕裂修复手术，按照医嘱需要静养2个月以上。但是面对来势汹汹的疫情，李强第一时间向公司请战，主动承担起专线垃圾清运工作。专线垃圾需要定人定点定时收运，是一项人员少、时间长、强度高的工作，这也严重影响了李强腿伤的恢复，每隔几天，他都会悄悄地到医院抽取膝关节积液，以缓解病痛。他认为，与疫情防控重任相比，这点儿疼痛不算什么，坚持一下就挺过来了。

疫情发生时刚好是春节假期，受疫情防控影响，队中一名家在外地的职工不能按时返岗，面对人手不足的情况，李强没有申请增加人员，而是默默承担起了这名清运队队员的职责，及时对接定点医疗机构和隔离区域的垃圾桶的进出桶管理、垃圾桶消杀、车辆调配检查等工作，生怕清运环节出问题。他忙前忙后，一干就是1个多月，领导和同事们都看在眼里、记在心里。

清运专线收运的是定点医疗机构、疫情点的生活垃圾和居民小区遗弃的废弃口罩，一开始时队员们害怕被传染，工作时也有些缩手缩脚。为打消他们的顾虑，李强又当起了心理疏导员，耐心地跟大家讲解疫情防护知识，缓解队员们的紧张情绪，指导大家做好自身防护，按照工作规范组织队员清运，最终无一人发生感染。

作为垃圾清运专线的带头人，李强坚定了誓与疫情抗争到底的信念，勇担当、善作为，带领专线清运人员全力做好生活垃圾清运工作，以实际行动诠释了共产党员的初心和使命，为疫情防控工作做出了自己应有的贡献。

张继波

淄博市淄川区寨里镇党委书记

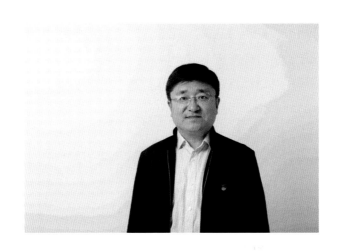

砥砺初心展本色，抗"疫"前沿显担当

在新冠肺炎疫情防控工作中，张继波不忘初心、牢记使命，勇挑重担、扎实工作，展现了新时代一名优秀共产党员的政治本色和优秀品质。

寨里镇位于淄博市淄川区东部，人口多，战线长，疫情防控任务艰巨。作为"班长"，张继波正月初一（1月25日）就返回岗位，春节假期一天未休，持续展开各项防控工作。他成立全镇新冠肺炎疫情防控处置工作指挥部，及时制定疫情防控工作预案，成立综合协调、应急处置、信息报送、宣传报道等7个疫情防控职能组，即时召开防控工作会、现场会，分析当前形势，周密安排部署，全力以赴把好全镇群众的健康关、隐患排查关，切实筑牢夯实疫情防控第一道防线。

他充分发挥基层党组织的战斗堡垒作用，动员村居党员、村民代表、志愿者共2100余人参与疫情防控，各村居设立唯一出入口，安排专人昼夜执勤，织密防护网，形成防控合力。他加强疫情防控知识宣传引导，先后组织人员入户向群众发放《致全镇人民的一封信》、各类《倡议书》55000余份，张贴宣传展牌533个，悬挂横幅350余条，通过微信公众号、村居小喇叭、流动宣传车等方式不断扩大宣传覆盖面和影响力。同时，指导各村居建立"村民群""党员群""在外联系人员群"等微信群，将疫情防控信息传达到千家万户。

作为镇党委书记，张继波时刻将民生保障工作放在心上。根据寨里镇实际情况，他将43个村居分为4类，通过自行采购、定点配送、集中代购、流动直销等多种形式确保广大群众生活必需品供应充足。建立物资供应需求微信群，村民实现"云买菜"。同时，加大市场执法监管力度，严厉打击恶意炒作、以次充好等违法行为，确保疫情期间市场价格稳定。

他积极推进企业复工复产、重点项目建设等各项工作，成立3个企业复工服务组，建立"寨里企业联盟微信管理平台"，及时发送各类政策文件。按照审验资料、入企验收同步进行的原则，帮助企业科学安排疫情期间生产计划，确保企业在落实各项防控措施的同时能够及时复工复产。

庞 伟

枣庄市薛城区常庄街道党工委书记

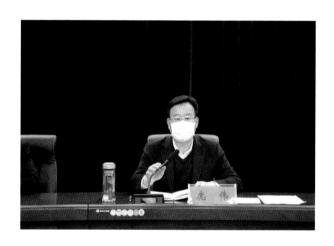

把初心使命牢牢地写在战"疫"一线

面对突如其来的疫情，常庄街道党工委书记庞伟始终奋战在抗"疫"一线，用自己的实际行动践行共产党员的初心与使命，筑起了一道道保障群众健康的"安全防线"，为打赢疫情防控阻击战贡献了生生力量。

他深入一线，坐镇指挥，勇做统筹全局的"指战员"。一是迅速行动。大年三十（1月24日）便组织召开紧急会议，迅速成立防控指挥部，制定工作方案，安排专人到济南、徐州等地采购口罩、体温枪、消毒液等防疫物资，有序组织村居开展防控工作，切实下好疫情防控的"先手棋"。二是率先垂范。工作中，他身先士卒，要求自己别人做到的，自己先做到，从大年三十（1月24日）至今，他一天未休，加班加点商定防疫措施、修改工作汇报等更是常态。三是严格督导。在研判形势、把好方向的同时，他还经常挤出时间深入村居督导检查，了解情况，关心同志，有时检查到很晚，到家已是深夜。疫情防控期间，他的身影跑遍了常庄49个村居和65个小区，力将防控政策传达到位。

他讲究方法，有序推进，勇做疫情防控的"排头兵"。创新出台《关于进一步加强社区建设、强化疫情联防联控工作的通知》，根据物业状况、人员数量、工作难易程度等，优化防控力量，为打好"持久战"做准备。设立基层监测点103个，确保源头管控到位。安排环卫所及时清运垃圾，确保环境卫生。组织街道科级干部"一对一"帮包指导22家重点企业，制定出台《关于开展企业复工复产防疫帮包工作的通知》《常庄街道帮包企业复工复产操作指南》。

他深入落实市区工作要求，组织市监、综治、安监等部门联合行动，对辖区企业开展摸底排查，对除商超、药店以外的所有商业体一律关停，暂停举办大型公众聚集性活动，最大可能减少公共场所人员聚集，严防疫情扩散。严格落实区防控指挥部工作要求，在全区率先推行"出入证管理"制度，实行"一人一证，一车一证"出入登记管理。加强宣传引导，张贴、发放疫情防控明白纸、倡议书2万余份，悬挂横幅1300余条，印发宣传彩页200余份，利用广播巡回播放和电子屏滚动播放等形式，广泛宣传疫情防控知识。同时，充分发挥各类媒体平台作用，通过各类微信工作群、公众号等，积极转发官方报道和防控知识，引导群众坚定信心、共克时艰。

隋长杰

东营市东营区交通运输局党组成员、副局长

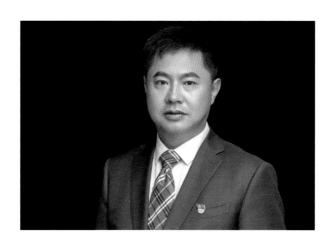

新年伊始，新型冠状肺炎疫情席卷而来。危急时刻，中共东营区交通联防组高速路疫情防控临时党支部书记隋长杰迎难而上，舍小家、为大家，毅然站在了东营区疫情防控的第一线。

1月22日晚，东营区打响了全区疫情防控阻击战。隋长杰深知，高速公路出口不仅是一道门，也是一道"关"，是做好疫情防控工作的关键环节。他主动向局党组请愿，要求带队到高速公路出口执行任务。他连夜组织拟定工作方案、制订排班计划，终于在1月23日8时前，在荣乌高速公路南二路出口设置起交通联防劝导点，与公安、卫健委等部门单位联合构筑起疫情防控的坚强防线。

围绕区委区政府"外防输入、内防扩散"的工作要求，隋长杰精准发力，组织交通运输、公安、卫健委等部门，实行"一站式"检测，统筹做好全流程管控，确保各环节无缝衔接，实现了流入人员闭环管理。

接到命令后，从腊月二十九（1月23日）到正月初二（1月26日），隋长杰连续4天坚守在疫情防控第一线，其间只是抽空给家人打了个电话报了声平安。2月5日晚上11点30分左右，他接到现场值勤人员电话："发现一名自称来自湖北武汉人员，正准备送往集中隔离点，人员情绪激动。"隋长杰再三叮嘱现场人员一定要做好防护措施，随后自己开车赶往现场与一线处置人员汇合，安排现场备勤的医疗急救车辆将人送往集中隔离点，等到将各项工作处理妥当后，已是第二天凌晨。隋长杰已经记不清遇到过多少次这样的情况，他用实际行动践行着一名共产党员的初心和使命。

隋长杰紧靠工程建设一线，督促施工进度，抓牢施工质量，筑牢安全施工底线，杜绝扬尘污染，牵头成立建设指挥部，组织监理、审计单位集中办公，加强沟通协调，严格监督管理。一方面督促工地实验室建设落地，保证平行实验有序严格进行；另一方面严格要求施工单位落实安全生产责任，督促施工现场健全安全警示标示、设置安全围挡，保证施工安全。同时协调各相关单位，委派专人盯靠推动林木采伐等工作，为项目施工全线展开扫除阻碍、奠定基础。

崔国栋

东营市利津县盐窝镇市场监管所负责人

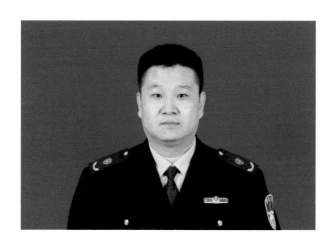

　　春节前夕，突如其来的疫情，改变了利津县盐窝镇市场监管所负责人崔国栋回淄博老家过年的计划。在疫情防控一线的70个日夜里，全镇所有的集贸市场、商场超市、零售药店、食品店档、酒店餐饮店都留下了他的身影。崔国栋践行了一名市监干部的初心与使命，展现了一名共产党员的忠诚与担当。

　　崔国栋不分昼夜地检查市场主体，保供应、保价格、保质量。他驻市场、进商超、查药店、巡餐饮，用行动践行初心和使命，用脚步丈量责任和担当。他时常穿梭在人流密集的市场，向群众广泛宣传集贸市场防疫防控工作的重要性，让群众知晓，助群众理解，实现群众支持。他向市场经营业主宣传派发各种宣传资料，同时提醒进入市场购物的人员佩戴口罩，叮嘱购物后不得逗留，增强群众防护意识。

　　作为县局疫情防控小组成员，在接到上级通知及最新指示后，崔国栋第一时间做好上传下达，并根据实际情况，做好调派、对接、协调。他安排辖区值守人员、巡查人员落实排查市场存在的各项问题，统计上报各项防疫监管数据等各项工作，连日加班加点地工作，在辖区各个市场奔波巡查。

　　面对盐窝镇域面积较大，市场、超市、餐饮单位、药店等相关市场主体较为分散，疫情防控执法工作点多、线长、面广，执法人员严重不足等众多困难，崔国栋在加班加点完成上级交办任务的同时，积极参与其他疫情防控工作组的执法工作中，参与了蔬菜批发及农村集市市场整治、打击屠宰动物及其制品违规交易行为、督导餐饮服务单位落实食品安全责任等相关专项检查工作。

北岭蔬菜批发市场是全县蔬菜采购的重要场所，蔬菜交易量占全县的90%，人员车辆流动大，是可能发生病毒感染和扩散的高危地。面对艰巨的防疫任务，崔国栋勇担重任，迅速摸排出入口情况，按照"出口封起来，口罩戴起来，体温测起来，公告贴起来，横幅拉起来，消杀工作做起来，台账建立起来"工作法，扎实开展各项工作。

他每天风雨无阻地带领队伍在市场内巡查，及时发现问题，查漏补缺，确保农户蔬菜销得出去，社会蔬菜供应保障到位。

王永进

烟台市栖霞市松山街道公山后村村委会主任

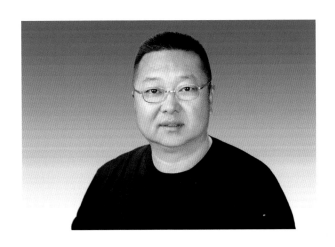

为疫区送去"平安"

疫情期间，王永进先后两次累计募集了约60吨栖霞苹果，并克服重重困难将其送到湖北黄冈，让疫区的医护人员和患者品尝到了带着栖霞人民深情厚谊的"平安果"，感受到来自胶东栖霞一名普通基层党员干部的拳拳爱心。

疫情就是命令。刚过春节，愈来愈紧张的疫情形势让王永进坐不住了。正月初三（1月27日）一大早，住在城里的他驾车回到公山后村。回村以后，他立即召开党员干部会议，进行工作分工，安排一部分人员进村入户调查，摸底春节回村人员情况，分兵把口，24小时设卡坚守，对进村人员进行检查劝退，切断病毒输入渠道。

针对村里防护物资紧缺的实际情况，王永进个人出资购买了口罩和消毒液等防疫物资，分发给村里每家每户，还组织人员对全村大街小巷进行集中消毒。在王永进和干部群众的努力下，公山后村平安稳定。村里一边抓防控，一边抓生产，如今村里不但在疫情防控上没有发生任何问题，而且村里果园的修剪、施肥等农活也全部完成。

此外，王永进心中还时刻关注着身处湖北疫情重灾区的医护人员和患者的安危。在得知烟台路通精密股份有限公司董事长陈国诗决定出资向湖北捐赠30吨栖霞苹果时，王永进与其一拍即合。经过他多番协调，2月20日，满载爱心的32吨苹果从栖霞出发驶往湖北。第三天，当收到湖北黄冈的医护人员和患者发来的短信和微信照片时，王永进和所有参与这次爱心苹果捐赠活动的人都深感他们的付出值得。3月5日，在向雷锋同志学习纪念日这个特殊的日子里，又一车27.5吨苹果从栖霞出发驶向湖北！这次捐赠活动依然是由王永进发起的。

在王永进的带动下，栖霞上下形成了一股捐赠热潮，来自栖霞的果农、志愿者、在外游子等爱心群体和爱心企业，自发行动起来，一次次奉献爱心，向湖北一线捐献栖霞苹果，彰显大爱情怀。

在疫情面前，作为一名农村普通基层干部，王永进在全力以赴做好疫情防控的前提下，用自己的一片爱心去温暖千里之外的疫区的医护人员和患者，展现出一名老公益人的勇气和担当。

张民庆

潍坊高新区新城街道十甲股份经济合作社党支部书记

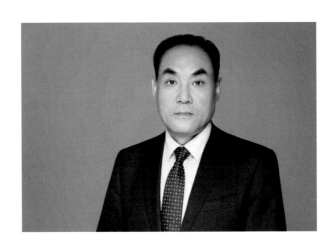

　　面对抗击新型冠状病毒肺炎疫情这场没有硝烟的战争，张民庆不忘初心、牢记使命，带领社区广大党员干部吃苦耐劳、勇于担当，日日夜夜奋战在疫情防控第一线。

　　时间就是生命，疫情就是命令。接到防控疫情的紧急通知后，张民庆意识到形势的严峻性，第一时间召集社区党员干部，召开专题会议，传达上级指示及疫情信息，并结合社区实际情况，制定疫情防控工作方案。会议结束后，他带头落实新城街道党委安排部署，当好"急先锋"，全力做好分管的6个小区、9000余名居民的防疫工作。他带领社区党员干部、物业管理人员等加班加点，挨家挨户走访摸排情况，发放宣传单页。3天，3958户全部走访完毕，张贴并发放宣传单页10000多份。同时，他还安排人员通过微信公众号、各小区业主微信群、宣传栏等渠道广泛宣传防疫信息，力争将防疫科普知识和最新通知及时传达到辖区每户居民。

　　小区是居民生活的地方，是这次疫情防控的第一线。张民庆对各小区物业严格要求，日常提供协助和加强督导。各小区严格落实封闭式管理工作，严格控制人员出入，认真执行询问登记、出入证核查、体温测量等防控措施；严格落实消杀制度，对小区内所有单元门、楼道、步梯扶手、垃圾桶、公共设施等重点区域每天至少3次杀菌消毒。

　　对排查出来的重点人群，他当好"暖心大哥"，安排专人包靠，每日掌握身体状况，做好稳控和生活服务；对未出隔离期的家庭，他帮其代买蔬菜、日用品、消毒用品等生活物资和防疫物资，送货上门，全力保障他们的日常生活需求，解决隔离群众的后顾之忧。

张民庆时刻关注湖北新型冠状病毒肺炎疫情信息。听说湖北地区缺乏防疫物资，在个人主动捐款7000元后，他还积极鼓励家人、朋友、同事在力所能及的范围内献爱心，他的儿子在父亲的鼓励下，主动捐款8万元，支援防疫工作。

疫情逐渐平稳后，他又积极响应上级支持复工复产的号召。在他组织村委干部及股民集体研究后，十甲股份经济合作社决定为143户沿街商铺、865户农贸市场商户免除260多万元租金，彰显了"新城好房东"的责任担当。

守土有责，守土尽责。张民庆用他的实际行动展现了新时代基层党员干部的风采。

魏明华

生前任济宁市任城区阜桥街道菜市社区党委书记、
居委会主任

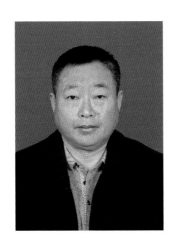

践初心，勇担当
用生命守护生命

进入菜市社区以来，魏明华勤勉敬业、克己奉公、忘我奉献，坚持在社区推行精细化管理和亲情服务，工作中严于律己、勇于担当，高标准、高效率地完成各项工作任务，得到了辖区群众的广泛认可。

魏明华凡事都亲力亲为，须臾不懈怠，丝毫不言累。在疫情防控初期，他带领社区人员日夜相继地在社区内布防设卡，宣传防疫知识，摸排外来人员……年逾花甲的他既是"指挥官"又是"战斗员"，嗓子喊哑了，腿跑肿了，也没有停止，依然争分夺秒地与病毒赛跑。

他似乎有使不完的劲，干不完的工作。每天他都是第一个到辖区巡查各防控点的人，白天从未回过家，一忙起来整天都吃不上一顿饭，下班从没固定时间，晚上他总是最后一个离开办公室，而且不管多晚，他都要再到各监测点上巡查一遍才回家休息。

疫情发生以来，魏明华将全部的时间、所有的精力，都投入到抗击肺炎疫情的工作中，用钢铁般的意志力全力以赴，从而保障了菜市社区疫情防控工作中各项任务有序推进，菜市社区没有发生一起人员失控漏管事件。

疫情期间，魏明华多次到困难家庭中走访，送上米、面和防护物资，再三叮嘱老人不要出门，在家注意卫生，勤洗手，一定做好自我防护措施，出门务必戴好口罩，有困难及时与社区联系。

疫情开始时，餐饮业不允许营业。为纾解店家焦虑情绪，魏明华第一时间让社区人员为商家讲解政策，协调解决遇到的困难。万达广场的商家成为任城区第一批复工复产的企业，万达周边商户也是第一批复工的商户。

在此次疫情工作中，作为一名共产党员，魏明华以大局为重，视疫情防控为命令，把人民群众的身体健康和生命安全放在首位，在这场没有硝烟的战场上用自己的行动，践行了一名共产党员"不忘初心、牢记使命"的承诺。

2020年4月8日，魏明华因病去世，享年61岁。

张东晟

泰安市东平县人民医院院长

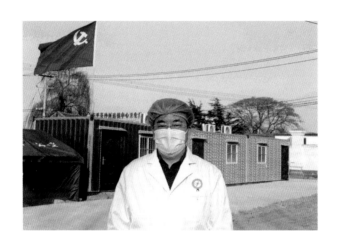

白衣执甲　逆行出征
不负党和人民重托

新冠肺炎疫情发生以来，张东晟被任命为东平县新冠肺炎疫情防控专家组组长、新冠患者隔离救治院区院长，并成功治愈泰安市首例新冠患者。在张东晟的努力下，东平县2例新冠患者和数名疑似隔离者全部治愈出院，他被当地干部群众称为"东平的钟南山"。

年末岁尾，新冠肺炎疫情迅速席卷全国，一时间人人自危，谈"疫"色变。腊月二十九（1月23日），在全县疫情防控紧急会议结束后，他被任命为新冠肺炎疫情防控专家组组长、隔离救治院区院长。2003年曾参加过非典防控工作的张东晟，深知抗"疫"工作危险且艰辛，更懂得这次将是一场前所未有的"硬仗"。

大年三十（1月24日），张东晟安排好手头上的工作，便带领新型冠状病毒感染的肺炎治疗团队进驻东平县人民医院沙河站院区——新冠患者隔离救治点，他和专家组一起，仅用一天的时间，就将其改建成了符合院感要求的病区。

从大年初一（1月25日）下午开始，张东晟既当指挥员又当战斗员，两个多月的时间里，他一直扎根前沿，坚守一线，没有休息过一天，全身心地投入到疫情防控中。

1月27日，东平县一位发热病人被诊断为全县第一例新型冠状病毒感染的肺炎患者，这也是泰安市第一例。张东晟带领专家组夜以继日地研究治疗方案，时刻检查病情动态变化，鼓励患者增强信心，2月3日患者痊愈出院。这引起中央、省市媒体的高度关注，张东晟通过媒体告知全国人民，泰安市第一例新型冠状病毒感染的肺炎患者康复出院，这极大地鼓舞了新冠肺炎患者和人民群众战胜"疫魔"的信心。同时，张东晟和他的团队的成功探索，也为新冠肺炎救治工作提供了宝贵经验。

张东晟带领的专家组还承担着全县各发热门诊发热患者的处置调度任务，作为专家组负责人，他经常深更半夜还和专家组成员通过电话或微信交流探讨病例处置、诊疗方案。

张东晟的儿子张凡是山东大学齐鲁儿童医院主治医师，也是山东省第十一批援助湖北医疗队队员。得知儿子要去湖北支援，张东晟深感欣慰，并给予他鼓励和支持。

邱 卫

国网威海供电公司威海海源电力工程有限公司总经理

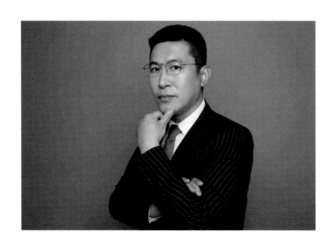

坚守"疫"线送光明

作为电力施工力量的主要负责同志，自疫情发生后，邱卫一直坚守在防疫相关电力工程的施工一线。

"进入施工现场，我们就是为鲜活的生命抢时间。"这是在接到威海市胸科医院电力增容工程任务后，邱卫对党员突击队说的第一句话，仅用半天时间，他便组织起了以施工项目组、后勤保障组、物资供应组、安全保障组和工程协调组为框架的72人攻坚队伍。在应急工程建设过程中，他始终守在一线，靠在现场，倒排工期，充分组织调动施工力量，推进工程有序开展。施工期间，主动避让应急工程各参建单位施工车辆，连续两天通宵完成513米电缆沟开挖及电缆施放；联系设备厂家以空运方式24小时内调配紧缺物资到达威海；首次采取电缆井、箱变基础"预制式装配"模式，提高工作效率，最大程度缩短工期。施工期间，他靠前指挥，每天第一个到达现场，最后一个离开现场，每天要用掉5个口罩，嗓子红肿到不能说话，带领团队奋战七天两夜，提前四天高质高效完成政府交给的任务。他所带领的队伍获得威海市市长张海波同志"电力铁军"的高度评价，他个人获"威海市新冠肺炎疫情防控工作先进个人"荣誉称号。

2月14日和27日，中央纪委国家监委要闻两次点赞国网威海供电公司在疫情期间提供的贴心服务，字里行间都有邱卫的影子。

随着疫情形势好转，城市各项经济工作重启，电力需求骤增，邱卫超前谋划，严把"三关"，积极做好复工准备工作，通过视频形式，开展线上安全教育培训，累计完成500多人次，组织排查建立参建人员健康档案425人次。他以最小化运转模式，积极配合政府、客户复工复产工作。复工以来，他已组织复工工程28项，其中已完工4项，配合完成用户业扩增容工程68项，为82家规上企业按时送电。同时，他组织彩虹共产党员服务队，加强值班力量，提高应急响应速度，确保随时为全市抗击疫情期间可能突发的电力状况做好准备，切实为全市众志成城取得抗击疫情最后的胜利提供强劲的电力保障。

李宗善

日照市岚山区巨峰镇辛庄村党支部书记

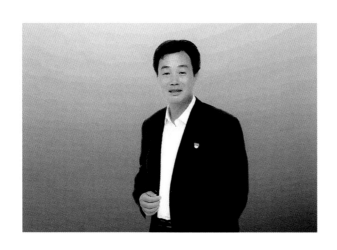

拭干眼泪，忠于岗位

"爹，原谅儿子不孝，没能见上您最后一面，但我相信您不会怪我，为了全村老少爷们的生命安全，在这疫情防控的关键时期，作为支部书记的我，只能这样选择。"跪在父亲坟前的巨峰镇辛庄村党支部书记、村主任李宗善，早已泪流满面……但他却来不及悲痛，在父亲坟前磕了几个头，便匆匆来到村前疫情防控检查站，继续他的工作。

腊月二十六（1月20日），正值护林防火关键时期，李宗善的父亲突发脑出血，被紧急送往岚山区人民医院重症监护病房。望着躺在病床上的父亲，李宗善着实不忍离去，但想到辛庄村山场大，防火任务重，权衡再三，李宗善还是选择赶回村里，参与防火和疫情排查等工作。

正月初一（1月25日）晚上10点，李宗善接到镇党委、政府迅速抓紧、抓实防控设卡工作的通知。他号召、组织村里党员干部对全村170户村民进行全面摸排，准确把握村内各户人员信息，确保宣传不漏一户，巡查不漏一人，并定人定责对外出返村人员进行全方位跟踪，在短时间内对村里的基本情况做到"心中有数"。他的付出、他所"舍弃"的，全村村民都看在眼里，记在心里。在李宗善的带动下，辛庄村全体村民在疫情防控工作上拧成一股绳，上下一条心，筑成了"铜墙铁壁"般的防线。

正月初二（1月26日），李宗善父亲去世。听到父亲去世的消息，李宗善仿佛一下子被抽空了，想到自己不仅没能在床前尽孝，甚至连最后一面都没能见上，悲痛至极。然而考虑到当前疫情防控的严峻形势，他只能将悲痛化为力量。

生命重于泰山，疫情就是命令，防控就是责任。从疫情发生以来，在辛庄村疫情防控一线，李宗善充分发挥党支部书记"领头雁"作用，带领全村党员始终坚守在一线。在他的号召下，党员、青年志愿者主动加入防疫队伍，大家齐心协力、分工明确，摸排人员信息，发放、张贴宣传材料，村民们自发捐款捐物……所有人无怨无悔，每一个人都在为集体贡献着属于自己的微薄力量，正是这点点星火，形成了辛庄村群防群控的良好形势。

房庆良

临沂市兰山区兰山街道党工委书记

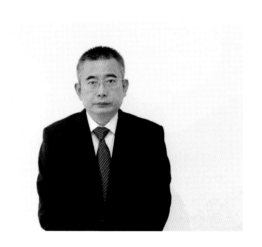

　　新冠肺炎疫情发生后，针对兰山街道位于临沂商城核心位置，物流运输频繁进出湖北等地，人员流动大等现状所造成的疫情防控任务艰巨的形势，房庆良提前精准谋划，1月23日成立疫情防控领导小组，建立了分工明确、团结协作的组织领导体系。1月25日起，疫情防控工作全面进入"战时"状态，街道5000余名党员干部、群众全部到岗到位，参与疫情防控工作。

　　他坚持冲锋在前、以上率下，既当指挥员，又当战斗员，日夜坚守在疫情处置和防控工作第一线，坚持深夜巡查，遍访街道辖区内全部社区行政村、145个老旧小区、295个检测站，对发现的问题连夜进行研究、安排部署整改，推动各项防控措施落细落实。他舍小家为大家，在疫情最吃紧的10余天，均吃住在单位，始终坚守岗位、恪尽职守，将辖区居民群众的健康放在首位，真正以实际行动为街道党员干部树立了榜样，极大调动了基层干部群众抓好疫情防控的积极性、主动性，推动街道整体防控形势稳中向好。

　　他及时调整工作思路，根据疫情防控形势的变化，第一时间将商城专业批发市场、物流园区复工复产摆在工作的重要位置，2月9日即召开专题会议研究部署市场复工复产工作，广泛征求监管部门、市场园区主办方等部门单位的意见建议，遍访街道86处专业批发市场、32处物流园区，一企一策制定复工复产方案。

　　他将保障基本生活物资供应作为复工复产工作的重中之重，街道6家农贸市场、25家商超在严格落实防控措施的前提下，于正月初八（2月1日）率先开始正常营业，以确保辖区物资供应充足、物价平稳，为疫情防控创造了稳定的社会环境。他安排人员为隔离人员提供贴心服务，居家隔离和集中隔离人员隔离期间所需物资均由街道集中统一配送，所有垃圾由第三方公司进行专业处置；关心照顾集中隔离点的工作人员，对其家人家属进行走访慰问，解决一线抗"疫"人员的后顾之忧。

　　他还注重营造人人参与防控的氛围，不断加大宣传力度，累计印发问答指南、有奖举报等宣传材料50万份，悬挂横幅8600余幅。街道上下形成了"人人抓防控、全面齐参与"的工作局面，织密织严了群防群控的防护网。

潘振合

临沂市费县费城街道党工委书记

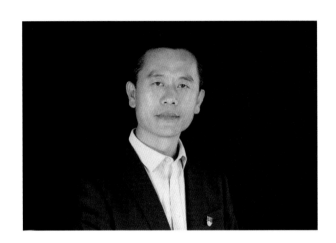

　　谁也无法预料，一场突如其来的新型冠状病毒感染的肺炎疫情搅乱了庚子新春。疫情就是命令，防控就是责任。作为街道党工委书记，潘振合义无反顾地带领全街道党员干部挑起疫情防控这个重担。

　　面对疫情防控的严峻形势，潘振合坚持充分思考、冷静面对，充分动员广大党员干部，投入到这场疫情防控阻击战中。根据防控工作需要，他成立8个工作组，分头负责落实各项防控措施。在农村，坚持统一部署、统一要求、统一标准，在各村居主要路口设立检查站，其余路口全部封闭，阻止疫情向农村蔓延。

　　潘振合深知，城市小区是疫情防控工作的重点和难点。他当机立断，毅然扛起城市小区重点人员排查和管控的责任，确立了抓农村，更要抓好城市小区的工作思路。他把梳理外省市流入人员，尤其是湖北方向人员作为工作开展的重点。在村居，他要求工作区的同志负责带队，村干部负责挨家挨户进行多轮次随访摸排。在城市社区，他安排领导成员分头包保22个片区，部门负责人分头包保70个网格，和110名网格员一起分头摸排，做到网格不漏小区、小区不漏楼层、楼层不漏户，把清晰掌握外来人员底数作为防控的首要任务。

　　对于摸排出的重点人员，他安排专人管控，由部门负责人、派出所民警、村居干部和网格员负责包保，签订管控责任书，做到一人一专班，严格落实居家隔离14天措施。

针对防控工作中遇到的各种问题，他总是善于思考，敢于创新，提出对策。对于个别城市小区防控措施落实不到位的问题，他抽调街道工作人员和社区党员干部88人，成立22个巡逻小队，开展日常巡逻，督促各项防控措施落实到位；对于农村个别值守点值守人员责任心不强的问题，他带领班子成员开展不定时突击查岗，及时通报，全面督促检查点值守工作。他先后制定出台《关于进一步加强疫情防控工作的通知》《关于进一步规范和加强各村居疫情防控值班值守的通知》《关于进一步规范居家隔离措施的紧急通知》等一系列文件，细化防控举措。

潘振合正是以这种无私奉献的崇高精神，努力践行着共产党人的初心和使命，让党旗在疫情防控阻击战第一线高高飘扬。

李洪明

生前任德州市陵城区徽王庄镇徽王管区书记

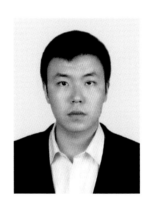

2020年春节，新冠肺炎疫情发生后，从大年初二（1月26日）开始，李洪明便一直坚守在工作岗位，这期间，他坚持每天到村内防疫点值班，严防死守外村人员的来访探亲，同村干部一起为村子消毒。在隔离外省返乡人员过程中，部分人员不配合，他便耐心地向其说明隔离的重要性和必要性，为整个管区的隔离工作得以高效、高质量完成做出了重要贡献。

他经常跟着管区书记进村入户了解各村情况，每次有村级疫情防控工作，他都冲在最前面，多次首先完成党委政府交予的防疫任务。有时了解得不够详细，他就利用休息时间每天去一个村，向村支书了解具体情况，一聊就是大半天。武汉返乡及外省返乡人员的排查工作都是他挨家挨户走出来的，对摸排出的人员，他每天3次测量体温并汇总数据上报疫情防控指挥部。他日复一日地辛苦付出，在工作岗位连续坚守了1个月之久。

疫情防控期间，他坚持每天到村里转几趟，看看村口有没有人正常值班，察看村口关卡是否按规定标准登记进出台账等，多次协助管区内多村进行消毒、打扫卫生等工作。2020年3月8日，当天是星期日，李洪明放弃休息时间，自己开着私家车去申家湾村开展工作，因大雾看不清路况，不慎驶入2米多深的河水中，年轻的生命永远地定格在了28岁。

李洪明的生命虽然永远停留在了2020年，但他用实际行动诠释了新时代年轻一代的人生追求和奋斗征程，践行了基层党员干部的责任。

张玉芝

聊城市东昌府区古楼街道党工委书记

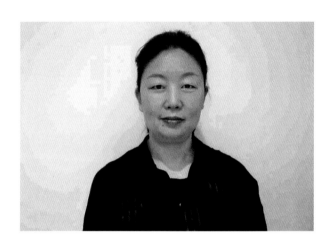

筑牢疫情防控的坚强堡垒

面对疫情传播的严峻形势，张玉芝在关键时刻主动担当作为，靠前指挥，率先垂范。在她的带领下，街道党员干部积极投身抗击疫情第一线，用实际行动践行初心与使命，共同筑起抵御病毒的坚实堤坝。为全区及时、科学、有效地防控疫情做出重要贡献。

面对突如其来的疫情，张玉芝承持高度的政治敏锐感和岗位责任感，把疫情防控作为当前工作的重中之重，做好疫情防控阻击战的"指挥官"。她第一时间传达省区市防疫工作会议精神，明确街道、社区干部各自的职责，充分发挥党组织核心堡垒作用，成立疫情防控领导小组，制定防控工作方案，建立了分工负责、协作配合、反应迅速的疫情处置机构。

在这场战"疫"中，张玉芝既是指挥员，又是战斗员。疫情暴发后，她组织街道各党支部立即投入战斗，成立疫情防控临时党支部101个、党员先锋岗81个，实行党员社区"双报到"，组织党员混岗编组，深入基层一线参与疫情防控。

疫情防控哪里有难题，她就出现在哪里。她遍访了辖区218个小区、10个村居，组织带领街道科级干部和社区党员干部群众，对全街道辖区开展网格式、地毯式排查，排查人员211547人，排查完成率

100%。排查出外来人员2727人，对5名确诊病例和114名密切接触人员，及时开展流调和集中隔离工作；对322名人员实行居家隔离；对辖区内1037名购买退烧药的人员，落实发热情况；对42名出现发烧、咳嗽人员，及时安排工作人员送诊就医。

大年初一（1月25日）晚上，湖北社区的四海乐园小区有武汉返乡人员出现发热症状，CT显示疑似病例，张玉芝率先到达现场，联系协调防疫部门对其居住的楼道和小区的公共区域进行消杀，指挥社区安排其家人全部居家隔离，从现场返回后，连夜召开领导小组办公室成员会议，制定隔离消杀、后勤保障、舆情预警等应急防控措施。

面对繁重的任务和工作，张玉芝每天都工作至深夜，有时凌晨4点还在研究部署防控工作。将近1个月的高强度工作，让她变得更加憔悴，公文包里一直放着药，她却忙到忘了吃。她坚守信念，认为冲锋在前，才能不辜负人民群众的信任。

王洪田

滨州市惠民县交通运输局辛店交管所管理员

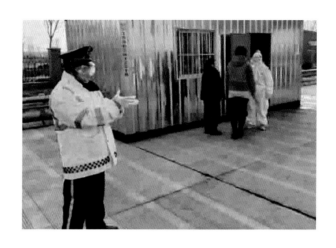

一名"老交通"倔强的坚守

2020年春节，突然暴发的疫情让所有人猝不及防。为遏制新冠肺炎疫情蔓延，惠民县交通运输局迅速落实上级部署要求，全局干部职工主动请缨，义无反顾地投入这场没有硝烟的战斗，用自己的实际行动来守护人民群众的生命安全和身体健康。

2020年春节前夕，王洪田从腊月二十二（1月16日）开始执行春运期间出租市场专项整治任务，昼夜轮流值班，一直没有休息。大年初一（1月25日）下午，他接到疫情防控任务后，匆匆把家中78岁的老母亲拜托给邻居照顾后便立刻从老家赶来，迅速到位执行检查任务。今年已55岁的他，身体已经患有高血压、高血脂等疾病，但他从未和同事说起。家人担心高强度高风险的检查工作会让他吃不消，但他却说，作为共产党员，身为交通战线的老兵，理应冲锋在前。他心里装着国家和人民，装着责任和使命，却唯独忘了自己的身体。自大年初一（1月25日）开始，他一直坚守在惠民县交通外围防控检查站，和年轻的同志并肩作战，一起执行防控检查任务。超负荷工作让他身体时常感到不适，但他仍然坚守岗位不下火线，默默吃几片降压药，便继续投入繁忙的工作。

随着疫情形势日益严峻，交通联防专班外围防控要求不断升级，在高速路口、国省道交界处设置的各交通检查站压力越来越大。2月14日一场大风雪席卷而来，从晚上8点到第二天早上8点，整整12个小时，他一直坚守在检查岗位，在狂风骤雪中对车辆进行引导、检查、登记。工作间隙，他还要和其他同志一起清扫路面积雪，以保车辆通行安全。

2月16日，王洪田值白班。多日来，他的身体早已进入严重疲劳期，但倔强的他从未叫过一声苦，喊过一声累。中午12点左右，执勤人员正准备轮流就餐。王洪田忽然感到胸口剧痛，此时的他忍受着巨大的痛苦，就在他坚持不住要摔倒在地时，一旁的同事陈鹏发现不对劲，马上扶住了他，并叫其他同事赶紧拨打急救电话。经检查确诊，他的心脏主动脉夹层破裂，病情十分凶险，致命性很大。医院在采取初步救治措施后，迅速联系山东大学第二医院，将其转院到济南抢救。经过7个多小时的抢救，王洪田终于化险为夷。

徐安国

菏泽市巨野县太平镇人大主席

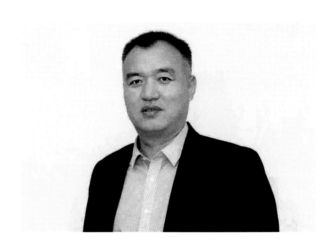

"疫"线上的逆行者

在抗击新型冠状病毒感染的肺炎疫情防控工作中，徐安国迎难而上、临危不惧、坚守岗位，做好自己本职工作，为疫情防控尽心尽力。

1月27日至2月9日，欧庄村共确诊5例病例，防疫形势非常严峻，县疫情防控指挥部对欧庄村果断采取整村封闭隔离措施。面对来势汹汹的疫情，徐安国主动请缨，要求参与疫情防控工作。他带头入驻欧庄指挥部，站在疫情防控的最前线，连续14天吃住在指挥部，负责综合协调7个工作组，有序开展工作。他靠前指挥，运筹帷幄，安排好摸排调查、全村消毒、隔离留观、群众生活物资保障等各个方面的工作，保证各项防控工作全面落实到位。

欧庄村是重点疫情村，连路人都绕道而过，徐安国不顾个人安危，率先垂范，穿上隔离服，与疾控中心人员一起多次深入到欧庄村村内，直接面对每一位密切接触者，认真做好随访和留观工作，为其测量体温，向其询问病情，还为他们进行心理疏导，他的这些工作为阻断疫情蔓延打下了牢固的基础。同时，为切断病毒传播途径，防止疫情扩散，徐安国第一时间协调组织8个专职消毒人员，分2组对村内及周边一天消毒2次，对村内垃圾按照医疗垃圾标准进行专业化处理，实行地面、空中全面消杀，做到无缝隙、无死角、全覆盖。

隔离起来的1400名欧庄村群众的生活时刻牵动着徐安国的心。他自大年初二（1月26日）奔赴抗"疫"一线以来，20多天来还未回过一次家，他放弃和家人春节团聚的机会，坚守在抗"疫"前线，守护在群众身边。他组织建立了400人的微信群，联系佳和超市、新百顺超市等供应商，解决群众生活物资需求。群众可根据自身需求，每天上午9点之前在群里下单，超市安排人员12点准时送到村口。针对群众需要的医药品，建立医药品微信群，安排工作人员统一采购，工作人员把采购来的物品在隔离区消毒后，按照4个片区16个网格，分发到群众手中，保障群众正常生活。

危难时刻见真情，面对突如其来的疫情，他不退缩、不畏惧，始终冲在战"疫"一线，以自己的实际行动，彰显一名共产党员的初心与使命、责任与担当，为打赢疫情防控阻击战奋然前行。

后记

新冠肺炎疫情暴发以来，山东全省人民在以习近平同志为核心的党中央坚强领导下，按照省委省政府部署，坚决贯彻"坚定信心、同舟共济、科学防治、精准施策"的总要求，万众一心、众志成城，谱写了一曲曲齐心鲁力、共克时艰的动人篇章。

为进一步做好山东抗击疫情宣传工作，我们编辑推出了《齐心鲁力——山东战"疫"全景录》，包括图书和数字出版两部分。图书主要包括《齐心鲁力——新华社山东分社战"疫"报道集》《这就是山东——山东战"疫"纪实》《群星闪耀——山东战"疫"群英谱》《战"疫"情——山东文艺工作者在行动》《刻骨铭心——山东战"疫"的永恒瞬间》《山东战"疫"实录——"学习强国"山东学习平台在行动》六个主题。数字出版紧紧围绕《这就是山东——山东战"疫"纪实》《群星闪耀——山东战"疫"群英谱》《战"疫"情——山东文艺工作者在行动》三个主题，充分发挥互联网和新媒体的传播优势，创新体裁，丰富形式，深度开发了1个微博主话题、1幅7.2米手绘长卷（含静态版、视频版）、25个视频、8集动画、8组86张主题海报、4幅手绘插画等内容。

图书和数字作品从不同角度、不同侧面，全景式地展现了勇往直前、永不服输、敢于胜利的山东力量，体现了守望相助、同舟共济、无私奉献的山东精神。许多作品先后在新华社、人民日报、微博、微信、抖音、快手、爱奇艺、新浪、腾讯、网易等30余家媒体及网络平台传播，引起了强烈反响。

项目由省委宣传部牵头，山东出版集团组织实施，省委网信办、大众报业集团、省文联、省文旅厅、省卫健委、山东广播电视台、山东工艺美术学院等部门单位均给以大力支持和帮助，在此一并表示感谢。局限于时间、条件、能力等原因，书中不妥之处，敬请读者见谅。

编者